シリーズ 認知と文化

味わいの認知科学

舌の先から脳の向こうまで

Sensory and cognitive sciences for flavor of food: From receptor to behavior

日下部裕子・和田有史［編］
Kusakabe Yuko *Wada Yuji*

keiso shobo

序

食における味わいとはなにか？　と問われると、「それは味覚だろう」という単純な答えが返ってきそうだ。しかし、よく考えると味わいというのはそれほどシンプルなものではない。風邪を引いて鼻がつまったときに食事をとると、非常に素っ気ない味わいになってしまう、という体験はだれでもあるだろう。つまり、味わいには嗅覚も影響する。しっけたポテトチップスは「味」は変わらないが、触感がわるくておいしく感じられない。食品を味わう、ということは、味覚だけではなく、他の感覚からの情報を総動員して行なわれるのである。また、食は文化・地域によっても大きく異なり、性別によっても好みの食品は違う。食品の味わいは人間の遺伝的特性、そのヒトのそれまでの経験、さらには社会・文化的背景も影響するのである。このように考えると、われわれの食に関する「味わい」とはなにか、という問いへの科学的な答えを得るのは難しいことがわかる。

日常的な味わう、という行為を平易に概説してくれそうな本を探すとなかなか見つからない。味覚の本では最初に遺伝子発現についての記述からはじまってしまう。科学者としてのスタンスでいえば、ミクロレベルの話から導入して、よりマクロな話へ、という流れは非常にリーズナブルであるが、一般的な読者にとっては、日常レベルから遠い話で整理しにくい。味といっても、塩（NaCl）とか砂糖（ショ糖）とか私たちの味覚経験に直結しそうな物質が存在する。しかし、「しょっぱい」、「甘い」という体験は、それだけではなく、別の物質からも体験されることは、この本を手に取られている方々もご存じのとおり、数々の人工甘味料の存在が示している。この辺りの概念の多層性に、「味わい」についての科学の導入の難しさがある。

そこで本書『味わいの認知科学――舌の先から脳の向こうまで』は、分子生物学などの知識がない人でも、日常的な自分の味わいの体験と照らし合わせて、味わい理解に関する科学的な知識の全体像を理解できるようになる構成を目指した。認知科学は、分子生物学、情報工学、心理学などの知見を集積させ、物事の理解の仕組みを解明、開発する分野だ。本書の書名は、味わいという多様なアプローチが存在する対象の、多角的理解の姿を顕在化することを表明したものだ。本書の導入では、味わいがどのように整理できるのかを、味覚を例にして紹介した。続いて、食品を味わう経験で特有である味覚と嗅覚に関して、生理・心理学的な知見をレビューした。また、意外と知られていない食に関する重要なファクターである触覚的な経験について、食品テクスチャーを中心に概観した。後半では、そのほかの人間の生物的、社会的要因が食の認知、おいしさに与える影響、さらには企業での導入例などを概観し、食品を味わう、ということがいかに人間生活そのものと相互作用をしているかを紹介する。発展が著しい脳科学的な視点も踏まえながら、舌の先から、脳の向こうまで、食と人とのかかわりの最新の知見の理解を促せたら、と願っている。

味わいの認知科学

舌の先から脳の向こうまで

目次

目　次

第一章　味わいの階層的分類

キーワード　味覚、認知・知覚、脳機能、受容器、識別・分類

「味わい」は、食物の味覚情報が口中の味蕾・味細胞・味神経を経て脳に伝えられ、視覚や触覚、聴覚などの感覚・知覚情報と統合され、様々な蓄積された認知的情報と出会い、その味の全貌を認知していく過程をさすと考えられ、単なる「味」に比べ時間的で多次元的な広がりをもった過程と考えられる。図1―1に味わいの経時的多次元的過程をおおまかに示した。図に示した個々の過程や過程間の相互作用、その時間的多次元的過程はいまだ解明されていない部分が多いが、近年、大きな進歩を遂げた分子生物学的研究によってその分子メカニズムは徐々に明らかになりつつある。各感覚、感覚間の相互作用といった多次元的な広がりについては後の章で取り上げられるので、この章では、味覚情報が受容器レベル、神経伝達レベル、脳機能レベルを経て認知されていく「味わい」の時間的な過程に注目して、味覚情報がどのように識別・分類されているかを階層的に概観した。最後に、これらレベル間の階層的関係に踏み込んだ最近の研究について触れた。各レベルの記述は食物が口に入っ

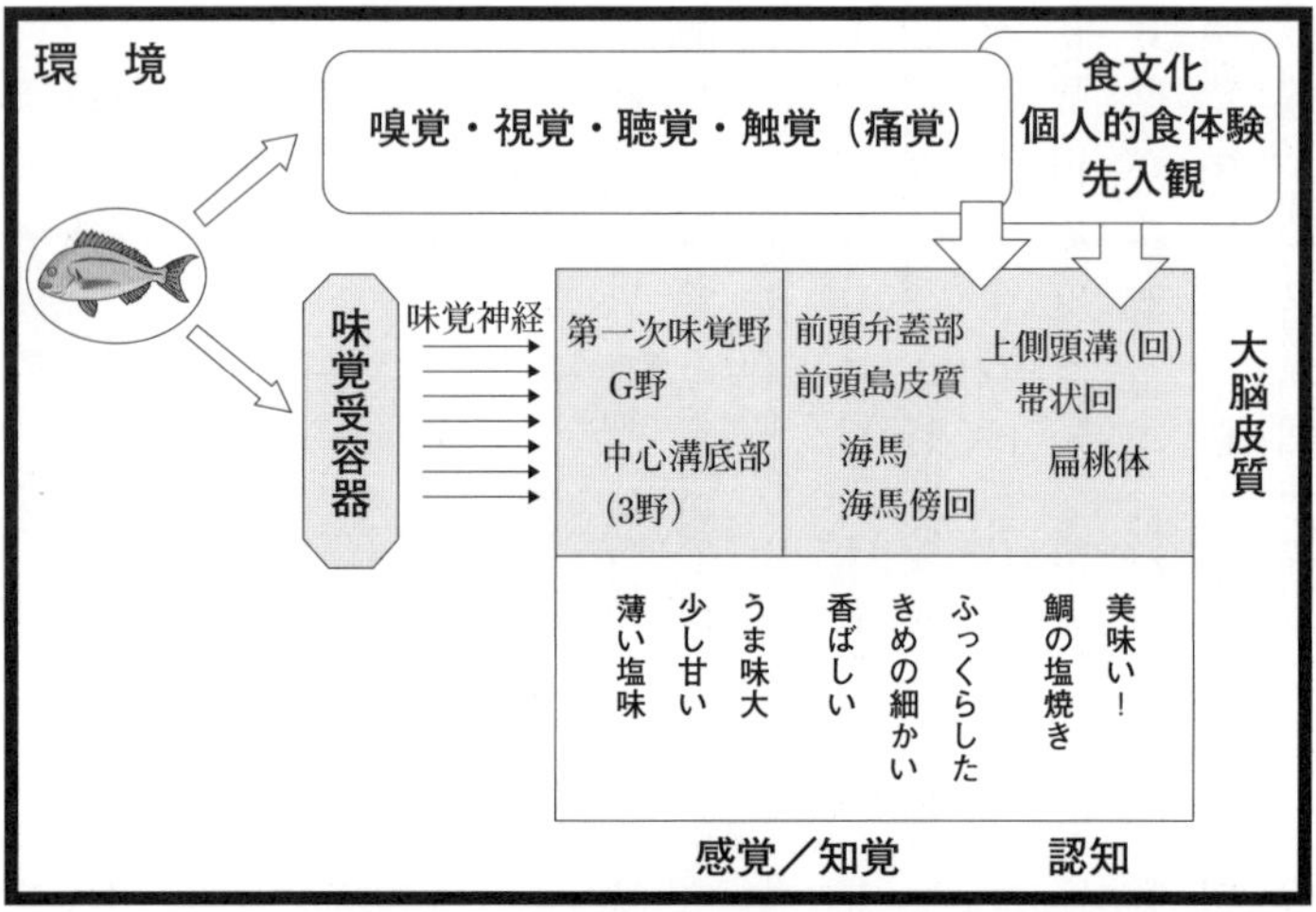

図1—1　料理が食され認知され味わいが形成される過程

焼き魚の味情報は口内の味覚受容器に受容され，味覚神経を経て大脳皮質で最初に味情報が伝達される第一次味覚野に到達する。ヒトの第一次味覚野にはG野（area G）と中心溝底部（3野）があり，味物質や濃度の違いが識別されている。それより後の脳部位と機能については，ヒトではまだ十分検証されていない。ここではヒトの非侵襲計測で活動が見られた主な部位を列挙してある。一方，焼き魚は味覚以外の視覚，嗅覚，聴覚，触覚情報としても脳に伝えられ，味覚情報と統合する。さらに，焼き魚の総合的味はその人の育った食文化や，個人的食体験，先入観などの認知的要因の影響を受けると共に，焼き魚が置かれた自然環境（温度，湿度など）の影響も受ける。このようにして，きれいに盛りつけられ，香ばしい香りのする，身がふっくらとしてきめが細かい，薄い塩味でうま味のあるほんのり甘い，鯛の塩焼きの味わいが形成されると考えられる。

てからの時間的経過からすれば、受容器レベルから書くのが一般的であるが、本章が導入部であることから、日常的体験と照らし合わせやすい認知・知覚レベルからの記述とした。

1　認知・知覚レベル

（1）認知レベルでの味の分類

私たちは毎日様々な食物を摂取しているが、その過程で「魚の味」、「みかんの味」といった具体的な食物の味を認知している。このような認知レベルの味は、次項で述べる甘味、塩味、酸味といった知覚レベルでの味以外に、香りや触覚、さらに視覚も加わって具体的な食物がイメージされる。実際、カレーやコーヒー、あるいはみかんから、視覚や嗅覚、触覚の影響を取り去ると、何の味かの認知自体が難しくなる。つまり、日常私たちが接する食物の味の認知には純粋な味覚以外の感覚も必要不可欠である。では、他の感覚からの情報も含めて認知される食物の味はどのように分類できるだろうか。

このような味の分類は食習慣といった文化的、社会的影響を受けることは想像に難くないので、日本人が摂取する食物で認知される味についての分類となる。しかし、「豆腐」「みかん」といった食品全体を対象とした分類はあるが、「豆腐の味」「みかんの味」といった食物や食品全般を味について分類した報告は筆者が知る範囲ではない。食物全般ではなく、清酒やワインなどの特定の食品に限った分類の報告はされている。それらの分類では、主に、甘味、苦味、塩味などの知覚レベルで分類される基本的な味や味覚以外の触覚や色彩などの用語が主に用いられている。味と同じ化学感覚であるにおいについては、日本人が日常生活で接する様々なにおいを対象に分類したもの（コラム1参照）や、においの分類の民族差、食物のにおいを分類したものなどが報告されている。認知される食物の味の分類についても今後の研究を期待したい。

（2）知覚レベルでの味の分類

前項で述べた認知レベルでの味は「豆腐の味」や「みかんの味」といった具体的な食物をイメージするものであったが、ここで扱う知覚レベルでの味は、味覚神経によって伝達される純粋な味の知覚で、嗅覚や触覚、視覚や聴覚の影響を除いたものとする。このような味の知覚の種類として「基本味」ということばがよく使われるが、基本味は文字通り基本的な味であって、色覚の三原色のように明確な生理学的根拠があるわけではない。そういう意味では「基本味」というよりも「基本的な味」という方が誤解を招かない。いわゆる四基本味説は、「基本的な味は、甘味、苦味、酸味、塩味（塩から味）の四つである」という一つの考え方である。それ故、近年グルタミン酸ナトリウムなどに代表されるうま味が第五の味として認知されるようになったり、最近では脂味（fat taste）が第六番目の味であろうという報告（Garcia-Bailo et al., 2009）がされたりしている。ここでは古くからどのような味が基本的な味として取り上げられてきたか、またいわゆる四基本味説の論拠やそれに関する議論を簡単に振り返ってみる。

知覚レベルでの基本的な味として、古くから甘味、苦味、酸味、塩味、収斂味、刺激味、辛味、脂味、金属味、無味などが挙げられてきた（『新編感覚・知覚心理学ハンドブック』一九九四）が、欧米では二〇世紀初めまでに、基本的な味知覚は甘味、苦味、酸味、塩味の四つと考えられるようになったようだ。このことは味の体系化を試みたヘニングの報告（Henning, 1916）やそれ以前の報告がこの四味質を代表的な味として取り上げていることから推察される。ヘニング以来、一九五〇年頃までに四基本味説が支配的であった理由として、意識現象の観察（内観）の他に、麻酔薬を作用させたときの効果の分化、舌面の位置による味の感受性の違い、特定の味に感受性を持った神経繊維の存在、閾下刺激間の交互作用など副次的な論拠もあげられていた（吉田、一九六九）。この四基本味説は、その後精力的に行われた電気生理学的研究で用いられた味刺激の選定に影響を与えた。一九七〇年代以降、心理学者の間でも甘味、苦味、酸味、塩味の四味が異質の独立したものである（四基本味説）か、独立していない連続体であるかについての議論が行われた。この詳細は斉藤（二〇〇八）にゆずるとして、ここでは簡単に述べる。一九七四年、マックバーニーは、四基本味説の論拠として、①内観報告が四味質で異なる、②味質と化学的特性の間の特別な関係、③各味質のもつ意味が異なる（塩味は生命維持に重要、甘味は熱源と関係、苦味は一般に有害、酸味は腐敗と関係など）、④四味物質を混ぜても新しい味は生じないこと、⑤四味質間での味覚変革物質や局所麻酔の作用の仕方の相違、⑥四味質間での感覚的強度関数の傾きの違い、⑦舌上の部位での四味質の感受性の違い、⑧四味質間での温度による閾値の変動の相違、⑨四味質間で交叉順応が起きないこと、⑩四味質に順応後の水の味が異なること、⑪味覚を生じるまでの反応時間の相違などの一一項目を挙げた。確かに、これらの論拠は、四基本味が異なる味であることを示唆するが、この他の基本的な味の存在を否定するものではない。一方、シフマンら（Schiffman et al., 1971）は、一九種の化学物質の類似性データに多次元尺度構成法を適用した研究から、四基本味とは別のグループを構成する味があることを示唆した。さらに、アミノ酸、ビタミン、脂肪酸の栄養物質および四基本味とNaOHについてのSD法および類似性データに多次元尺度構成法を適用した研究から、基本味以外にアルカリ味、硫黄味、脂味があると示唆した（Schiffman et al., 1975）。さらに、一九七七年、エリクソンは、食品の味の知覚は分析的というより総合的であると述べ、神経レベルでみられるパターン的応答も、様々な刺激に応答する広い同調域のもので分析的というより総合的システムと考えられ、当然そのシステムが知覚にも及ぶだろうと述べ、基本味の定義を分析的かつ四つに限ることに疑問を投じた。この後も論文による議論の応酬は続いたが、ここでは割愛する。興味のある方は前述した斉藤（二〇〇八）を参考にされたい。

これまでの議論に日本人に馴染みのあるうま味についてはほとんど言及されていない。日本の食生活で重要な位置を占めるだしの味は、既に一九〇九年に池田菊苗によって、昆布から抽出され、グルタミン酸ナトリウムであることが同定され、「うま味」と名付けられた。うま味は甘味、苦味、酸味、塩味とは異なる独特の味をもち、基本的な味の一つであると提唱された。しかし、淡白な日本食の中では気づきやすい味であるが、欧米人には認知されにくい味のようで、長い間認知されなかった。しかし、日本を中心とした国際的な研究活動によって、うま味が肉や野菜にも含まれるアミノ酸独特の味で、人間にとって栄養という重要な役割をもつことなどが理解されてきた。さらに、近年、うま味物質の受容体も発見され、欧米でも多くの研究者が注目するようになった。このように知覚レベルでの基本的な味は、限られた地域の食文化に関連して提唱されてきたことを考えると、今後第六、第七の基本的な味の追加も否定できない。

また、日常的に食品に感じる味として、辛味があるが、これまでの議論にほとんどあがっていない。辛味は温度感覚、痛覚といった体性感覚のひとつと考えられており、渋味やえぐ味などと同様に基本味のカテゴリーには入らないとされている。基本味に含まれないというものの、広義には誰もが感じる重要な味の種類であるということに変わりはなく、基本味とは何かと同様、ホットな研究分野である。

このように考えてくると、現段階で、基本的味とは何かを厳密に定義することは難しく、受容器から認知レベルでの知見が蓄積された後に、自ずと明らかになってくるように思われる。その過程で基本的味という概念が、実験パラダイムや、刺激の選択、実験結果の解釈を制限し、自由な発想を妨げることがないよう願う。

2　脳機能レベルでの味情報の識別・分類

脳機能のレベルでは、いまだ多くがブラックボックスで、識別や分類を論じることが難しい。味覚の脳機能については第八章および第二章でも記されるので、ここでは筆者も関与して明らかにしてきたヒトの第一次味覚野G野（area G）での味情報の識別・分類について考える。第一次味覚野は、味情報に最初に応答する大脳皮質の場所を意味するが、霊長類では視床味覚中継核からの投影を受ける「前頭弁蓋部と島の間の移行部」であるG野と中心溝底部にある3野（area 3）の二つが第一次味覚野を構成すると考えられている。筆者らは、脳磁場計測によって、ヒトのG野が霊長類で示された前

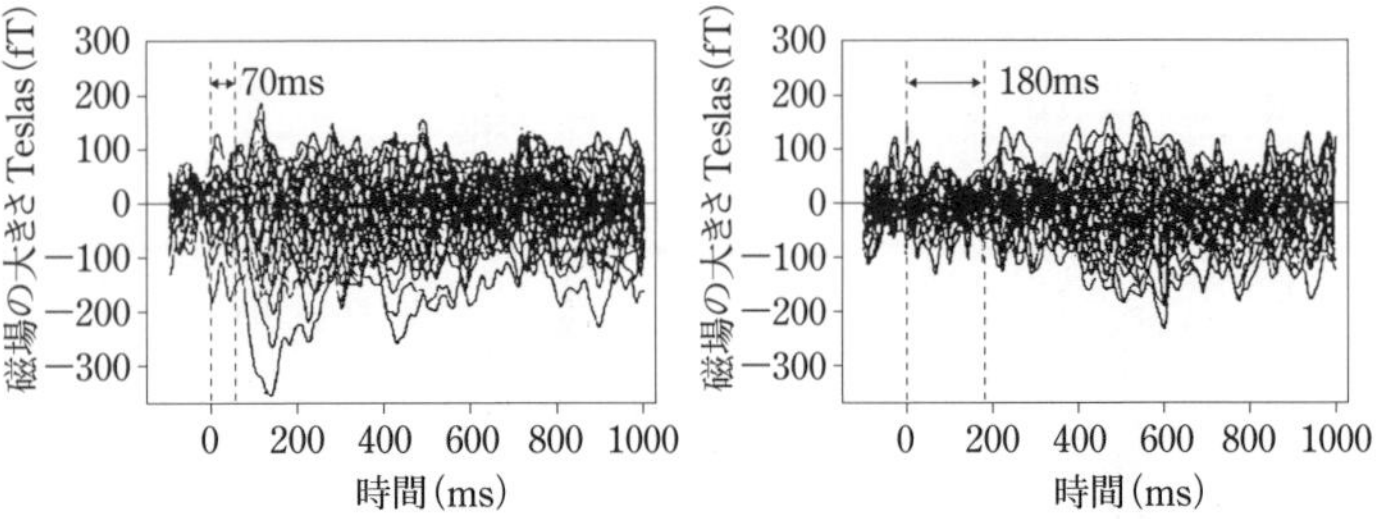

食塩(1M)に対する脳の磁場応答　　サッカリン(3mM)に対する脳の磁場応答

図1—2　食塩とサッカリンに対する味覚誘発脳磁場応答

同一被験者の食塩とサッカリンに対する味覚誘発磁場応答を示す。各図は被験者の頭の周囲に配置された64個のセンサーで捉えた磁場応答を時系列で重ね書きしたものである。横軸は味刺激提示（0）からの時間を，縦軸は磁場応答の大きさを示す。刺激提示後最初にノイズレベルを超える応答のピーク時点で，64の応答値からその発生源の位置を推定すると，どちらの場合も「頭頂弁蓋部と島の移行部」が推定されヒトの第一次味覚野 area G（G野）とされた。この応答の潜時（刺激提示から最初の大きな応答が立ち上がり始める時点までの時間）は，この被験者の場合，食塩（左図）では70ミリ秒，サッカリン（右図）では180ミリ秒で，サッカリンの方が長いことを示す。Saito et al. (2000) Fig. 1 と Fig. 2 を改変。

頭部ではなく、やや後ろの頭頂部の「頭頂弁蓋部と島の間の移行部」（第二章図2－5を参照）であることを明らかにした(Kobayakawa et al., 1996, 1999)。このG野の活動と味物質および濃度との関係を調べると、その活動潜時は味物質によって異なる（図1－2）が、同じ味物質の濃度や強度によっては変化がみられないこと、濃度や強度の違いは磁場応答の大きさの違いとして現れることなどがわかった（Saito et al., 1999; Kaneda et al., 2004; Kobayakawa et al., 2008)。味質について言えば、甘味と塩味がほぼ等強度のサッカリンと食塩では、サッカリンの方が約一一〇ミリ秒遅くG野を活性させ、さらにビールの苦味成分であるイソフムロンはサッカリンよりさらに約六〇ミリ秒遅れて活性化させた。これらのことから、ヒトのG野は、味の種類、濃度といった味の基本的情報を活動の潜時や大きさによって識別・分類しているといえる。現段階では、味質によってヒトの第一次味覚野G野内の活動場所が特定されるといった味覚地図（ガストノトピー）については確認されていない。

次に、ヒトのデータではないが、第一次味覚野における味情報の分類を行った研究を紹介する。日本マカクサルについて、第一次味覚野を構成するG野と3野について味覚の符号化を明らかにするために、ショ糖（S）、食塩（N）、塩酸（H）、塩酸キニーネ（Q）、グルタミン酸ナトリウム（MSG）、蒸留水（W）、オレンジジュース（OR）、人工唾液（SA）の七種類の味刺激と水の応答が計測され、多変量解析された。その結果、G野は八刺激を四グループ（HとQとW、SとMSGとOR、N、SA）に分け、一方、3野は三グループ（NとMSGとWとOR、SとQ、HとSA）に分けたという。このことは、G野で分けられなかった味物質が3野で分けられ、またその逆もいえ、二つのareaが味刺激の表現でお互いに補いあい、それぞれが異なって味の情報処理に寄与していることを示唆するという（Hirata et al., 2005）。ヒトの第一次味覚野についても3野にあたるものが、中心溝底部にあることが推測されている。この部位の活動は食塩に応答することが多いため、食塩のもつ三叉神経刺激によるものではないかという疑いがあったが、筆者らは日本大学医学部と共同で、三叉神経機能が正常であっても鼓索神経機能を有しない被験者では、食塩によってこの部位に脳磁場応答が全く生じないことを示し、中心溝底部の応答は、食塩の味覚刺激によることを示した（Komiyama et al., 2007）。

3　神経伝達レベルでの味情報の識別・分類

一次味覚神経がどのように味質を伝えるか（符号化）について、永い間二つの対立する考え方があった。それは「特定のタイプの味繊維の活動が特定の味質を表す」というラベルドライン説と「複数の味繊維の活動パターンが特定の味質を表す」というアクロスファイバーパターン説である。これらは神経伝達レベルでの味情報の識別・分類の問題そのものである。第二章でこの問題に関する比較的新しい研究報告を紹介しているが、チンパンジーの鼓索神経繊維を用いてラベルドライン説の妥当性を裏付ける報告がある一方、一つの味質によく応答するニューロンは、アクロスファイバーパターンの特殊な例と考えればいいのではないかという主張もある。最近はラベルドライン説を支持する研究者が多いように思うが、ラベルドライン説によれば、味覚情報を伝達する神経繊維細胞は、いわゆる基本味の数に分類されることになり、それ以外の情報は味覚神経では伝達されないことになる。様々な複雑な味を享受する人間でも果たしてそうなのだろうか。最近、安松（二〇一〇）は一次味覚神経の情報伝達に関する総説の中で、マウスでは甘みには少なくとも二種類のラインが、うま味にも複数、ナトリウムには二つのタイプが、カリウムにはナトリウムと同じ一つのタイプのラインがあることが明らかにされていると述べ、これは同じ化学感覚である嗅覚の匂い分子と受容体（あるいは嗅神経）の関係に似ていると述べている。嗅覚には基本味にあたるような基本臭がない。心理学の歴史を紐解くと基本味の考え方も絶対的なものではないことがわかる（斉藤、二〇〇八参照）。神経繊維の活動の符号化を四基本味に限定したことが問題を迷走させているかもしれない。味覚の実験においても、基本味の概念に捕われない実験パラダイムを考えてみる必要があるように思う。最近、「ニュラルコーディングチャネルの形成——基本味に限定しないラベルドライン説」なるもの（二ノ宮、二〇〇九）も提唱されており今後の研究に期待したい。

4　受容器レベルでの味の分類

受容器レベルでの味物質や味情報がどのように分類されるかを心理物理学的手法によって明らかにすることは、二〇世紀の心理学者にとって魅力ある課題だった。なぜなら、色覚心理学がそうであったように、実験で得られる心理物理学的知見が当時全くのブラックボックスであった味覚受容機構を解明するための手がかりとなるのではないかと考えられたからである。二〇世紀前半では、前述した味の四面体（Henning, 1916）にみられるように、基本的な味は甘味、苦味、塩味、酸味の四味質と考えられるようになっていた。そこで受容器レベルでの受容様式もこの基本味に対応したものがあると考えられていたようだ。しかし、その後、感受性に大きな個人差がみられる味物質（フェニルチオカルバミド、ＰＴＣ）の存在や、糖、アルコール、人工甘味料、アミノ酸、タンパク質など多様な化学的構造や分子量をもつ甘味物質の存在が明らかになり、苦味や甘味には複数の受容様式があるのではないかと考えられるようになった。そこで心理物理学的手法を用いて、様々な味物質間の交叉順応や、閾値、感覚強度関数の個人差を計測する実験が行われた。実験の詳細は第二章に示すが、これらの結果から甘味、苦味、塩味、酸味には異なる受容様式があること、塩味を感じる受容メカニズムの種類は単一か少数で、酸についても受容メカニズムが単一か類似したものであろうと推定された。苦味の受容部位には個人の感受性に大きな差がある「ＰＴＣ部位」と、感受性にあまり差がない「キニーネ部位」があると推測された。また、甘味受容サイトが複数であること、さらに、それら複数の受容サイトは、弱い特異性をもって種々の甘味物質と相互作用すると推定された。また、レセプターを構成するタンパク質を分解する酵素（プロナーゼＥ）によって、多様な味物質の強度がどのように抑制されるかを調べる実験がフランスと日本で実施された。実験の詳細は第二章に示すが、これらの結果からも甘味物質の受容様式は単一ではなく複数あること、それぞれの受容サイトの感度に個人差があること、甘味物質間の関係などが推測された（例えば Faurion et al., 1980; Faurion, 1982; 斉藤他、一九九二）。また、複数の苦味物質に対する苦味強度の抑制率も被験者によって様々に異なり、複数の苦味受容体があること、食塩とグルタミン酸ナトリウムでも一部の被験者に味強度の抑制効果がみられ、受容様式は一様でないことが推察された。このように複数の心理物理学的実験から、甘味、苦味は複数の受容様式が、塩味、酸味は単一あるいはそれに近い数の受容様式があることなどが推測されたが、近年の味受容体やその遺伝子に関する研究はこれら心理学的知見を分子レベルでうらづけたものといえる。

味受容体に関する研究は近年大きな進歩を遂げ現在も精力的に進められている。研究が進行形であるため過渡的な情報も多いが、現段階で一般に受け入れられている甘味、うま味、苦味物質の受容体を図１－３に示した。甘味、うま味、苦味物質の受容体はＧタンパク質共役型受容体（ＧＰＣＲ）と

4　受容器レベルでの味の分類

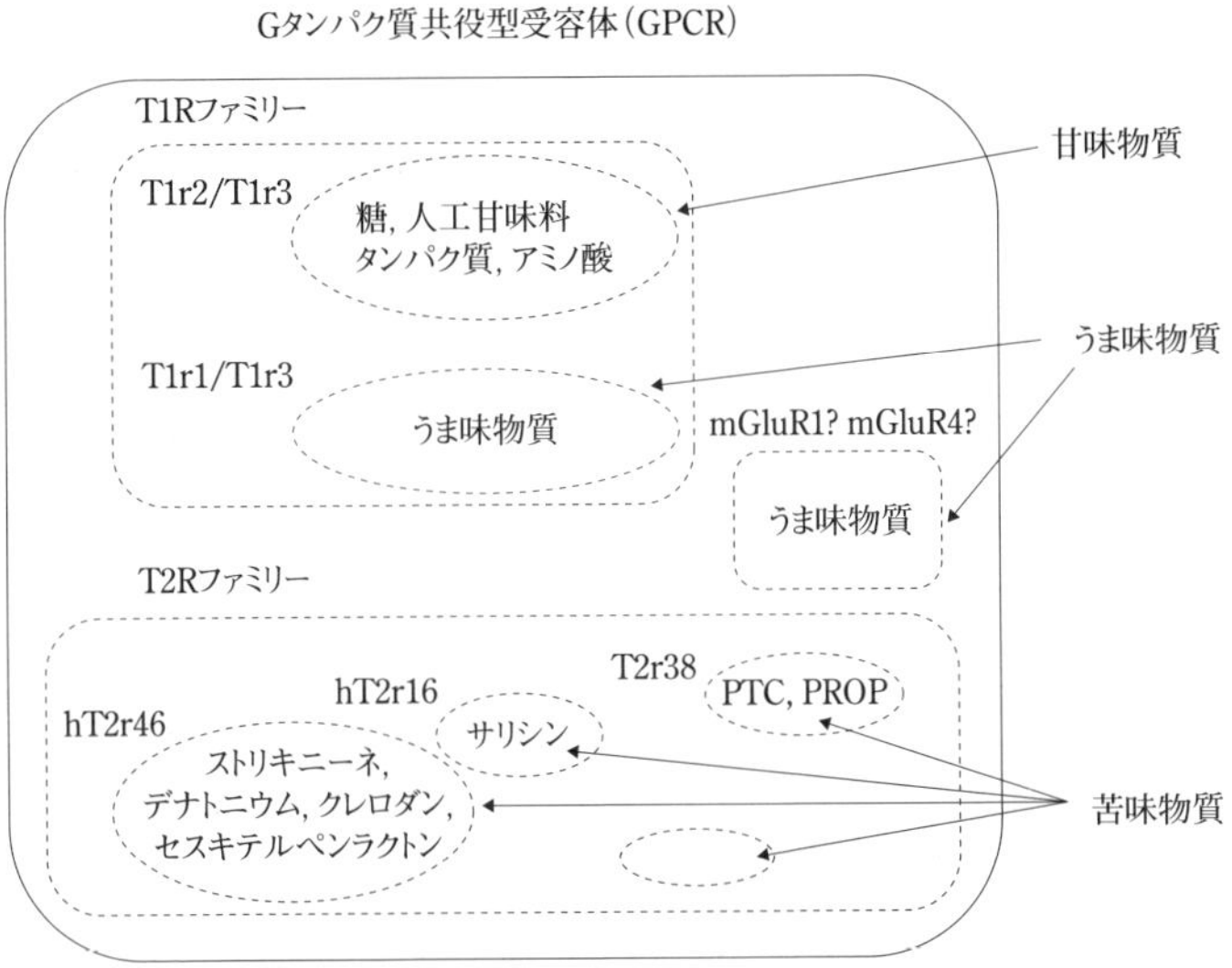

図1−3　受容体レベルでの甘味物質，うま味物質，苦味物質の分類

甘味，うま味，苦味物質の受容体はGタンパク質共役型受容体という意味では，同じグループに属するが，受容体ファミリーの種類としてみると，さらに甘味物質受容体とうま味物質受容体を含むT1Rファミリーと様々な苦味物質受容体をもつT2Rファミリーに分けられる。苦味物質と結合する受容体は，ここに挙げたものも含め約10種類報告されている。図中の「h」や「m」は，動物の種類によって受容体遺伝子が異なる場合があり，先頭にh（ヒト），m（マウス）などをつけて区別したもの。

いう意味では、同じグループに属するが、受容体ファミリーの種類としてみると、さらに甘味物質とうま味物質を含むグループ（T1Rファミリー）と苦味物質のグループ（T2Rファミリー）に分けられる。受容体からみると、甘味物質群、うま味物質群、苦味物質A群、苦味物質B群、苦味物質C群……と分けられる。さらに、甘味、うま味については他の受容体候補の可能性も報告されている（Ohkuri et al., 2009; Brand, 2000; Dingledine et al., 2000; 城崎他、二〇〇七; Yasuo et al., 2008; Yoshida et al., 2009; Chaudhari et al., 2009; Yasumatsu et al., 2009)。これらの実験の中には、筆者らがヒトの甘味受容様式の多様性を調べるために心理物理学的実験で用いたタンパク質分解酵素を甘味抑制物質としてマウスに適用し、複数の受容経路を推定しているものもあり興味深い。筆者らが行った心理物理学的実験からは甘味物質の受容様式は多様であると推定されたが、図1―3では甘味受容体は一種類しか示されていない。他の受容体の可能性も否定されていないが、受容様式の多様性は必ずしも受容体の種類が多様ということばかりではない。一つの受容体の中で甘味物質が結合する受容部位が多様であることも挙げられる。甘味受容体T1r2/T1r3は、二つのGタンパク質共役型受容体からなるヘテロ二重体で、糖、人工甘味料、アミノ酸、タンパク質などの甘味物質の多くがT1r2側の細胞膜の外に張り出した膜外領域と結合するが、一部はT1r3のシステインリッチ領域や膜貫通領域に結合することも明らかにされている（日下部、二〇〇九）。つまり、味情報の識別が一つの受容体の中で行われていることになり、受容部位の個人差が多様性を引き起こしている可能性も考えられる。また、甘味物質の中には苦味やテクスチャーの違いを示すものもあり、それらとの相互作用の違いが閾値や強度関数の個人差を生むことも考えられる。遺伝子レベルの研究と人間の感覚とを結ぶにはまだ未知の部分が多いが今後の研究に期待したい。苦味物質と結合する受容体は、ここに挙げたものも含め約一〇種類報告されているが図では割愛した。報告の中には結果が一致していないものもある。酸味物質や塩味物質の受容については、以前よりイオンチャンネル型受容体が関与していると考えられてきたが、最近になって、酸味物質については具体的な受容体候補の一つが同定され、塩味についても受容体候補が示された。しかし、どちらの味物質についても他の受容体の存在が推測されている。受容体に関する詳細や引用論文は本章では省略するが、詳しくは第二章や日下部（二〇〇九、二〇一〇）を参照されたい。

さて、これまでの研究では受容体の多様性が示され、単に四あるいは五といった基本的な味に一対一に対応するものではないことがわかる。甘味受容体ではその部位によって受容される味物質が異なること、また、一つの味物質が複数の受容体と結合することも推定されている。今後、様々な味物質についての単一あるいは複数の受容体候補が発見される可能性を考えると、ここでも基本味という枠にあまり捕われない味物質の選定によって、様々な味物質や個々の味物質の持つ分子的特徴と結合する受容体や受容部位を探索することが必要に思われる。いずれにしろ、受容体レベルでの味情報の識別や分類の詳細は今後の研究の進展に待たなければならない。

次に味受容体が発現している味細胞レベルでの味情報の分類をみてみよう。甘味、苦味、酸味、塩味物質を受容する受容体は、それぞれ異なる味細胞に発現すると考えられている（Chandrashekar et al., 2006）が、味細胞レベルでは、一種類の味質に応答する例もあるが、多くのほ乳類の味細胞は、複数の味質に応答していると主張されている（Scott et al., 2000）。このパラドックスの説明には、細胞内で味覚情報が味神経に伝達される方法の違いや、味蕾内の細胞間コミュニケーションが関与していることが明らかになりつつある。詳細は第二章にゆずるとして、では、味細胞は味情報をどのように識別・分類しているのだろうか。味細胞にはシナプスを持たないⅡ型細胞と、シナプスを持つⅢ型細胞があり、Ⅱ型細胞から分泌される神経伝達物質は近傍のⅢ型細胞にも働きかけると考えられている。カルシウムイメージングによる応答測定実験では、Ⅱ型細胞の約八割は苦味、甘味、うま味刺激のどれか一つだけに応答し、Ⅲ型細胞の約八割は二または三の異なる味物質に応答し、酸味や塩味も含むすべての味刺激に応答したという（Tomchik et al., 2007）。また、遺伝子工学的手法を用いた研究では、細胞に存在する遺伝子産物を指標に分類が行われ、Ⅱ型細胞は甘味、苦味、うま味に特異的に応答し、Ⅲ型細胞は酸味特異的もしくは電解質全般に応答を示し、塩味はこれら以外の細胞として存在する可能性があるという（吉田、二〇一〇）。この分野の研究も発展途上にあり、報告内容は必ずしも一致していない。味細胞による味情報の識別や分類の詳細は今後の研究に待たなければならない。

味細胞以降の味神経との関係では、味細胞の情報はシナプスを介しても大きな変化はなく味神経に伝えられ、味神経は同様な応答特性を持つ味細胞と選択的にコンタクトし、味情報をより高次の神経に伝達するという（Yoshida et al., 2006）。

5　各レベル間の関係

これまで、認知から受容体までの各レベルでの味情報の識別や分類についてみてきた。最後に、各レベル間の識別や分類がどのように連携しているかを示したいが、それに答えるだけの十分な知見がそろっていない。そこで、ここでは断片的になるが、各レベル間の関係に注目した研究を紹介したい。まず、筆者らが行った知覚・認知レベルと脳機能レベルに関する研究を紹介する。第二節で述べたように筆者らは脳磁場計測によってヒトの大脳の第一次味覚野G野の位置を明らかにし、G野の活動と知覚特性との関係から、G野が味情報をどのように伝えているかをみてきた。G野の活動潜時は知覚の時間的指標である味覚反応時間と関連が深く、同じ味溶液に対する味覚反応時間の個人差をよく反映していた (Saito et al., 2000)。面白いことに、サッカリンに塩味のみを感じる被験者がおり、彼はサッカリンに対しても食塩と同じ反応時間とG野の活動潜時を示した。さらに、サッカリンに甘味のみ感じる場合と酸味と弱い甘味を感じた場合があった被験者では、甘味のみ感じた時の方がG野の活動潜時が長かった。これらのことは、サッカリンを受容する複数の異なる受容体が存在することを示唆すると共に、舌表面の受容体分布の違いから味質の感じ方に個人間あるいは個人内の差を生じたと考えられる。味覚誘発脳磁場計測では、味刺激は実験ごとに固定された舌先の狭い範囲に間隔を開けて一実験で四〇回提示するが、その間感じる味質は一定していた。また、ほぼ等強度の食塩とサッカリンの平均反応時間の違いは、G野の平均活動潜時に反映されたが、濃度による平均反応時間の違いは反映されなかった (斉藤他、一九九七; Saito et al., 1998)。同じ味物質で濃度を高くすると反応時間は短くなるが、G野の活動潜時には変化が見られず、濃度が高くなると反応時間が短くなるという時間的処理はG野より後で行われていることを示す。

次にやはり筆者らが行ったうま味の知覚とG野の磁場応答を西欧人と日本人で比較した研究を紹介する。表1–1に示すように、両群にはうま味の検知閾値、反応時間、味強度には差がみられなかったが、味質の記述内容と快不快度には差がみられた。一方、G野の磁場応答には差がみられなかった。このことは、G野の活動は感覚の基本的な機能（感じるか感じないか）を反映し、味質や快不快はより高次野で処理されるためと解釈された（斉藤他、二〇〇二）。

表1—1　うま味物質（イノシン酸ナトリウム）の心理的評価と脳活動における日本人と西欧人の比較（斉藤他，2002）

a）西欧人と日本人の心理的評価の比較

味刺激	群	n	味強度	快不快度	味質の記述（　）内は人数
イノシン酸ナトリウム 180mM	日本人	6	1.68	−0.17	だし（4），味の素（3），
	(SD)		(0.73)	(1.03)	塩からい（3），苦い（1）
	西欧人	8	1.34	−1.06	塩からい（6），魚（4），苦い（4），
	(SD)		(0.71)	(1.02)	甘い（2），海草（2）

b）うま味物質の心理的評価と脳活動における西欧人と日本人の相違

	感覚		知覚	快不快	認知	脳活動
測度	検知閾値	反応時間	味強度	快一不快	味質の記述	G野の活動
西欧人と日本人の差	なし	なし	なし	有り	有り	なし

また、遺伝子の多型性と知覚・食行動の個人差との関係を調べた研究を紹介する。フェニルチオカルバミド（phenylthiocarbamide：PTC）やプロピルチオウラシル（propylthiouracil：PROP）の苦味の感受性は個人差が大きいことがよく知られている。ある研究では、PTCやPROPに対するヒトの様々な心理物理学的実験とヒトの苦味受容を担うhT2r38遺伝子の機能的発現の研究を行い、PTCやPROPにみられる遺伝的な苦味知覚の多様さを、PTCやPROPに応答するGタンパク質共役型受容体の機能的多型性によって分子レベルで説明した（Bufe et al., 2005）。また、遺伝子T2r38の多型性がアーミッシュ派の女性の脱抑制（disinhibition）食行動における個人差と関連があることも報告された（Dotson et al., 2009）。遺伝子の多型性と知覚の多様性の関係は、個人差が大きいうま味についても報告されている（Raliou et al., 2009 a, 2009 b；Shigemura et al., 2009; Chen et al., 2009）

6 まとめ

認知レベルから受容体を含む味細胞レベルに至る味情報の識別・分類を見てきた。まだすべては明らかにされた訳ではないが、表1―2に、現段階で受容レベルから認知レベルに至る過程で味情報がどのように識別・分類されているかを階層的に示してみた。甘味受容体T1r2/T1r3については、甘味物質の種類によって結合する部位が異なることも報告されているので、味情報の識別・分類という視点からその概略も表中に示した。詳細は前述した日下部（二〇〇九）を参照されたい。神経伝達レベルと脳機能レベルについては、一次味覚神経と第一次味覚野G野についてのみ示したが、これらも十分に明らかにされた訳ではない。今後、個々のレベルの研究と共に、レベル間の相互関係が明らかにされ、味わいの全貌が明らかになることを期待したい。

なお、本章の受容器レベルの味受容体に関しては、筆者は専門外であるため、記述表現について、編者である日下部氏に御助言をいただいた。

関連書籍紹介

1 大山正・今井省吾・和氣典二（編）（一九九四）『新編感覚知覚心理学ハンドブック』誠信書房

2 大山正・今井省吾・和氣典二（編）（二〇〇七）『新編感覚知覚心理学ハンドブック Part 2』誠信書房

3 近江政雄（編）（二〇〇八）『感覚・知覚の科学　味覚・嗅覚』朝倉書店

表 1—2　受容器レベルから認知レベルに至る味覚情報の識別・分類（今まで明らかになっているもの，一部推定されているものも含む）

受容レベル	受容器レベル		神経伝達レベル	脳機能レベル	知覚・認知レベル	
	受容体・受容部位レベル	味細胞レベル	一次味覚神経	第一次味覚野 G野	感覚・知覚レベル	認知レベル
味情報の識別・分類	甘味物質(受容体 T1r2/T1r3) ＊ショ糖，　サッカリン，スクラロース，アスパルテームなど(T1r2側の VFT 部) ＊ブラゼイン(T1r3 側システインリッチ部) ＊シクラメート(T1r3 側膜貫通部)	甘味物質(Ⅱ型細胞) うま味物質(Ⅱ型細胞) 苦味物質(Ⅱ型細胞) 酸味物質(Ⅲ型細胞) 電解質全般(Ⅲ型細胞)	味の強度や濃度(活動頻度で識別)	NaCl の強度や濃度の識別(活動の大きさで)	甘味 うま味 苦味 酸味 塩味	ショートケーキ みそ汁 コーヒー ビール 酢の物 塩鮭
	うま味物質(受容体 T1r1/T1r3，他？) 苦味物質 PTC，PROP(受容体 hT2r38) サリシンなど(受容体 hT2r16) 他に苦味物質・受容体の関係多数 酸味物質(受容体 PKD1L3/PKD2L1，他？) NaCl(上皮性 Na チャネル Enac？) 辛み物質 カプサイシン(受容体 TRPV1) わさび(受容体 TRPA1) メントール(受容体 TRPM8) 金属味(TRPV1？)	Ⅱ型細胞はシナプスを持たないが，近傍のⅢ型細胞に働きかけ，Ⅲ型細胞のシナプスを介して情報を一次味覚神経に伝達する 複数の味細胞が一つの味物質を識別する場合もある 甘味，苦味，酸味，塩味受容体は異なる味細胞に発現する	神経繊維の発火様式(ラベルドライン説やアクロスファイバーパターン説)で味物質(または甘味，苦味，酸味，塩味物質)を識別	サッカリン，NaCl，イソフムロンなど味質が異なる物質の識別(活動の潜時で)	辛み 脂味 アルカリ味 金属味など	カレー 朝鮮漬け オリーブオイル 鯛の塩焼き 他

注）甘味受容体 T1r2/T1r3 は様々な甘味物質と結合するが，甘味物質によって結合する部位が異なることも明らかにされている。表中にはその違いも示した。PTC，PROP はフェニルチオカルバミド，プロピルチオウラシルをさす。

コラム1　日本の日常生活臭の分類図

筆者らは日本人の生活の中にあるニオイの分類図を作成した（斉藤他、二〇〇二）。初めに、なぜこのようなことをしたかを述べる。今から約三〇年前になるが、筆者は環境臭気の苦情の生まれる原因であるニオイの不快度をどう測るかを検討していた時、人がニオイに対してもつイメージが快不快度に大きく影響し個人差の原因にもなっていることに気づいた。イメージには何のニオイであるかといったニオイの同定や形容詞的なものがあるが、後者は匂いの一面を捉えた表現用語であるため、一つの形容詞がニオイ全体の快不快度を大きく狂わせる場合がある。そこで、前者（ニオイの同定）を用いてニオイの快不快度を推定する方法を検討した。その過程で日本人が日常生活の中で知っているニオイを調査・分類することが必要になったのが発端である。それまでの実験から得られた膨大な官能評価データや国語辞典などから多様なニオイの表現用語を集め、整理して実験に用いる九八種類のニオイの記述語を選んだ。実験では各記述語がもつニオイをイメージしながらその類似度をもとにグルーピングをしてもらった。そのデータをクラスター分析した結果が図に示されている。この図は日本の日常生活臭のいわゆるニオイホイールとして、当初の目的だけでなく、ニオイの同定検査のニオイの選定や官能評価実験の臭気質の評定に広く使われている。味についてもこのようなものがあれば便利ではないかと思い紹介した。

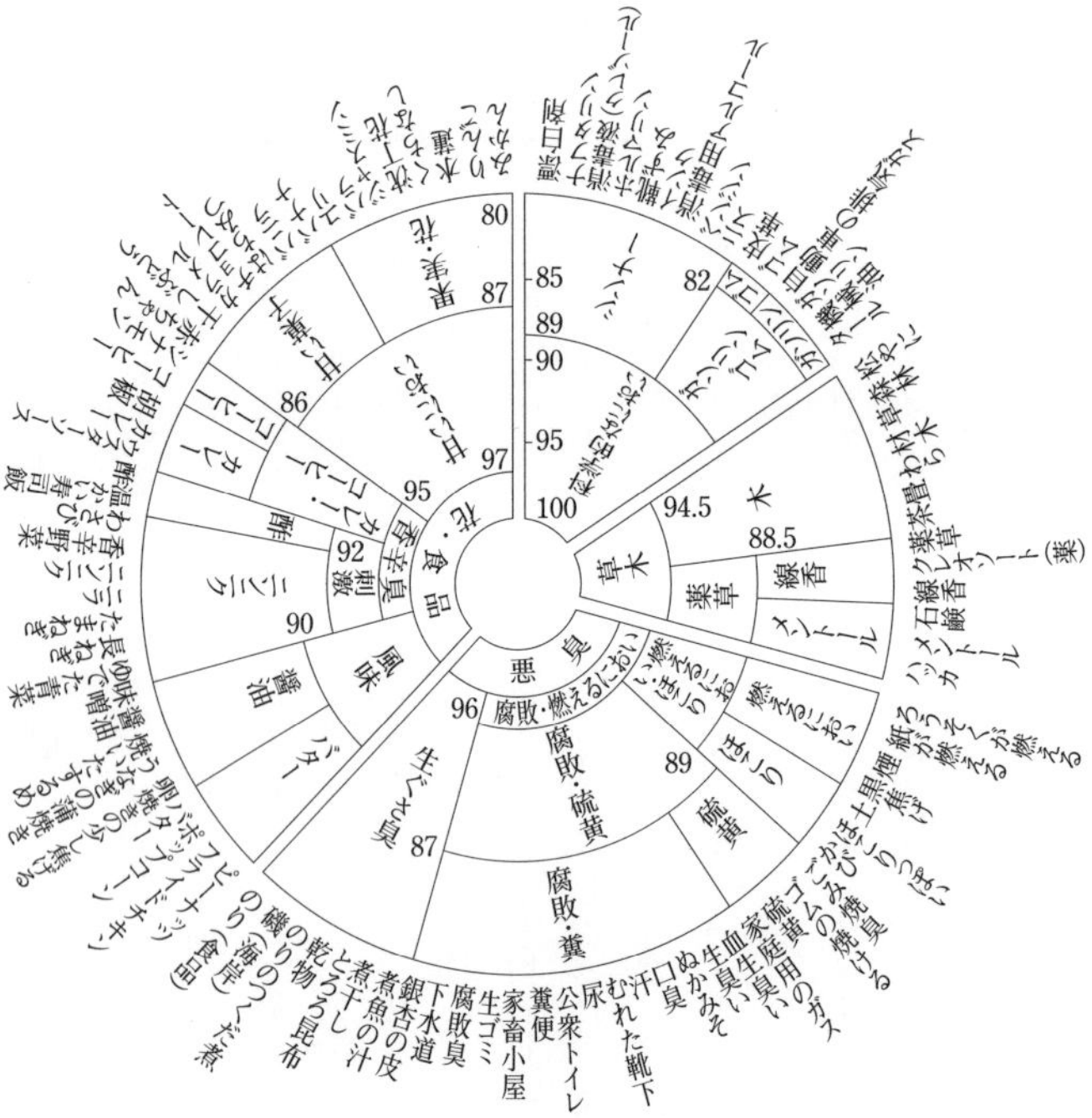

図　日本の日常生活臭の類型

図中の数値は各クラスター間の非類似度の指標を示す。斉藤・綾部（2002）より転載。

第二章　味の生理と知覚（味、味覚）

キーワード　味覚、生理、遺伝子、受容器、大脳

私たちが食べ物を味わう際に、「味」のみを取り出して感じることはほぼ皆無である。しかしながら、「味わう」という言葉に「味」が入っていることからもわかるように、「味わう」と「味」は混同されがちである。そんな中、食べ物の美味しさを解明しようと昔から様々な実験が行われてきた。そして、二一世紀に入ってからは遺伝子配列の解明や分子生物学の進捗に伴い、私たちが口に入れたものが舌の上でどのように受容され、その信号がどのように脳に伝えられ知覚されるかが徐々に明らかになってきた。それればかりでなく、生理状態と味覚の関係についても研究が進んできている。そもそも味覚は体が必要とするものを摂取させるための判断を司る感覚であることから考えても、生理状態と味覚の関係を把握することが「味わい」を理解するためには必要であろう。

そこで、本章では味が口の中でどのように受け取られて「味」という信号が発生するのか、信号はどのように脳まで伝えられるのか、さらに生理状態によって味の感じ方はどのように変化するのか、

を中心に歴史的背景を踏まえて紹介していきたい。

1　味はどのようにして脳に伝わるか——その概略

ここでは、狭義の味（純粋な味覚）である「味覚受容器である味蕾を介して伝わる味」について扱う。このような狭義の味は、現在では甘味、苦味、酸味、塩味、うま味の五つの基本的な味（基本味）に分けられることが多い。基本味の定義に関する議論については第一章を参考にしていただきたい。

味を受容する味覚受容器は「味蕾」と呼ばれる器官である。味蕾は舌の先端を中心に広い範囲で存在する茸状乳頭《じじょうにゅうとう》と舌の奥の限定された範囲に存在する有郭乳頭、葉状乳頭《ようじょう》に存在している。また、舌よりは数が少ないものの軟口蓋など、舌以外の口腔内部位にも存在していることが知られている。味蕾は図2－1に示すような細長い味細胞と呼ばれる細胞と基底細胞から構成される細胞集合体である。味蕾の頭頂部は味孔と呼ばれており、この部分のみが味物質と接触できる部位である。よって、味は味細胞の先端部で受容され、後に述べる複雑な情報伝達過程を経て味覚情報は味細胞から味神経へと伝達される。茸状乳頭の味蕾からの味情報は鼓索《こさく》神経を、有郭乳頭、葉状乳頭、咽頭部からの味情報は舌咽《ぜついん》神経を、軟口蓋からの味情報は大錐体神経を介して脳へ送られる。ヒトと同じ霊長類であるサルでは味覚神経からの味情報は、まず延髄に存在する孤束核に集められ、視床味覚中継核を経由して大脳の第一次味覚野に到達する。第一次味覚野はサルでは前頭弁蓋部と島の間の移行部にありG野と

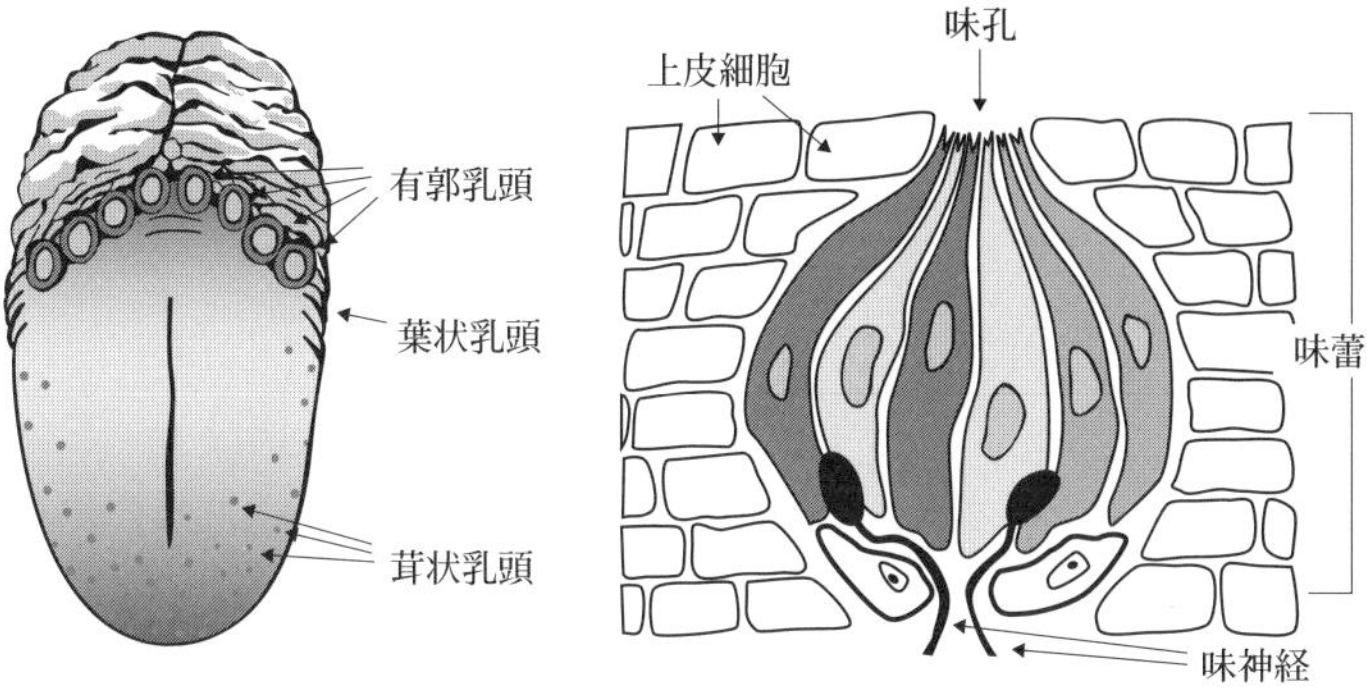

図 2―1　味蕾の存在する舌上の乳頭（左）と味蕾（右）の模式図
日下部（2009）より転載。

よばれていたが、ヒトの場合はそれよりやや後ろの「頭頂弁蓋部と島の間の移行部」にある。第一次味覚野については、第四節でさらに詳しく述べる。第一次味覚野より以降は、被験体や実験方法によって得られている知見は断片的であるが、味覚情報の再処理をする高次味覚野、他の感覚と統合処理される眼窩前頭皮質や、好き嫌いの判断に関係があると言われる扁桃体などにも伝達される。

一方、食味において重要な役割をもつ辛味は、味蕾を介さず味蕾の近くに存在する神経自由終末によって受容される。痛覚や温度感覚と同様の体性感覚であり、味覚神経とは異なり三叉神経を介して伝達されるため、味覚神経を介する味とは区別され、いわゆる基本味には含まれない。

2　味はどのように受容されるか

（1）心理物理学的実験による味受容様式の推測

口腔内でどのように味を受容するかについては、今世紀に入って急速に解明されてきた。舌で味をどのように受容するかについては二〇世紀以前からの興味の対象であった。一八二五年に刊行されたブリア・サヴァラン（フランスの政治家で美食家）の『美味礼賛』には次のような記述がある。「舌は、その表面に相当数多く散在する乳頭によって、それが接触する物体の味を含んだ可溶的な部分を吸い込む」。この頃は、現在の味覚の理解としては一般的な膜タンパクが物質を受容したり輸送したりするという考え方（後に解説する）に乏しく、味物質は舌の表面から浸みこむと考えられていたようだ。味蕾や味細胞という受容器官が明らかになった後にも、細胞内に味物質が進入するという考えや、細胞膜と味物質の結合性が味を決定づけるといった考えは根強く残った。

一方、心理学の分野では、二〇世紀前半には、甘味、苦味、塩味、酸味がいわゆる基本味として扱われることが多く、受容器レベルでの受容様式も基本味に対応したものがあると考えられていた。しかし、二〇世紀中頃になると、感受性に大きな個人差がみられる苦味物質の存在や、糖、アルコール、人工甘味料、アミノ酸、タンパク質など多様な化学的構造や分子量をもつ甘味物質の存在が示され、苦味や甘味に複数の受容サイト（味物質を受容する部位、後に述べる受容体あるいは受容体の中に複数ある受容部位）があるのではと推測されるようになり、味刺激の心理量と物理量の関係を厳密に調べる心理物理学的手法を用いた実験が行われた。そのひとつが交叉順応実験による検討であった。同じ味が持続して提示されると感受性が弱まったり感じなくなったりする（自己順応、あるいは単に順応という）が、別の味が提示されると感受性は回復する。これは後から提示した味刺激が、初めの味刺激が占有していたのとは別の受容体や受容サイトを刺激するためと考えられた。しかし、別の味刺激を提示しても感受性が小さかったり全く感じなかったりすることがある。これを交叉順応というが、この場合は受容体や受容サイトが同じか、一部共有しているためと考えられた。具体的な実験では、代表的な味である甘味、苦味、塩味、酸味物質の間では、それぞれの味に自己順応した後でも、他の味の感受性は変わらないことが示された。つまり、交叉順応は生じなかったことから、甘味、苦味、塩味、酸味物質の間には異なる受容様式が存在すると推測された。塩類間では食塩に順応後ほとんどの塩に交叉順応がみられ、塩味を感じる受容メカニズムの種類は単一かあるいは少数だろうと推定され、酸についても同様の実験から受容メカニズムが単一か類似したものであろうと推定された。一方、多様な甘味物質間で行われた交叉順応実験からは、甘味受容サイトが複数であることを推察させる結果が多かった（例えば、斉藤他、一九八七）。交叉順応実験についての詳細は斉藤（二〇〇八）を参考にされたい。

また、感受性に顕著な個人差がみられることで知られているＰＴＣ（フェニルチオカルバミド）については、閾値の検討が行われ、その頻度分布は二峰性を成し、検知閾が低い大多数の群と、高い少数の群に分かれた（Harris et al., 1949）。さらに、苦味物質カフェインの検知閾も二峰性の分布をなし、ＰＴＣとカフェインの閾の間には〇・八三の順位相関がみられた（Hall et al., 1975）。これらのことから苦味の受容サイトには味物質を受容する「ＰＴＣサイト」と、キニーネを受容する「キニーネサイト」があり、カフェインも「ＰＴＣサイト」を刺激すると推測された。交叉順応の実験でも、塩酸キニーネに順応後、ＰＴＣの苦味は弱くならないことから、両者の受容サイトは異なると示唆された（McBurney et al., 1972）。

また、多様な味物質に対する個人の感受性を示す検知閾や強度関数が心理物理学的手法で測定され、その違いからも受容サイトの特徴が検討された。この方法では、各被験者の感受性が甘味物質間で同じであれば、単一の受容サイトで説明できるが、甘味物質間で異なれば、単一の受容サイトでは説明できないことになる。言い換えれば、同じ受容サイトを共有する複数の味物質に対する個人の感受性は量的違いはあっても、各味物質の感受性が味物質間で入れ替わることはない。一方、異なる受容サイトをもつ複数の物質間の感受性は人が変われば入れ替わる可能性がある。このような考えに基づいて、フォーリオンと筆者らは、多様な甘味物質に対する複数の人の検知閾および強度関数の測定を行い、各被験者の感受性は甘味物質間で異なることを見いだし、多様な甘味物質の受容サイトは単一で説明できないこと、故に甘味に関係する受容サイトは複数あると推定した（Faurion, et al., 1980）。さらに、甘味物質間相互の弱いが有意な相関に示されるように、それら複数の受容サイトは、弱い特異性をもって種々の甘味物質と相互作用すると推定した。

二〇世紀の後半に入ると、タンパク質科学を中心とした生化学的研究が盛んになってきた。その中で、味の受容に関してもタンパク質が介在するであろうという予測がなされた。日地（Hiji, 1975）はタンパク質分解酵素を舌に作用させた前後のショ糖の甘味感受性を比較し、酵素作用後に味の感受性が低下することを示した。その後、味覚受容体はタンパク質であることが仮定され、当時は多くの研究者による味覚受容体タンパク精製の試みが行われた。タンパク質分解酵素を用いた方法は、単に味覚受容体がタンパク質であることを予測するにとどまらず、味覚受容体の種類の予測などに展開した。タンパク質分解酵素プロナーゼEによる種々の味物質に対する味強度抑制効果を、心理物理学的手法で、個人ごとに量的に計測することによって、種々の甘味（または苦味）物質の受容体について検討した実験である。一つはフランス人被験者を対象にしてプロナーゼEによる種々の甘味物質の知覚強度関数への影響を検討したもの（Faurion, 1982）で、あと一つは日本人被験者を対象に、プロナーゼEによる種々の味物質の等強度濃度への影響を検討したものである（斉藤他、一九九二）。前者では、甘味物質二〇種類、濃度段階四段階が用いられ、被験者は、まず、舌の片側に提示された様々な甘味溶液の強度を、もう一方の舌片側に提示された基準ショ糖液（八〇グラム／リットル）と比較して、マグニチュード評定を行い、甘味物質ごとに安定した強度関数が得られるまで訓練を受けた。次に、被験者は、プロナーゼEを塗布した舌片側に提示された様々な甘味溶液の強度を、塗布しない側に提示された基準ショ糖液と比較してマグニチュード評定を行った。その結果、被験者五人について得られた一〇〇の強度関数（二〇刺激×五被験者）の傾きはプロナーゼ処理の前後で三ケースでしか有意に変わらなかったが、平均強度はプロナーゼ処理後は七五ケースで有意に低下した。しかし、プロナーゼ処理による二〇甘味物質と各被験者に対する知覚強度の低下は様々で、甘味物質の受容体が単一ではなく複数あり、それぞれの受容体に個人差があることを推定させた。後者の味の等強度濃度推定実験では、日本人被験者一二人に、数段階の濃度の甘味物質一〇種類、苦味物質四種類、食塩、酒石酸、グルタミン酸ナトリウムを用いて行われた。手法はプロナーゼEを舌上に塗布した前後で、基準液と等しいとされた甘味（または苦味、塩味、酸味、うま味）強度の濃度がどれだけ変化したかを測定するもので、具体的にはプロナーゼEを塗布した舌片側上に提示した味物質の強度が、もう一方の塗布しない舌片側に提示した基準味溶液と比較して、味強度が大きいか、小さいか、同じかを繰り返し判断させ、アップダウン法によって基準味溶液と等強度に感じられる濃度を推定した。その後、舌片側にプロナーゼEを塗布し、その上に提示した味物質の強度が基準味溶液の強度と等しく感じる濃度をアップダウン法で求めた。その結果、プロナーゼEによって、各被験者の各味物質に対する等甘味強度（または等苦味強度、等塩味強度、等酸味強度、等うま味強度）がどの程度変化したかを図2－2に示す。図より、ショ糖では一〇人中七人がプロナーゼ処理によって等甘味強度の濃度が有意に上昇し、甘味の抑制が示された。その他の甘味物質では七種類で甘味抑制がされた被験者がみられたが、甘味物質と各被験者に対する甘味強度の抑制率は様々であった。プロナーゼEを用いたこれら日仏二つの実験結果は、被験者や手法が異なるにも拘らず、甘味物質の受容体は、単一ではなく複数あり、それぞれの甘味受容体の働きに個人差があることを推定させた。また、苦味については、四種類の苦味物質のうち二種類でプロナーゼEによって苦味強度が抑制されたが、苦味物質と各被験者に対する苦味強度の抑制率は様々で、複数の苦味受容体があることを推測させた。

（2）遺伝学に基づく味覚受容様式の研究

味覚受容体の同定に至るまでの歴史的背景には、先ほどの生化学的研究に加えて遺伝学に基づく研究が大きく貢献している。

一九三二年、アメリカのフォックスはフェニルチオカルバミド（PTC、苦味を感じさせる物質の一種）の苦味闕値に個人差があることを報告した。実験中にたまたまPTCの粉末が飛散したが、フォックスは何も感じず、同僚が苦いと苦情を言ったため発見されたのである。その後の研究で、PTC感受性の差は遺伝的背景によることが明らかになった。また、PTCの苦味に対する感受性とキニ

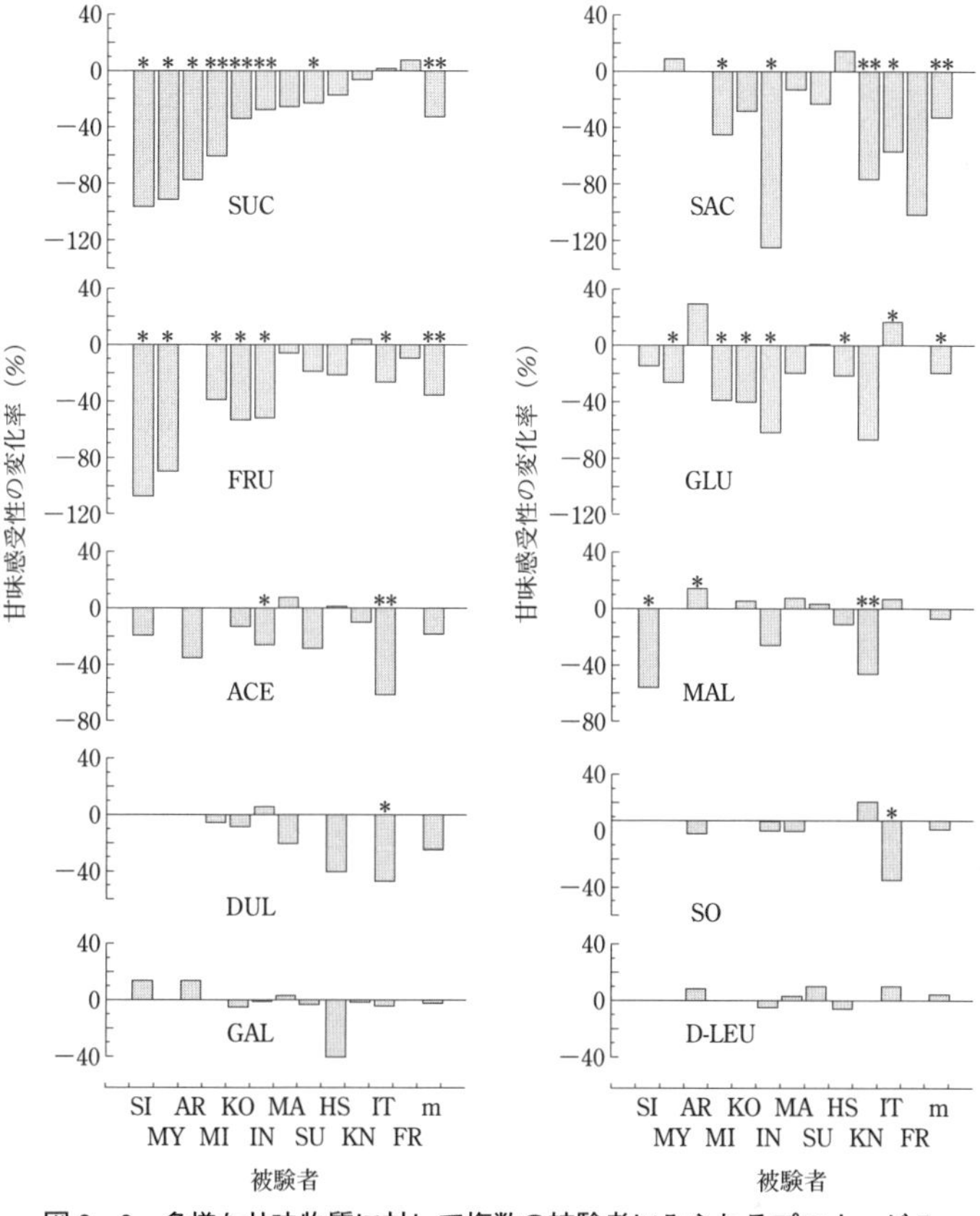

図 2—2　多様な甘味物質に対して複数の被験者にみられるプロナーゼ E による甘味抑制

縦軸は等甘味強度の濃度変化から算出された甘味感受性の変化率（%）を示す。マイナス方向は酵素処理後の等甘味濃度が高くなり感受性が低くなったことを示す。横軸は被験者をショ糖で平均変化率が大きい順に左から示す（m は平均値）。* $p<.05$, ** $p<.01$。斉藤他（1991）に甘味物質およびデータを追加した結果。

SUC：ショ糖，FRU：フルクトース，ACE：アセサルファン，DUL：ズルチン，GAL：ガラクトース，SAC：サッカリン，GLU：グルコース，MAL：マルトース，SO：ソルビトール，D-LEU：D-ロイシン。

ーネのような他の苦味に対する感受性は相関関係にないことから、苦味受容体は複数あることも予想された。ＰＴＣ感受性の差の原因遺伝子が染色体のどこに位置するかについては一九九九年にリードらによって明らかにされている。このＰＴＣの苦味感受性の差の発見は、遺伝的背景と味感受性の差の研究のきっかけとなった。一九四〇－五〇年代に遺伝子にタンパク質の情報が含まれていることが発見された後には、遺伝学の実験は味感受性に関わるタンパク質の同定に繋がることが期待されたため、盛んに行われるようになった。例えば、一九七四年にはフラーによりマウスの系統によって甘味物質サッカリンの感受性が異なることが発見され、後にマウスの第四染色体のｓａｃ遺伝子座に原因があることがつきとめられている。

これらの遺伝学に基づく研究は、二〇〇〇年に概要が明らかになったヒトゲノム情報などの遺伝子情報に活かされることとなり、味覚受容体の発見につながった。

（３）分子生物学的研究の進捗による味覚受容体の同定

二〇〇〇年に味覚受容体が初めて同定されるが、味覚受容体の発見には視覚・嗅覚といった他の感覚受容体研究の発展が貢献している。一九八三年に光受容体のロドプシン、一九九一年に嗅覚受容体が発見され、いずれもＧタンパク質共役七回膜貫通型受容体（ＧＰＣＲ、図２－３）であったことなどから、味覚受容についてもＧＰＣＲが関与するのではないかという予想がなされ、生化学的・生理学的研究による研究が行われた。それらの研究を通し、基本味の受容様式は大きく二つに分けられることが予測された。一つは甘味・うま味・苦味物質群で、あと一つは酸味・塩味物質群である。甘

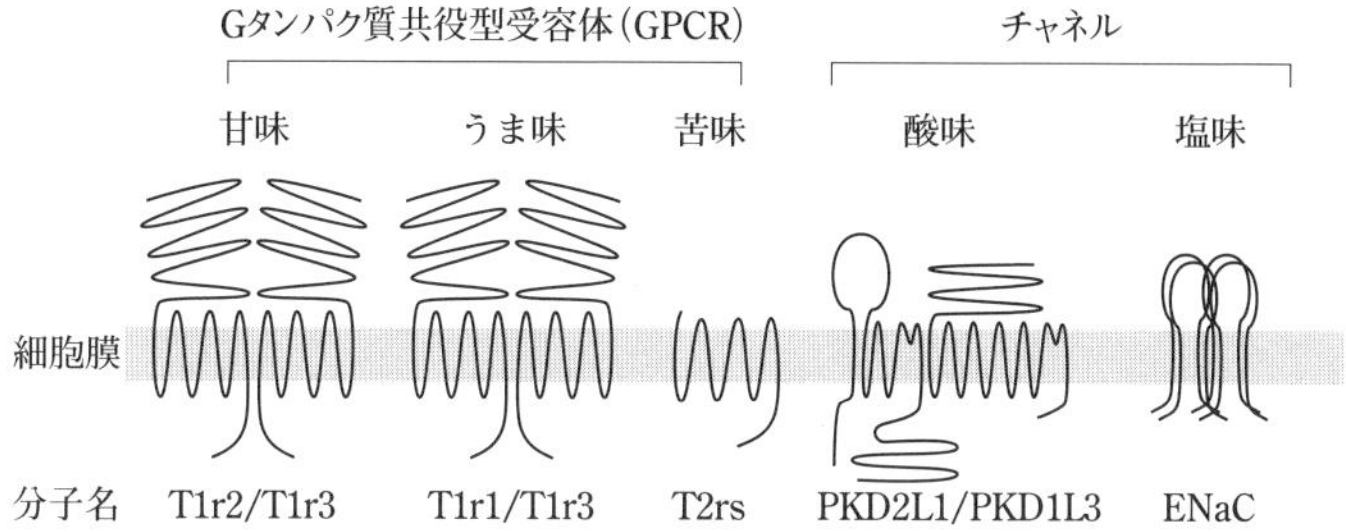

図 2―3 基本味の受容体

受け取る味質によって受容体構造は様々であり、苦味受容体は視覚や嗅覚と類似した構造である。

味・うま味・苦味物質群は、味細胞膜にあるGPCRにより受容されるが、酸味物質・塩味物質は味細胞膜でイオンチャネルとして働く受容体に作用するというものであった。

現在までに各基本味にほぼ対応して受容体が同定されるに至っている。同定にはヒトやマウスの遺伝子情報解析がほぼ終了したことが大きく影響している。苦味受容体はPTC感受性の差の原因遺伝子座近傍の遺伝子情報解析から、甘味受容体はマウスのサッカリン感受性の差の原因遺伝子座近傍の遺伝子情報解析からGPCRの遺伝子情報を探索することで発見された。また、同定されてみると、それらは予想に違わず、甘味・うま味・苦味はGPCRで受容され、酸味・塩味はチャネルで受容されることが示された。さらに、甘味、うま味については受容体が味物質と結合する場所は一ヵ所ではなく複数存在すること、苦味については二五種類の受容体が存在することが明らかになった。このことは、本章2の(1)の心理物理学的実験で予想された複数の結合サイトが実際に存在したことを証明することとなった。未同定の受容体の存在や他の味覚受容体の候補の存在など未解決の問題も多いことや、この分野は現在も著しい発展をしているため、今後の研究の進展が注目される。受容体の作用機序や受容体以降の情報伝達、口腔内での味の受け取り方の差など、味覚を受け取る仕組みの面白さはつきないが、多分に専門的な要素を含むため、詳細については他の著書や文献を参考にしていただきたい（「最新味覚の科学」実験医学二〇〇八年三月号）。

（4）味細胞から味神経への情報伝達について

さて、味物質が味細胞の受容体に受容された後の過程に注目しよう。味覚受容体が同定される過程で非常に重要なことが明らかになった。それは、甘味を受け取る細胞、苦味を受け取る細胞、というように基本味の味質と受容する細胞の対応付けがあることが明らかになったことである。受容体が同定される前から味蕾を構成する細胞は構造的に少なくとも四種類に分類されることが示されていたが、その意義が示されたのである。

感覚を受容する細胞は、それぞれの感覚に対応した形態をしておりユニークである。味細胞も例外ではない。皮膚のような神経のような、というたとえが分かりやすいかと思う。一〇日周期で細胞が置き換わっていくのは皮膚のようであり、神経に情報伝達するシナプスという機構を持つなどの性質は神経の様である。複雑なのは、神経に情報伝達するシナプスをすべての味細胞が持っていないことにある。甘味、苦味、うま味に応答する細胞はⅡ型細胞とよばれ、シナプスを持たない代わりに、従来の小胞のある外分泌腺を含まない新しいメカニズムを介して神経伝達物質ＡＴＰを分泌することが確認されている。それと対照的に、シナプスを持つ味細胞（Ⅲ型細胞）は別の神経伝達物質セロトニンを放出して味神経に情報を伝える。シナプスを持たないⅡ型細胞から味神経にどのようにして情報が伝わるかが現在の研究の焦点であり、意見が分かれているところである。今のところⅡ型細胞から分泌されたＡＴＰも、近傍のⅢ型細胞にセロトニンの放出を促すよう働きかけると推測されており(Roper, 2007)、このような味細胞間のコミュニケーションが味蕾の中で行われ、味細胞は複数の味細胞へと広く応答するのではないかと予測されている。この予測が正しいとすると、Ⅱ型の味細胞の情報はそのまま味神経に伝わるのではなく、Ⅲ型細胞を介して伝達されることになる。この予測は、一つの神経が一つの味の伝達を担うのか、複数の味の伝達を担うのかという、次節の焦点にも繋がる。また、味細胞が一〇日に一回置き換わるということは、置き換わる度に新たに味細胞と味神経がシナプス結合するという事になるが、私たちは、そんなことには気づきもせずに味を感じ続けている。この恒常性維持のメカニズムとして、味細胞の情報はシナプスを介しても大きな変化はなく味神経に伝えられ、味神経繊維は同様な応答特性を持つ味細胞と選択的にコンタクトし、味情報をより高次の神経に情報を伝達する（Yoshida et al., 2006）との考えが有力だが、確定するには今後の研究の進展を待たなければならない。

3　味神経における情報伝達

味神経における味の符号化については、第一章で述べたように、「特定のタイプの味繊維の活動が特定の味質を表す」というラベルドライン説と「複数の味繊維の活動パターンが特定の味質を表す」というアクロスファイバーパターン説がある。この対立する二つの考え方は、三〇年以上も前に提案され、前者はサルを被験体とした実験で、後者はラットを被験体とした実験で報告されることが多く、平行線のままであった。近年になっても新たに開発された実験モデルを用いて各説を裏付ける実験が報告されている。例えば、チンパンジーの鼓索神経繊維を用いた実験では、甘味物質に主に応答するS－クラスター繊維が甘味を抑えるギムネマ酸によって応答を消したという実験結果や、酸味に甘味を与える味覚変革物質であるミラクリンの使用前には応答しなかったS－クラスター繊維がミラクリン使用後には応答したという実験結果などから、S－クラスター繊維の活動を甘味の質と結びつけることができ、ラベルドライン説の定義を満足すると報告された（Hellekant, et al., 1998）。一方、対立する二つの説を統合しようとする考えも出てきた。それは、ラベルドライン説でみられた一つの味質によく応答するニューロンというのはアクロスファイバーパターン説の特殊な例と考えればよいという考えである（Smith, et al., 2000）。確かにそう考えれば、基本味を代表する味物質の違いは神経繊維活動のパターンの違いとしてあらわされ、それ以外の多様な味物質についても、別のパターンが得られる可能性もある。詳細の検討には、多様な味物質についてのデータが必要であるが、実際には実験的制約があって難しいという。また、ラベルドライン説を支持する分子生物学、電気生理学、行動学的知見をレビューした結果から、抹消ではほとんどの味質はラベルドラインで符号化されるが、脳レベルでは両方の可能性が残ると述べ、さらに、符号化には発火の時間的パターンが追加的情報を示すと述べた研究者らもいる（Spector, & Travers, 2005）。今後、新たな知見も含めてより統一的な説明が可能になるが、その場合に、基本味という枠に捕われない味物質の選定による検討も必要であろう（第一章参照）。

郵便はがき

恐縮ですが切手をお貼りください

112-0005

東京都文京区水道二丁目一番一号

勁草書房

愛読者カード係行

(弊社へのご意見・ご要望などお知らせください)

・本カードをお送りいただいた方に「総合図書目録」をお送りいたします。
・HP を開いております。ご利用ください。http://www.keisoshobo.co.jp
・裏面の「書籍注文書」を弊社刊行図書のご注文にご利用ください。より早く、確実にご指定の書店でお求めいただけます。
・代金引換えの宅配便でお届けする方法もございます。代金は現品と引換えにお支払いください。送料は全国一律300円(ただし書籍代金の合計額(税込)が1,500円以上で無料)になります。別途手数料が一回のご注文につき一律200円かかります(2005年7月改訂)。

愛読者カード

19944-0　C3311

シリーズ認知と文化8
本書名　味わいの認知科学

お名前《ふりがな》　　　　　　　　　　　　（　　　歳）

ご職業

ご住所　〒　　　　　　　　　　　お電話（　　　）　　－

本書を何でお知りになりましたか
書店店頭（　　　　　　　　書店）／新聞広告（　　　　　　新聞）
目録、書評、チラシ、HP、その他（　　　　　　　　　　　　）

本書についてご意見・ご感想をお聞かせください。なお、一部を HP をはじめ広告媒体に掲載させていただくことがございます。ご了承ください。

◇書籍注文書◇

最寄りご指定書店	(書名)		
市　町（区）	(書名)	¥	（　　）部
	(書名)	¥	（　　）部
書店	(書名)	¥	（　　）部
	(書名)	¥	（　　）部

※ご記入いただいた個人情報につきましては、弊社からお客様へのご案内以外には使用いたしません。詳しくは弊社 HP のプライバシーポリシーをご覧ください。

4　ヒトの第一次味覚野の場所と機能

脳機能全般については、「食と脳機能」として第八章でとりあげられるので、ここでは、筆者（斉藤）もその発見に関与した味覚刺激に最初に応答する大脳皮質である第一次味覚野について述べる。第一次味覚野を含むヒトの脳の味覚関連野は、二〇世紀末に脳の非侵襲計測法が適用されるまで臨床分野からの断片的な知見しかなかった。霊長類については、それまでに、第一次味覚野はG野と命名された「前頭弁蓋部と島の間の移行部」と「3野」であることが明らかにされていた。ヒトを対象としたPETや機能的MRIを用いた研究では、脳の血流量の変化から複数の味覚関連野を同定した。そして、その中に含まれる前頭弁蓋部を、サルのG野からの類推で第一次味覚野であろうと推測した。しかし、その推測が正しくなかったことが脳磁場計測法（Magnetoencephalography：MEG）を用いた研究で明らかにされた。脳磁場計測では脳活動をミリセカンドオーダで記録できるため、その時間情報を生かして最初に活動する部位を一義的に推定できるという利点がある。一九九六年、熊本大学医学部の協力を得た筆者ら産総研のグループを含む二つのグループがMEGによる味覚誘発磁場応答を計測した（Kobayakawa et al., 1996；Murayama et al., 1996）。このような味覚による誘発応答を計測する場合は、味刺激だけを提示し触刺激を感じさせないようにしなければならない。しかし、味覚刺激は舌上に味溶液を滴下したり流したりするため、触刺激を防ぐことが非常に難しい。筆者らのグループは室外からのコンピュータ操作によって、テフロンチューブに流れる脱イオン水の中に味溶

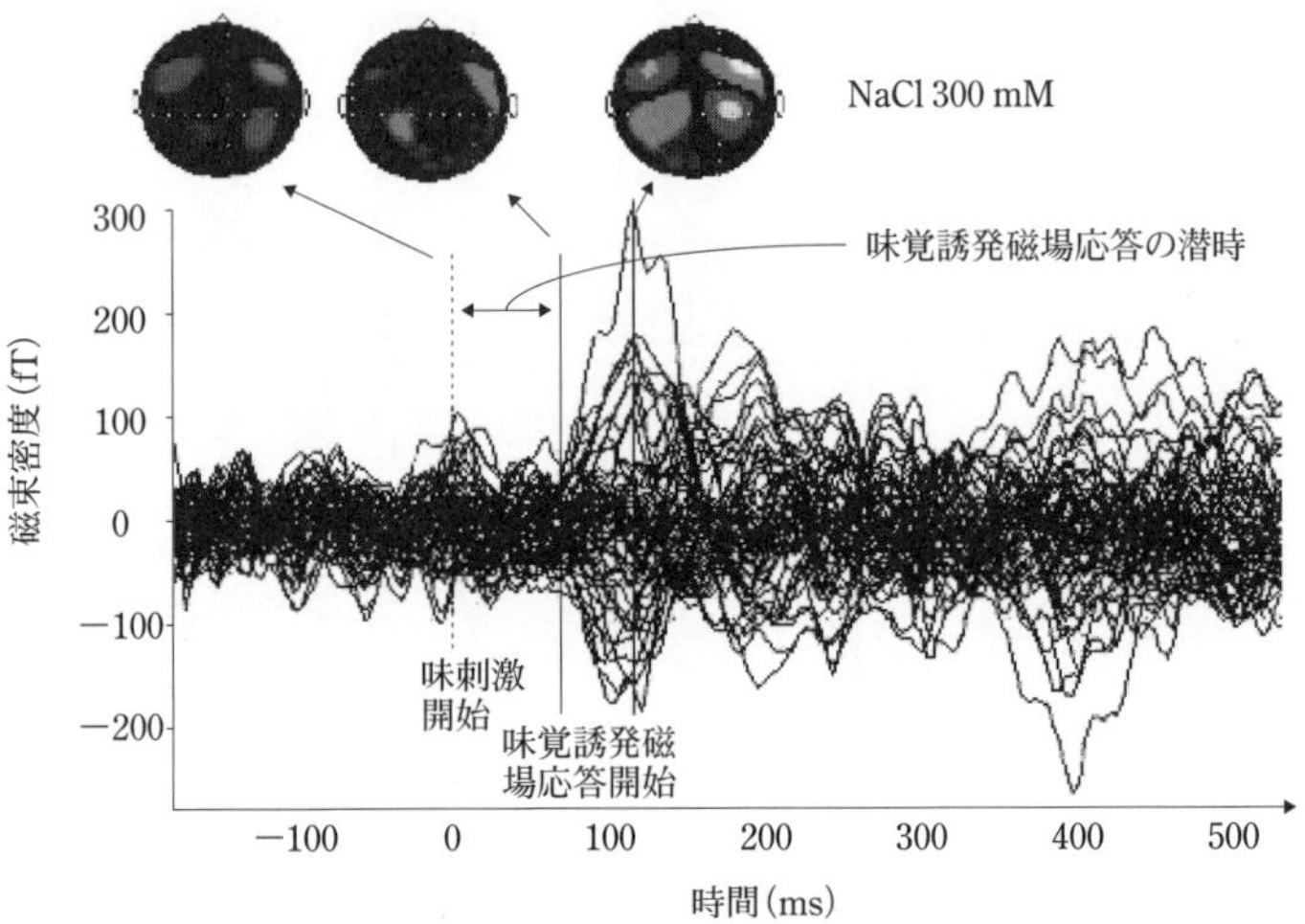

図 2−4　300 mM の食塩を提示したときの 64 チャンネルの磁場応答を時系列で重ね書きしたもの

横軸に時間，縦軸に磁場活動の大きさ（磁束密度）を示す。図上部に味刺激提示時，最初の味覚誘発磁場応答のオンセット（開始）時，最初の磁場応答ピーク時の波形を頭表面64チャンネル上でパターンとして表したものを示す。斉藤他（1977）の図 1 を改変。

液をパルス状に入れ、両者を気泡で区切ることによって、触刺激を与えずに立ち上がりの早い（約〇・二秒）味刺激を呈示し、明瞭な磁場応答を捉えることに成功した。脳磁場計測法では、味刺激に誘発されて脳に生じる微量の磁場活動を頭皮上から多点で計測し、その活動源を推定する。具体的には、舌に味溶液を提示した時に生じる磁場活動を時系列で計測し、味溶液提示前の水への磁場応答と較べて、有意に大きくなる最初のピークを検出する。図２―４は味刺激前後の頭皮上の六四点の磁場応答を時間軸上に重ね書きしたものである（斉藤他、一九九七）。図より味刺激開始（横軸〇ミリ秒）から約一〇〇ミリ秒後に大きな磁場の応

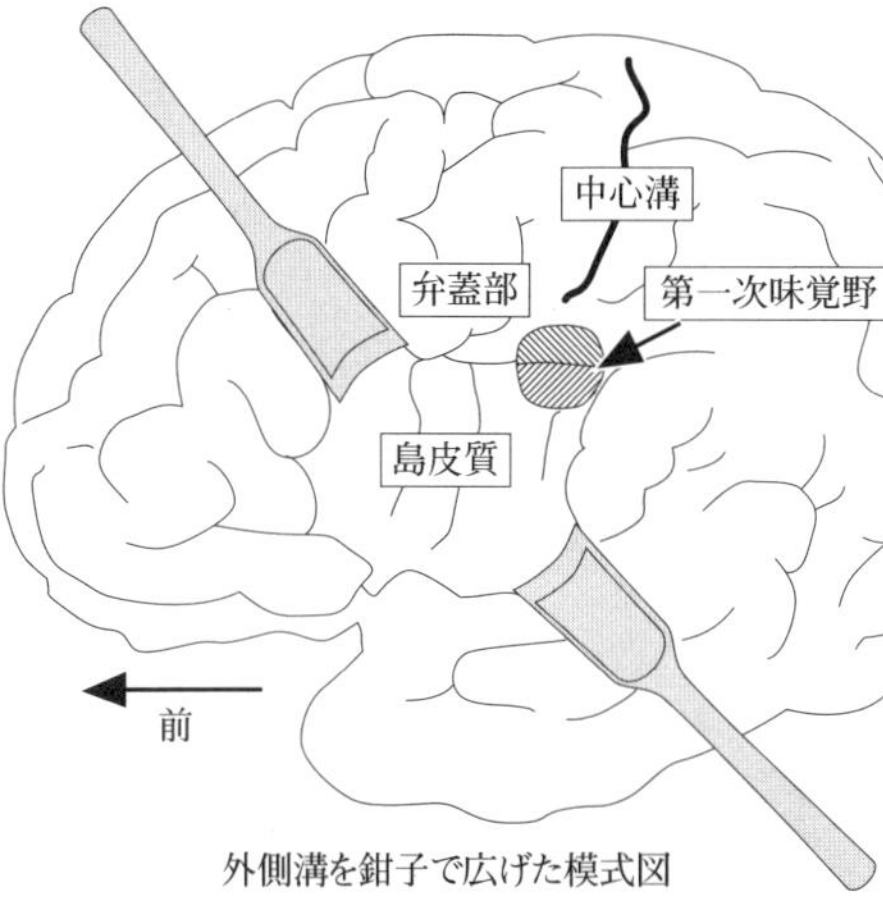

図2—5　ヒト大脳の第一次味覚野（ヒトG野）の位置

答が現れているのが分かる。実際の実験では脳神経の活動によって生じる磁場応答は非常に小さいため、順応しないように刺激間隔（約三〇秒）をあけて短い味刺激（約〇・四秒）を四〇回提示し、被験者の動きなどによるノイズが混入しなかった応答すべてを加算することでこのようなピークを得ることができる。次に、得られた最初のピークについて六四点の頭蓋位置と各磁場応答の大きさから、脳内で発生した磁場源の位置を推定する。筆者らのグループは、詳細なデータ解析の結果、推定されたヒトの第一次味覚野はサルのG野よりも後の「頭頂弁蓋部と島の間の移行部」（図2—5）にあることを明らかにした（Kobayakawa et al., 1999）。その後この部位をサルのG野と区別してヒトのG野と命名した。ヒトのG野が霊長類のG野より後ろにあるのはヒトでは前頭葉が発達したためと推測された。また、脳磁場計測では頭皮に水平方向の磁場は計測できないため、最初のピークが真のピークであるか確認する必要があったが、脳磁場と味覚誘発脳電位の同時計測で、脳磁場の最初のピークの潜時が味覚誘発脳電位の最初のピークP1と同じであったことから、G野を推定した潜時が確かに最初のピークであることも裏付けられた（Mizoguchi et al., 2002）。またこの部位は、筆者らがMEG用に開発した刺激提示装置を用いて頻回に刺激することで機能的MRIによる実験でも同定された（Ogawa et al., 2005; 脇田他、二〇〇五）。前述したPETや機能的MRIで第一次味覚野が同定できなかったのは、この刺激方法の違いにあったと考えられた。また、舌の片側に提示された味刺激が第一次味覚野では同側に投射されるか対側か両側かという側性に関しては、ラットでは両側、サルでは同側に投射されることから関心があった。しかし、健常者では味刺激を提示する舌先には両側の鼓索神経が交叉しているため確実なデータを得ることが困難であった。そこで筆者ら産総研グループと日本大学医学部グループは共同で一側の鼓索神経のみを有する実験参加者の協力を得て、味覚誘発脳磁場応答のデータから両側に投射される場合が多いことを明らかにした（小野田他、二〇〇三; Onoda et al., 2005）。さらに、熊本大学医学部と産総研グループは機能的MRIによる実験から、利き手と反対半球（優位半球）でG野の賦活が劣位半球よりもさらに後方に位置することを示した（脇田他、二〇〇五; Wakita et al., 2009）。これは、優位半球にあるブローカーの運動性言語野の発達によってG野が後ろに押しやられたためと推測された。

では、ヒトのG野ではどのような味覚情報がどのように伝達されているのだろうか。まず、味物質（あるいは味質）によって、味刺激提示から磁場活動の出現までの最短の時間（最短活動潜時）が異なることが示された。甘味を感じさせたサッカリン（三ミリモル）の最短活動潜時は二六七ミリ秒で、

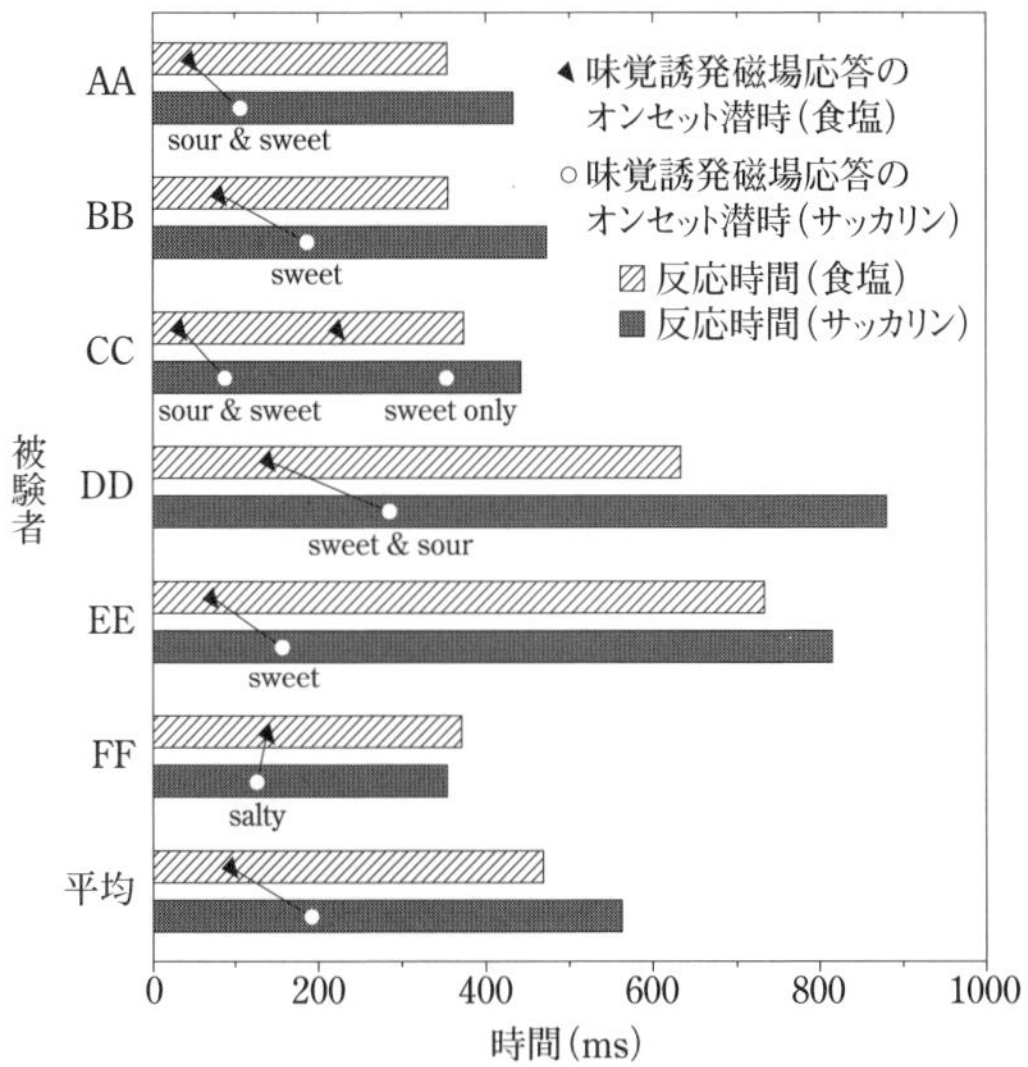

図2—6　食塩（1 M）とサッカリン（3 mM）を提示した時の味覚反応時間と味覚誘発磁場応答のオンセット潜時の関係

反応時間は脳磁場計測と同じ日に同じ方法で味刺激を40回提示した時の平均値を示す。食塩では全員が塩味を感じたが，サッカリンでは被験者によって感じる味質が異なった。各被験者がその実験で感じた味質を味覚誘発磁場応答のオンセット潜時（◯）の下に示す。別の日に実験を行うとサッカリンの味質を異なって感じる被験者もいた（例 sub. CC）。サッカリンに塩味を感じた被験者（sub. FF）を除くと，サッカリンによる誘発磁場応答のオンセット潜時は，食塩による潜時よりも長い。サッカリンに塩味を感じた被験者（sub. FF）では，サッカリンの反応時間と誘発磁場応答のオンセット潜時が食塩のものとほぼ同じであった。また，食塩とサッカリンに対する誘発磁場応答のオンセット潜時の差は反応時間の差とほぼ対応していることがわかる。Saito et al.（2000a）Fig. 5 を改変。

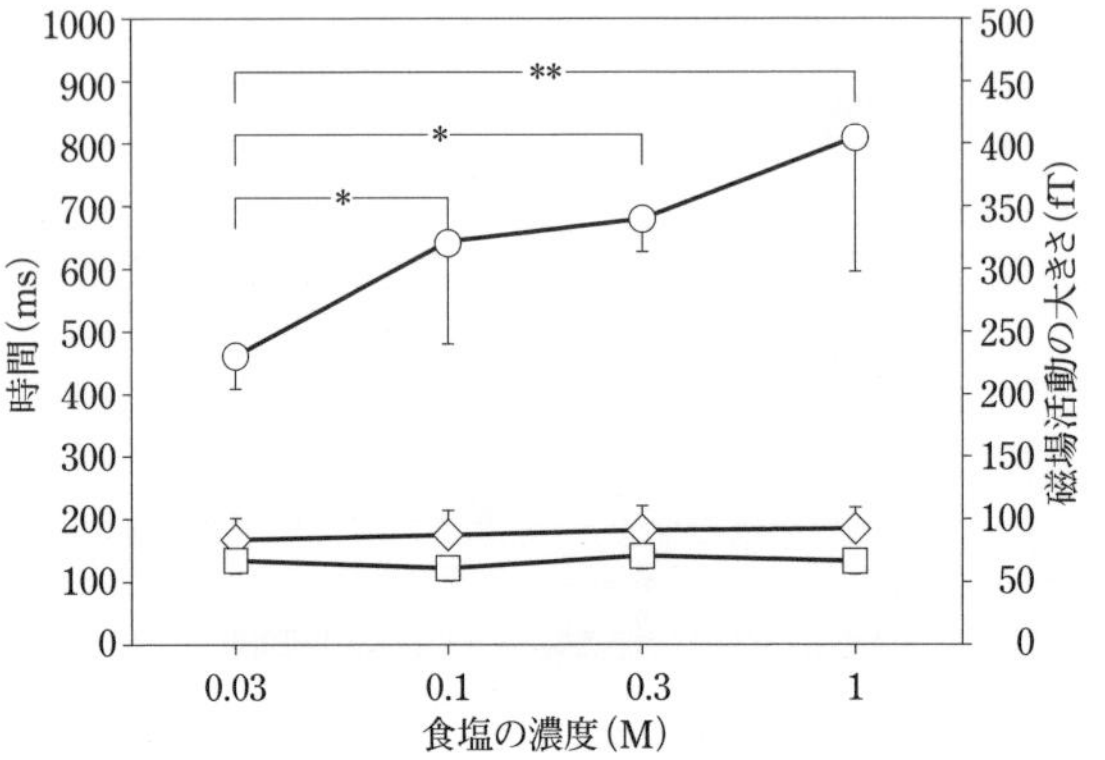

図 2—7　異なる濃度の食塩に対する第一次味覚野 G 野の最短活動潜時と磁場活動の大きさ（n=6）

□は G 野の最短活動の始まりの潜時を，◇は G 野の最短活動潜時を，左縦軸に示した時間（ms）で示す。◯は G 野の最短活動の磁場応答の大きさを，右縦軸に示した磁束密度（fT）で示す。濃度が増すと G 野の最短活動ピークの磁場応答は大きくなるが，潜時は変わるとはいえない。* $p<.05$，** $p<.01$。Saito et al.（2000b）の発表資料を改変。

塩味を感じさせた食塩（一モル）の一五五ミリ秒よりも平均で約一一〇ミリ秒長かった（Kobayakawa et al., 1996, 1999; Saito et al., 1998）。しかも、図2―6に示されるようにこのサッカリンと食塩による誘発磁場応答のオンセット潜時の違いは、二つの味溶液の反応時間の違いによく反映されていた（Saito et al., 2000a）。この図からは味覚反応時間は個人差が大きいことがわかる。さらにビールの苦味成分であるイソフムロンに対するG野の最短活動潜時はサッカリンよりも約六〇ミリ秒長く平均で三二七ミリ秒だった（Kaneda et al., 2004）。味質によって潜時が異なるのは、味細胞での受容機構にかかる時間の違いを反映しているためと考えられる。これらのことから、G野では味質情報を応答潜時の違いで伝達していることは確かなようだ。ヒトのG野では、味質と部位との関係を示すガストノトピーの存在は、今のところ証明されていない。次に、味物質の濃度の違いは、図2—7に示すようにG野の磁場応答の大きさの違いで表わされたが、応答潜時の違いには反映されるとはいえなかった（Saito et al., 1999, 2000b; Kobayakawa et al., 2008）。つまり食塩の味覚反応時間は濃度を高くすると速くなるが、この反応時間の違いはG野での応答潜時の違いとしては表現されなかった。濃度の違いによる情報が脳のどの部位で反応時間の違いとして処理されるかは今のところ謎である。

また、霊長類では、G野とは別に視床味覚中継核からの投影を受けて3野が第一次味覚野を構成すると報告されているが、ヒトについても類似の場所（中心溝底部）の賦活がMEGと機能的MRIの実験によって確認されている。さらにこの部位は食塩によって賦活されることが多かったため、三叉神経刺激による賦活ではないかと疑われたが、この刺激提示方法による高濃度の食塩（三モル）は、三叉神経刺激として、この部位を賦活しないことも確認された（第一章参照）（Komiyama et al., 2007）。

5　生理状態・外部環境と味覚の関係

細胞、神経、機器センサーで味の大きさを測定すると、連続測定による一時的な不感は見られるものの、味物質の濃さと味の強さの関係はいつも一定である。しかし、我々は、同じ食品を口にしても生理状態・外部環境によって強く感じたり弱く感じたり、あるいは美味しく感じたり物足りなく感じ

表 2―1　特定の味が欲しくなるとき

甘味 （エネルギーの存在）	筋肉や肝臓のグリコーゲン量が減ってきたとき。 脳が活発に活動し大量の血糖を必要とするとき。
うま味 （タンパク質の存在）	食文化による部分が大きい。 エネルギーやミネラル分が満ち足りていることが条件。
苦味 （毒や薬の存在）	食文化による部分が大きい。 食経験により安全であると理解していることが条件。
酸味 （腐敗の存在）	口の中をさっぱりさせたいとき。 運動などでエネルギー源が枯渇してきたとき。
塩味 （ミネラルの存在）	汗や尿で大量のミネラル分を失ったとき。 速やかに水分を補給したいとき。

たりすることをよく経験する。口の中から得られた味情報は、脳に運ばれた後、「匂い情報」「記憶情報」「体調情報」と統合されて味の種類や強さを決める基準となる。食べ物によっては「見た目」「歯・舌触り」「温度」も味の種類や強さ決定に影響を与えることがある。特に甘さは種々の影響を受けやすく、食品業界では甘さを強めたり、鮮明にしたりするさまざまな工夫が施されている。甘味に少し塩を加えると対比効果により甘味を強く感じる（第六章も参照）。また、甘味に苦味を少し加えると甘味が鮮明に感じられ、苦味に甘味を少し加えると苦味が緩和される。バニラエッセンスなど甘い香りを加えると、実際の含有している甘味物質量以上の甘味を感じる。これは、バニラそのものに甘味があるわけではなく、過去に甘い食べ物と一緒に匂った記憶が甘さを想起しているのではないかと考えられている。このように味の認識には高次処理が大きく関わるため、受容器の反応と味の認識とは必ずしも同義ではない。

味の強さの感じ方はそのときの体調によって大きく影響を受ける。体が欲する味成分は好ましく感じられ、薄い濃度であっても敏感に感じることができる。通常は濃すぎて好ましくない濃度であっても、濃すぎるようには感じないこともある。塩は血液や体細胞の浸透圧調整・形状維持・水分保持に不可欠である。そのため、運動して発汗したり利尿作用のある飲料を摂取して体内塩分が減少したりすると、塩味食品が食べたくなり、塩味を美味しく感じられるようになる。普通の状態では、塩味が強いと感じられる飲料や食品であっても、体内塩分が減少したときには、苦もなく摂ることができる。甘味はエネルギー源の情報であるため、腹が減っているときだけでなく、勉強やストレスで脳が興奮して多量の血糖を消費し血糖値が下がると甘味が欲しくなる。この場合、血糖値が上がらないノンカロリーの甘味料でも、最初は美味しく感じられるが、いくらとっても満足感は得られない。それでも摂り続けると、ついにはその甘味料と砂糖のごくわずかな味の違いに敏感になり、甘味料が美味しくないものになる。不要なものを摂らないようにする生体防御の一環である。うま味はグルタミン酸の味であり、昆布以外にもトマトやチーズに多く含まれ、世界中で馴染みの多い味のひとつである。グルタミン酸はタンパク質が分解したものであり、発酵・熟成した香りの強い食材に多く見られるため、香りとの連合学習が強く、うま味単独で味を認識できている人は少ないように見受けられる。食文化・食経験の影響を受けやすく、海外の人に対して和食を使ってダシのうま味を説いてもうまく伝わらないことが多い。必須アミノ酸の中には、体に足りないアミノ酸に対する味に敏感になる種類もあるが、グルタミン酸の場合はそういう現象は見られない。逆に、カロリー不足やミネラル不足になるとうま味を美味しく感じられなくなることが知られている。胃薬、コーヒー、お茶、ビール、魚のはらわたなど、苦味が感じられる物質のバリエーションは多い。それらを網羅するかのように私たちは多種の苦味受容体を備えている。私たちは苦味のタイプを区別することはできるが、「苦い」

以外の適切な表現を持っていない。一般的に体に悪い作用、強い薬理作用を及ぼす物質を苦く感じ、それらを飲みこむ前に吐き出す生得的な自己防衛能力が存在する。苦味は元来嫌われるが、食べても安全であることを理解した上で繰り返し食べる経験によって、苦味を含む食品を心地良く感じるようになる。コーヒーやビールの苦味が好きな人でも苦味成分だけを抽出したものには心地良さを感じない。pHの低い食品を食べると酸味を感じる。酸味は唾液の分泌を促し、口の中に残る種々の味成分を素早く洗い流すことができるため、脂の多い食事に加えられることが多い。クエン酸はクエン酸回路に入り素早くエネルギーに変わるため、運動中など体がエネルギーを欲するときには酢よりレモンの方が美味しく感じられる。口の中でなぜ酢酸とクエン酸を判別できるのかは、いまだ解明されていない。

6　おわりに

以上、私たちが口の中でどのように味を受け取るか、また、その情報がどのように脳まで伝達するかについて簡単に紹介した。本章で触れた内容の大部分は、遺伝子や分子生物学、分子生理学や神経生理学といった専門的な要素を含むものが大部分であったため、できるだけ専門的な用語を省いて簡単に紹介した。興味のある方は、専門雑誌の総説（実験医学二〇〇八年三号）など専門書にあたっていただきたい。

また、本章では味を受け取る仕組みが身体の生理状態に対応して変化することで、個々が必要なものを必要なだけ摂取するようにできているということにも触れた。この変化は食文化や情報によっても左右される。以後の章も参考にしていただければ、その時々による「味わい」の違いを理解していただけるのではなかろうか。

コラム2　基本味以外の「味」の受容体

第二章では、主に基本味について述べさせてもらった。しかしながら、辛い、渋いといった基本味以外の味も、食品の味として欠かせない要素であるので、このコラムで触れさせていただくことにする。辛味については受容体が二種類明らかになっている。辛味も基本味と同じようにタンパク質が受容を担っている。辛味受容体は二種類ともイオンを通すチャネル構造で、刺激によりチャネルが開口することが味を引き起こすきっかけになるのだが、その開閉には温度が密接に関与している。一つは、TRPV1というチャネルで、これはトウガラシの成分であるカプサイシン、あるいは熱刺激によって開口する。もう一つはTRPA1というチャネルで、カラシやワサビの辛味成分、あるいは冷温刺激によって開口する。トウガラシもカラシも「辛い」という表現は同じであるが、トウガラシの熱るような辛さとカラシのツンとくる辛さでは質が違うことは、理解しやすいのではなかろうか。TRPV1もTRPA1もＴＲＰスーパーファミリーというチャネル群に含まれているが、このスーパーファミリーは痛みや温度を司るチャネルが属しており、「味わい」に大きく関与している。TRPV1とTRPA1以外で味わいに関与するものとして代表的なものは、酸味受容体のPKD1L3/PKD2L1、メントールの受容体TRPM8、甘味・苦味・苦味の受容シグナルの発生を担うTRPM5であろう。TRPM8は冷温刺激によって開口し冷感をもたらす受容体であり、ハッカにふくまれるメントールで口がスーッとする正体である。また、TRPM5はアイスクリームなど甘味が低温で感じにくくなる原因を担うチャネルである。以上を列挙すると、食事には、その食事を最も美味しくする「温度」というものが重要な役割を担っていることを実感する。私たちは、美味しく食べようと食事の温度を調節する過程で、知らず知らずのうちにこれらのチャネルの開口度を調節しているのである。

第三章　においの生理と知覚

キーワード　におい、フレーバー（食品のにおい）、知覚、生理、嗜好、学習

1　においを識別する仕組み

（1）嗅覚受容器――嗅覚のしくみ

我々は日常生活において、繰り返される呼吸とともに、意識的あるいは無意識的に空気中に漂うにおい物質を感知している。鼻孔から吸い込まれた微量のにおい物質は、粘膜状の嗅上皮に存在する嗅細胞を化学的に刺激し、発生した電気信号は、嗅細胞の軸索を介して、嗅球へと進んだ後、嗅神経へと伝達される。さらに前梨状皮質、扁桃体、視床下部、眼窩前頭皮質などに伝達され、様々な情報処理を介してにおいとして認識される。嗅覚野、海馬、扁桃体、視床下部はにおいに対する感情や記憶に関与し、眼窩前頭皮質はにおいの認知に関与すると考えられている（図3―1）。

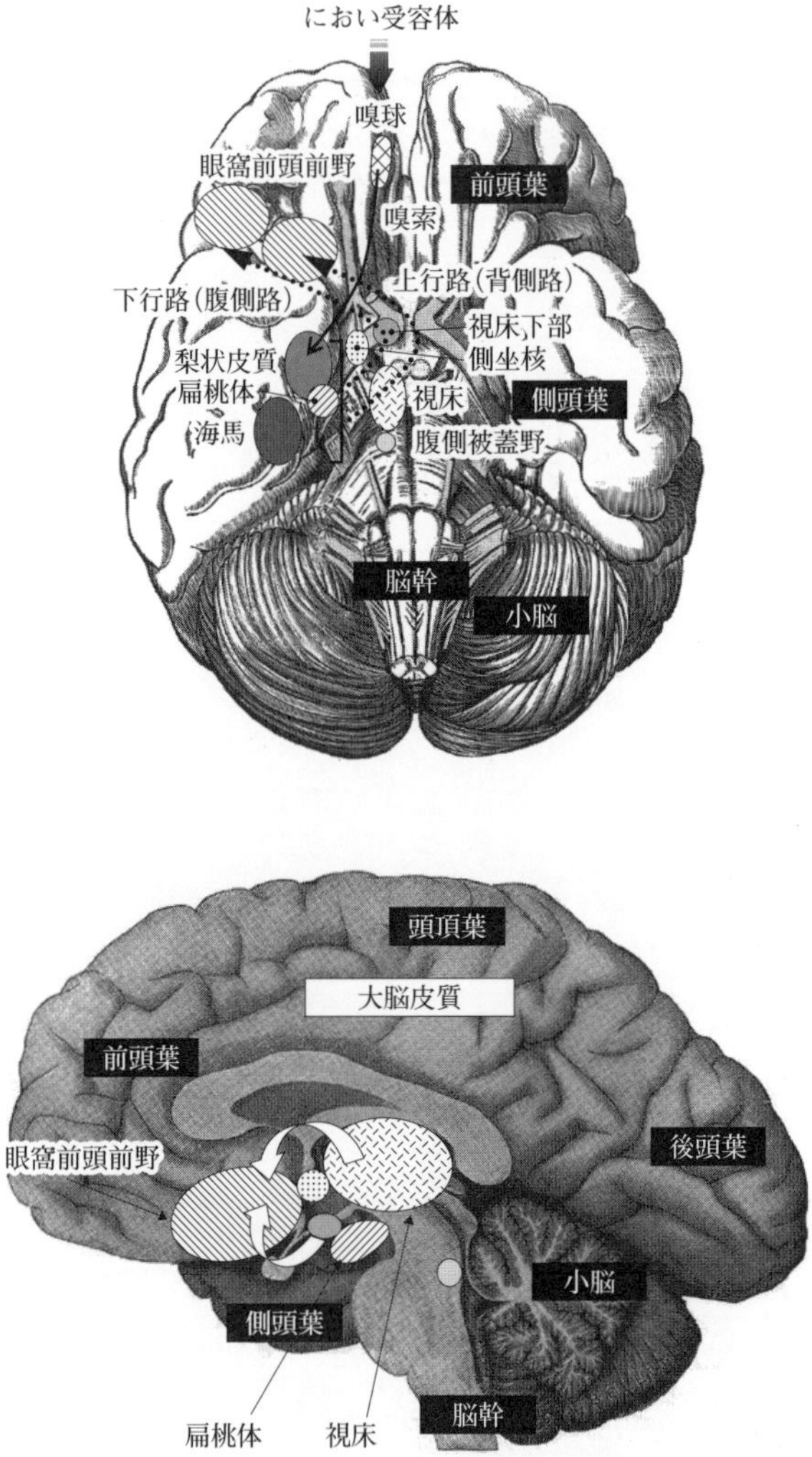

図 3−1　嗅覚受容器

Gray (1918) を改変。

それぞれの嗅覚受容体は、特定の一種類の物質のみが結合するわけではなく、いくつかの類似した分子が結合できる。感知できるにおいの種類数は、受容体数が多いほど増えることになる。また、ある一種類の物質は数種から数十種の受容体と結合できる。嗅上皮には約一〇〇〇の多様性をもつ嗅細胞が点在し、多種の香気物質に対応することができる。この嗅細胞から投射される神経軸索は脳内の嗅球へと通じ、嗅球内の僧帽細胞、房飾細胞と呼ばれる細胞とシナプス結合しているが、このときランダムに位置する嗅細胞の中から同じ受容体を発現するものはひとかたまりとなって僧帽細胞と結合し、糸球体を形成する。糸球体は、香気成分の分子構造上、におい質の近いものは近くに位置しており、同じにおいは同じ場所に投射される。空間的に近い場所に投射された、類似性の高いもの同士では、お互いに抑制しあう。このシステムは、におい物質の類似性にあわせたにおいの分類に都合がよいものとなっている。

この活性化された受容体の種類のパターンを脳が識別することで、多種多様なにおいの組み合わせが識別できると考えられている。また、嗅細胞は脳内ホルモンの影響を直接受けてにおい情報の入力特性を変化させる。体内ホルモンのアドレナリンが嗅細胞へと作用し、微量なにおいを感じにくく、強いにおいをより強く感じるように働きかけ、におい強度に対するコントラストを増強することも確認されている（Kawai et al., 1999）。

このようににおいの識別のシステムは、におい物質の濃度にも反映されることから、濃度の違いによっても感じ方の違いが生じることもある。

（2）においの生理と知覚の関係

においの物質は、様々な物の香気を形成する成分、香気成分として必要不可欠な化学物質である。分子量の低い揮発性の有機化合物で、親油性、親水性を呈し、官能基を持ち、その強度や性質は、テルペン類、エステル類、アルコール類、アルデヒド類、ケトン類、含硫化合物、窒素化合物などに分類される。香気は、炭素数が八から一三で強くなることが知られているが、においと化学構造の関係について規則性を説明するには難しい。また、硫黄、窒素が存在するにおい物質は閾値が低く、強度も強いものも少なくない。

一方、においの濃度と感覚強度の関係は、一般的にウェーバー・フェヒナーの法則にあてはまるとされる。ただし、感覚強度の変化に対応される香気物質の濃度は、化学物質の性質により異なり、絶対濃度も変化量も一様ではない。

さらに、香気物質の様子を考えると、草木や花、果実などの天然物の香気は複雑である。これらの香気は、非常に多くて微量の香気成分の組み合わせから成り立っている。特有の香気成分がその固有の物のにおいの特徴を表現する場合もあるが、異なる天然物の間にもいくつもの共通する香気成分が含まれていることも多く、いくつもの共通する香気成分が含まれていても、その組み合わせや比率が違うことで、異なるにおい特徴を呈する。また、天然物に含まれる多くの香気成分には、そのもの自身のにおいは好まれないが、全体調和を考えた場合、重要となるにおいも存在する。天然の花の香りには、悪臭として知られるインドールがごく微量含まれることで、芳香により力強さ、華やかを与えることもその一例である。このように天然物に含有される香気成分の複雑な組み合わせや香気成分の割合の違いを、我々はにおいとして嗅ぐことで、果物などの固有のにおいの違いやそれぞれの熟度など状態の違いをにおいの質として判断できるメカニズムを持っている。このことは、食物摂取に対する選択、選好に対し、大きな影響を与えるものと考えられよう。

においの知覚には呼吸運動の関与が知られている。提示されたにおい刺激の強度や好ましさによって、自発的に呼吸運動に変化をつけ、空気の吸入量を加減して嗅ぐ行為を制御する。一方で、においを嗅ぐことなしに好ましいにおいを思い浮かべると、呼吸は深くなり、空気の吸入量が増えることが知られている。嫌いなにおいを思い浮かべると逆に呼吸は浅くなり、空気の吸入量は減少する。また、このにおい刺激なしで思い浮かべられた好ましいにおいは、ノーズクリップで呼吸を抑制するときに比べて、自発的な呼吸による空気の吸入が可能な条件のほうがより好ましく感じられる（ギルバート、二〇〇九『匂いの人類学』一一七―一一九頁）。

においの「知覚」と「認識」に関わる脳内の処理機能については、近年、全頭型脳磁計を用いた脳神経活動を計測した研究によって、脳内の異なる部位で異なった時間に処理されていることが明らかにされてきている。今後、さらに非侵襲的な手法の開発が進むことによって、におい受容による情報が脳内でどのように処理されているかが解明されれば、においを瞬時に知覚し、好き嫌いの判断、感情や行動などへ導くといった体内のメカニズムがさらに明らかになるであろう。

以上のようなヒトの嗅覚機能は、我々が社会生活を営む上で重要な役割を持っている。食物を摂取するために食物の状態を見極め、火災などの危険から回避することにも有益な情報なる。また、コミュニケーションや生殖機能にも関与することが様々な研究から示唆されている。

食物のにおいの分類

同一種の果実、野菜であっても、土壌や風土の違いにより、その風味は同じになるとは限らない。また、果実の成長、成熟度合いによって、その特徴風味は異なっている。

先に記した通り、天然物や食品に含まれる香気物質の種類は非常に多く、また共通した成分も少なくない。含有される香気成分の複雑な組み合わせや香気成分の割合の違いに加え、異性体の存在をも考慮すると、食物の有するにおいは多くの香気物質が複合されることで絶妙な複合バランスを保ち、我々にはしっかりと特徴香を認識させる。

これらの香気成分の同定には、**ガスクロマトグラフ法**（Gas Chromatography，ＧＣ）や**ガスクロマトグラフ質量分析計**（ＧＣ－ＭＳ）の機器分析が用いられるが、香気をあらかじめどのように回収したか、あるいはどの香りに着目して分析を行うかによって、検出される香気成分に違いがある。このＧＣで分離された香気の質を直接的に確認し、多種含まれる香気の中からより貢献度の高い成分を同定しようとする方法が**ガスクロマトグラフィーオルファクトメトリー**（Gas Chromatography-Olfactometry，ＧＣ－Ｏ）である。いずれにせよ、ひとつの食物に含まれる香気物質は、これまでに数百もの物質が検出されている例もあり、非常に微量の多くの香気成分の組み合わせから成り立っている。特有の香気成分がその固有の物のにおいの特徴を表現する場合もあるが、異なる天然物の間にもいくつもの共通する香気成分が含まれていることも珍しいことではない。いくつもの共通する香気成分が含まれていても、香気成分の組み合わせや香気成分の比率が違うことで、異なるにおいの特徴を呈しているのである。食品の場合、天然物に加熱や醱酵などの調理や加工の工程により副次的に生産される香気成分もある。ローストコーヒーの芳香は、豆を焙煎する際の加熱によるメーラード反応から新しく生成されるにおいである。

また、天然物の香気成分を調べてみるとキラルな化合物（構造上、結合部の組み換えをしないと、分子をそれ自身の鏡像に重ね合わせることができないという性質をもつ化合物）が存在する成分も含まれる。

例えば、一般的に知られている代表的なハーブであるペパーミントには他のミントと共通する香気成分も多いが、種の特徴を表す香気として存在する香気成分l－メントール（l-menthol）が知られている。このl－メントールは拡散性のよいにおいであるとともに、冷感の受容体にも働きかける作用を持つ。「スーッとするクールなにおい」という特徴は、においだけではなく、温度感覚や他の物理的刺激が関与していることを表現している。このメントールにはd－体も存在するが、ペパーミントの特有香気はl－体であり、爽やかな清涼感を特徴としているのである。一方、スペアミントの特徴を示す主な香気成分として知られるのはl－カルボン（l-carvone）である。この異性体のd－体が多く含まれるものにはキャラウェイがあるが全く異質のにおいを呈する。

天然物では一つの物質に対し、一般的にキラル化合物はどちらか一方のみが発見される。りんごの香気成分の中にもキラル化合物は複数存在するが、d－体のみが検出されている。

我々はこのように、非常に複雑な組成のにおいを嗅ぐことで、りんごやいちごといった果物個体の識別はもちろんのこと、熟度や調理による食べ頃の状態をにおいの質から判断しているのである。この複雑なにおいをわずかな時間で知覚できる優れたメカニズムを日々の食行動により使うことからフレーバーに対する学習、再認が繰り返され、美味しさへと関心事がつながっていく。においに対する知覚システムは、我々の食物摂取に対する選択、選好に大きく影響を与えているのである。

ワインやビール、清酒などのアルコール類でも古くからテイスティングによる香味特徴の評価は行われているが、これらの香りの特徴は、常にテイスティングに従事する熟練した専門家でないと的確な表現は難しい。におい質を言葉で表現する場合は、経験に基づく「レモン」「りんご」など具体的な物、「甘い」「酸っぱい」「明るい—暗い」「軽い—重い」など味覚や視覚、重さなど他感覚に由来する表現が用いられることが多く、言葉を用いた具体的な質表現について、まとめられ規定されたものは少ない。また、香粧品や食品・飲料の専門的な香り表現では、におい質に貢献する化学物質を特定し、その化学物質名で表現することも少なくない。

このことからもわかるように、においを言葉で表現し統制した評価を実施することは、経験や学習・訓練を必要とするため、一般の消費者調査などでは難しい場合もある。

したがって、においのタイプによっては、その違いを識別する能力は、学習・訓練など経験のあるパネルのほうが高い場合がある。さらに、その表現について、常に同様のコンディションで評価ができることが商品価値や品質を守るためには重要である。

この熟練した専門家の間でも各自がもつ表現は必ず同じとは限らない。特に、同じ食品や飲料であっても香りは多くの香気成分が複雑に混合されて成り立つため、同じ成分に対して同じ特徴表現をするためには訓練を要する。この食品や飲料の香りや風味の特徴や品質を同一表現用語によって共有化するための手段にアロマホイールやフレーバーホイールと呼ばれるものがある。複雑な香調の中から経験的に感じ取れるにおい質を用語で表現し、細分化されたにおい質の表現用語には見本となる香気成分が対応されている。この風味質は大分類、中分類、細分類のおおよそ三―四の階層で表現、分類される。

ノーブル（A. C. Noble）氏によって一九九〇年に考案されたワインアロマホイールがよく知られているが、ＡＳＢＣ（American Society of Brewing Chemists）の認可により、日本ではビール酒造組合・国際技術委員会（Brewery Convention of Japan, ＢＣＯＪ）からビールのフレーバーホイールが公開されている。また、清酒についてもフレーバーホイールが作成されている。

香調表現を豊かに確実にするには、学習、訓練がかかせない。その理由は、においの種類の多さ、複雑さに対する一般的指標がないことと同時に、嗅覚という化学的感覚に対する教育をされる機会がほとんどないことがあげられる。

嗅ぐ行為（スニッフィング　sniffing）と味わう行為（テイスティング　tasting）

食べる・飲む行為のほとんどは嗅ぐ行為と味わう行為である。我々は、目の前に置かれた食べ物や飲み物を口に運ぶ際に、漂う香りと温感を呼吸によって捉え、そのものの美味しさを連想し、予測する。その後、食べ物や飲み物を口に運び、風味や温感、舌触りなどを楽しみ、瞬時の間に口に入れる前の予測との整合性や違和感を確かめて、満足度の判定を下すことができる。

食べ物や飲み物の香りは、そのものの品質特性の判断に通じる。異なるフレーバーを付香した色と味質を全く同じにしたキャンディを正常な味嗅覚を持つ健常人のパネルに食してもらう。まず始めに、ノーズクリップを着けたり、あるいは鼻をつまんだりして無呼吸下で味わってもらうと甘い、酸っぱいなどの味質に対する反応は認められるが、これといった風味の違いは気づかない。その後、鼻を解放して呼吸を開始した途端に、香りが口いっぱいに広がり（そのように感じられるが、これも実際には嗅覚刺激を介した反応である）、パネルはキャンディの風味を簡単に識別できる。飲料についても全く同じである。

この嗅ぐ行為、スニッフィングで認知される香りをオルトネイザルアロマ（ortho-nasal aroma）と呼び、また、味わう行為、テイスティングで認知される香りはレトロネイザルアロマ（retro-nasal aroma）と呼ばれている。オルトネイザルアロマとレトロネイザルアロマの違いが議論の対象となることがあるが、厳密には、このにおいの違いがどの程度、異なる嗅覚への刺激をもたらすものかについては明確に示されてはいない。においが異なる要因として、テイスティングにおいて、スニッフィングにはない唾液によるフレーバー成分の化学的な反応も考えられるが、それ以上に、テイスティングによって口の中で生じる味やテクスチャとのにおいの相互作用がスニッフィングとは異なる印象を我々の感覚にもたらすものと考えるべきであろう。

2　においと食品と人との関わり

（1）生理状態を反映したにおい嗜好性の変化

食品の味わいには、嗅覚・味覚・触覚の感度が直接的に影響しあい、複雑でバラエティに富んだ味

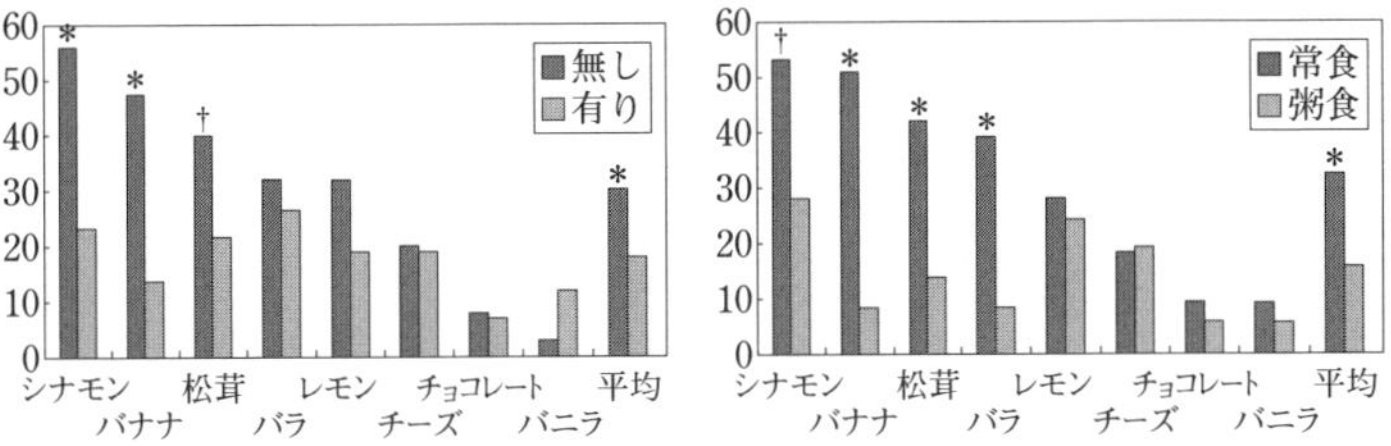

認知症の有無別に分けた場合　　食事形態別に分けた場合

図3−2　高齢者の各においの正解率

* $p<.05$, † $p<.10$ (χ^2)

わいを創り出している。これらの感覚間の相互作用にはどの感覚機能の著しい低下も好ましい影響をもたらすものではない。特に、嗅覚は食物の品質の識別にとって重要な感覚であり、嗅覚機能の低下は、風味の知覚や識別を困難にする。しかしながら、においに対する感受性には個人差があり、健康状態や加齢に伴う感度の低下が生じることも知られている。加齢に伴う感覚機能の低下は、一般的に六〇代で認められ、七〇代以降ではさらに低下傾向が著しくなる。あわせて、感覚機能の低下は高齢になるほど個人差も大きくなる。アルツハイマーなど認知症患者に嗅覚の低下が認められることも報告されている（峰平他、一九九九）。日本人の七〇代以上の高齢者の嗅覚感度について調査した結果、認知症のある高齢者では、認知症のない高齢者に比べて、においの識別能力の低下が認められ、さらに、咀嚼嚥下機能の低下している群にも同様の低下が認められた（図3−2：峰平他、一九九九）。このにおいに対する識別能力の低下が、食品の風味の識別力にも影響して、味気ない食事をし続けることで食への関心を失うなどのマイナス効果をもたらす可能性がある。一方、においの違いを識別する能力は、発達段階で徐々に獲得される（ケイ、一九九九）。においの質に対する識別力については、嗜好やモノに対する経験度合い、慣れなどが関与するため、性別や年齢などが影響する。

このようなことから、機能の低下した高齢者などに向けた調理におけるフレーバー（風味）の強度については健常な一般成人と同じでよいとは限らない。これまでのフレーバーは製品の加工という観点からマスキングなどが主な役割であったが、人の感覚を考慮し、体調に適したフレーバーの利用が美味しさを考えた食品開発へも応用される期待が高まっている。

（2）においの知覚と嗜好——嗅覚情報からもたらされる情動

嗅覚情報は、嗅細胞から直接脳内の嗅球に投射されて、その後もいくつもの段階を経ること無しに高次中枢に投射される。解剖学的には、偏桃体、海馬など、好き嫌いや記憶を司る部位の近くに投射されることから、におい刺激の提示は情動や記憶に関与しやすいものといわれており、数々の心理実験が行われている。

筆者らの実験では、においを嗅ぎながらの言語習得の場合、においを嗅がない場合に比べて、高い正解率を示すことが示唆されている。ただし、においを嗅ぐほうが一語に対する学習時間の延長が認められており、におい刺激の提示により記憶のシステムに効果的に働いたことと同時に、学習の飽きを低減することも示唆されている（國枝・神宮、二〇〇四）。

におい刺激による食物のにおいは、人類学的にも人種間や文化間の違いに重要な役割を担っていることが考えられる。食物のにおいに対する嗜好は、その食物に対する親近性によって大きく左右される場合がある。また、食するもののにおいが、民族の類型化のアイデンティティとなることもある。

また、においに対する嗜好にも、文化や食生活などの経験や学習が大きく関与することがわかっている。そのため、においに対する嗜好については、好き嫌い、美味しさ、快適性（快－不快）に対する直接的な心理評定とともに、パネルの生理状態変化を計測し、感覚量と生理との関連についてみることも少なくない。

においに対する嗜好性については、そのにおいに対する親近性が関与することが考えられる。食べ物のにおいに対する異文化間の比較を行った研究では、その国でよく食されている食べ物とそうでない食べ物、いわゆる食べ物に対する親近度により、においに対する識別も印象も異なることが認められている（倉橋、二〇〇五）。果物の匂いに対する嗜好性も、グレープフルーツなどの柑橘類の香りは、どの国であっても嗜好性が高いが、一般的にはその地域で食べられている果物の状態や種類と関連することが示唆されている（國枝、二〇〇八）。

においの学習は、胎児の時期から始まっている。妊娠初期から形作られる嗅覚は、胎児が母親の摂取した食物に由来するにおいを羊水から感じ取るのに重要な役割を担っている。母親の胎内で母親の摂取した食物のにおいを経験した胎児は、やがて誕生し新生児となった後も、食物の香りが混じった母乳でも受容することが可能である。例えば授乳中の母親のニンニク消費量と乳児のニンニクのにおいがする母乳に対する摂取量や授乳中の行動との関係について、母親の母乳がニンニク臭に曝露していない乳児は、ニンニクを食べていた母親の乳児に比べて、ニンニク臭のする母乳を飲むために多くの時間を要したという実験データがある（mennella & Beauchamp, 1993）。においの受容や嗜好には、経験が強く関与する。

このように、食物のにおいに対する嗜好を形成する要因には、地域による食文化、加齢や運動などに伴う体調の違い、年代などのライフスタイル、食物摂取経験による学習効果や親近性などの心理的効果があることがわかっている。

(3) 嗅覚と他感覚の相互作用

食品を味わうときに、味覚と嗅覚の果たす役割は大きい。フレーバーとは、本来、口中の総合的な感覚を示すものであり、食べる行為は、嗅覚と味覚の相互関係を強く結びつける行為でもある。舌にある味蕾は味を、鼻の神経はにおいをそれぞれほぼ同時期に受容し、これらの感覚情報がともに脳で統合され、我々には風味として認識される。味覚と嗅覚の応答による情報処理は、我々の意識に係わらず身体的な応答として瞬時になされているのである。食品や飲料を口に含むときに発生する嗅覚と味覚の感覚情報は、このように異なる経路を辿りながら、脳へ同時期に送られ、脳でその情報をひとつにまとめあげることができるからこそ、食品の風味としても認識できる。そしてまた、このように、嗅覚と味覚の間には相互関係があるからこそ、食品の香味に対し、香りは大きな影響を与えるものと考えられる。

フルーツフレーバーが甘味・酸味の主観的強度に対し影響を与え、フレーバータイプと糖酸液の濃度によってもその作用が異なることが示されている（ケイ、一九九九）。糖酸量を一定にした水溶液にフルーツフレーバーを〇・一%添加したときでは、主観的な甘味に対する強度も酸味に対する強度もフルーツフレーバーのタイプによって変化することが確認されている。ストロベリーやピーチのフ

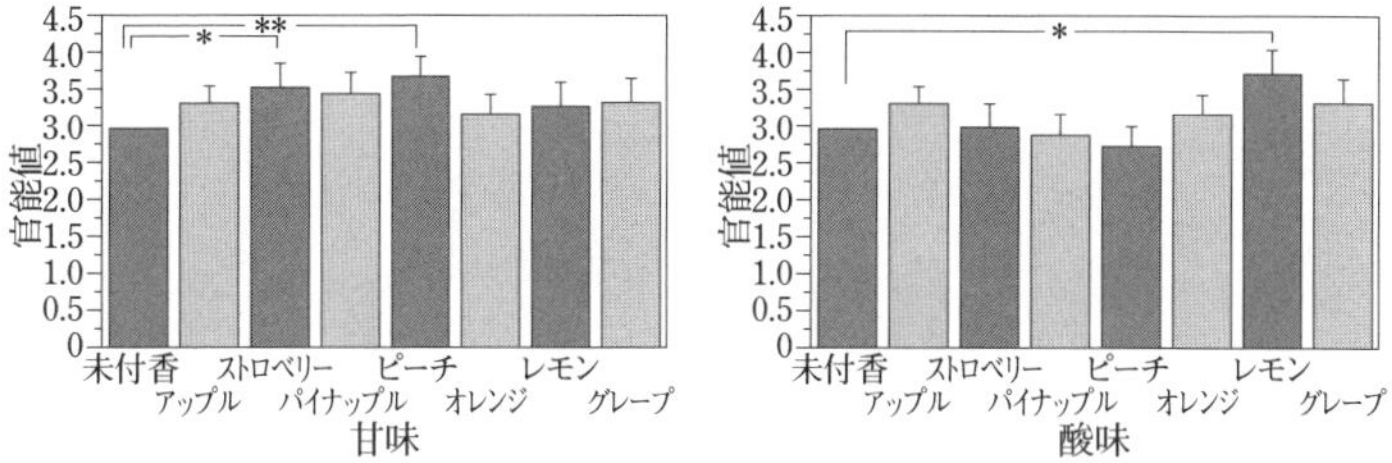

図 3—3　主観的強度に対するフルーツフレーバーの効果

砂糖 10% w/w，クエン酸 0.15% w/w。甘味の未付香とストロベリーは $t=-2.010$, $df=53$。未付香とピーチは $t=-2.962$, $df=53$。酸味の未付香とレモンは $t=-2.326$, $df=52$。$^{*}p<.05$, $^{**}p<.01$

レーバーではフレーバー未付香の水溶液よりも主観的甘味強度は増強され、レモンフレーバーでは未付香の水溶液に比べ酸味が増強される（図3―3）。しかしながら、糖酸比に変化を与えた場合、フレーバーのタイプよりは直接的に糖と酸の定量的な関係が呈味に関与しているようにみえる（図3―4、3―5）。

二〇―三〇歳代の男女二七―三四名に対し、グラニュー糖三濃度（一リットルあたり、八〇グラム、一〇〇グラム、一二〇グラム）とクエン酸三濃度（一リットルあたり、〇・七五グラム、一・五〇グラム、二・二五グラム）とを組み合わせた九通りの水溶液の未付香（Non Flavor）品と一般的なフルーツフレーバー七種〇・一%w／w付香（ストロベリー、オレンジ、レモン、グレープ、パイナップル、ピーチ、アップル）品の主観的甘味強度および酸味強度を〇から六までの七段階尺度で評価した。

その結果、標準糖酸濃度（一リットルあたり、グラニュー糖一〇〇グラム、クエン酸一・五〇グラム）時の各香料の甘味強度については、ストロベリーフレーバーとピーチフレーバー付香時で有意に増強効果を示し、酸味強度については、標準糖酸濃度時レモンフレーバー付香時で有意に増強効果を示すことが示唆された

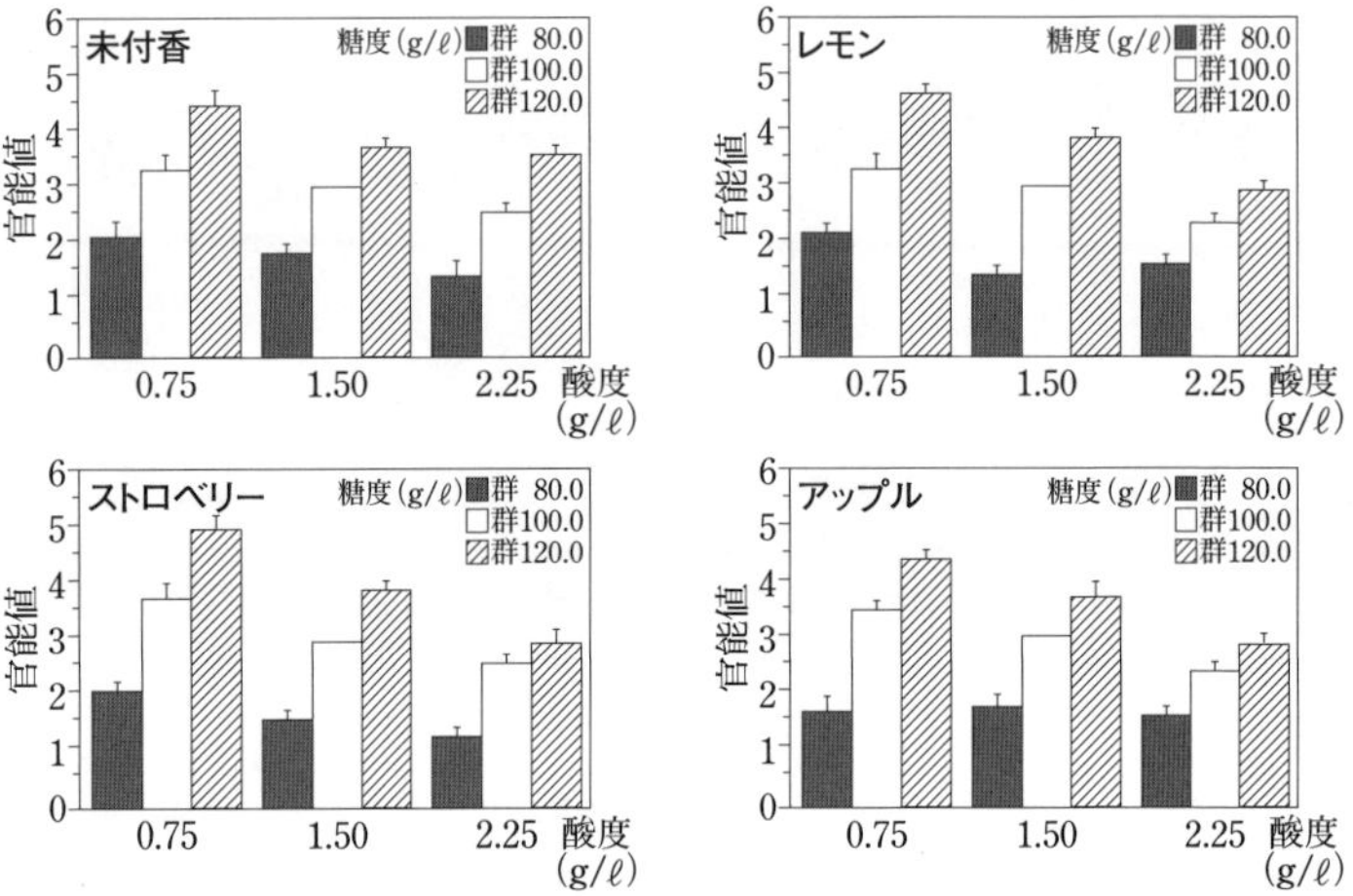

図 3―4　各糖濃度および酸濃度におけるフレーバーごとの主観的甘味強度

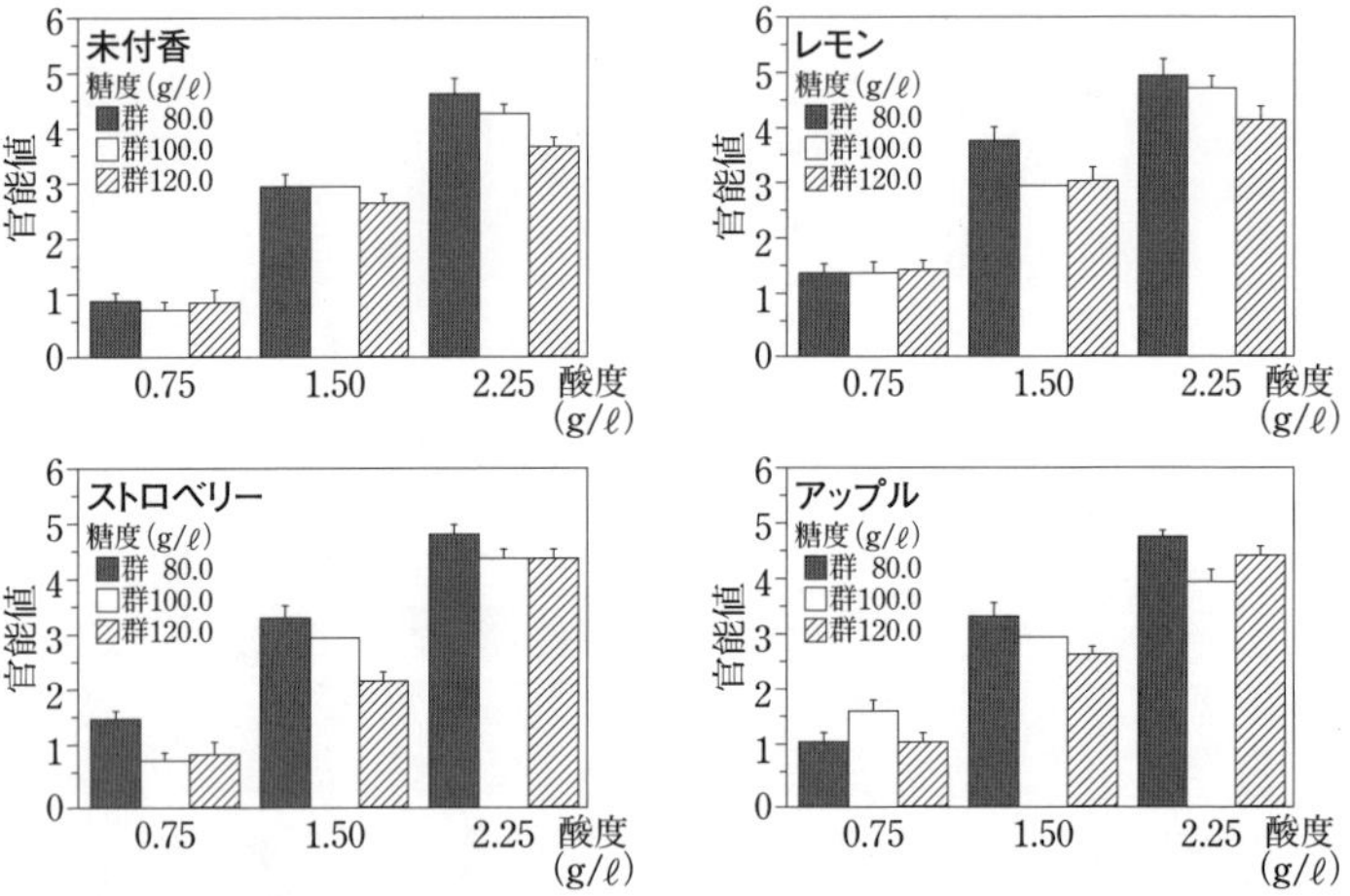

図 3―5　各糖濃度および酸濃度におけるフレーバーごとの主観的甘味強度

両図とも平均値±*SE* を表示。

（図3―3）。

甘味および酸味強度について、糖濃度と酸濃度の二要因を用いて香料タイプごとに二元配置の分散分析を行うと、甘味強度は未付香と全香料タイプにおいて有意に糖濃度および酸濃度の影響を受け（五％水準）、さらにアップル、ストロベリー、オレンジ、レモン、グレープの付香品には糖濃度と酸濃度の交互作用も有意に認められた（五％水準）。酸味強度についても、未付香と全食品香料タイプにおいて、有意に糖濃度および酸濃度の影響を受けていることが認められ、糖濃度と酸濃度の交互作用はアップルフレーバーにのみ確認された（五％水準）。

各糖酸濃度における甘味強度と酸味強度の変化の様子は香料タイプで異なるパターンを示した。ストロベリーフレーバーが甘味強度を増強する効果には酸濃度の影響があることを示唆し、レモンフレーバーでは程度に差はあるものの酸味強度を増強させる効果が全糖酸濃度で認められ、甘味強度の減少には酸濃度が関与することが示唆された。アップルフレーバーでは糖濃度および酸濃度の組み合わせにより酸味強度の増強と減少の両効果を示し、香料および糖濃度、酸濃度と呈味の間には複雑な複合効果があることも示唆された（図3―4、3―5）。

このことから甘味および酸味強度は基本的には糖酸濃度に依存するが、必ずしも糖濃度および酸濃度だけが甘味および酸味強度を規定するわけではなく、香料が甘味強度および酸味強度に与える影響は決して少なくないものと考えられる。

さらに、テクスチャー（食感）に対しても、フレーバーが作用することが確認されている。三種の香りをソーセージに添加して、その食感の変化を評価したところ、添加する香りによって、同じ組成を持つ素材でも大きく食感が異なることが明らかとなった。以上のことから、風味の識別には嗅覚のにおいの受容が大きく関与していると同時に、味覚と嗅覚の複雑な相互作用が、我々に複雑な風味を提供するとともに、嗜好の形成に対しても関与するものと考えられる。

コラム3　味わうことは生きること

香りを的確に表現し、それを確かに記憶することは容易なことではない。香りを表現するためには、対象となる香りを何度も嗅ぎながら言葉として覚えていく必要がある。日頃から研鑽に励み、長年研鑽を積むエキスパートこそその感覚表現を消費者が簡単に真似することはできないのも当然のことである。

ソムリエは、レストランでの食事を十分に楽しんで満足させるために、美味しい料理とともに飲まれるワインを料理の風味を損なわずに適切なコンディションでサーブし、細心の注意と配慮をしたサービスをすることが本来の仕事である。最高のサービスを提供するためには、料理とワインとの相性を見極めることも重要な課題のひとつである。そのために、彼らは多種のワインや食材、様々なモノや場所の香りの特徴を実際に嗅ぎながら自分の言葉で表現し覚える。それと同時に、ワインに用いられる葡萄の品種や生育した風土、製法など、ワインに関する様々な知識を得て、ワインの個性を十分に理解しているからこそ、複雑な香りに含まれる様々な要素を自分なりに分析し、バラエティに富む複雑な香りを持つワインの中から、ブラインドで産地や銘柄を言い当てることがで

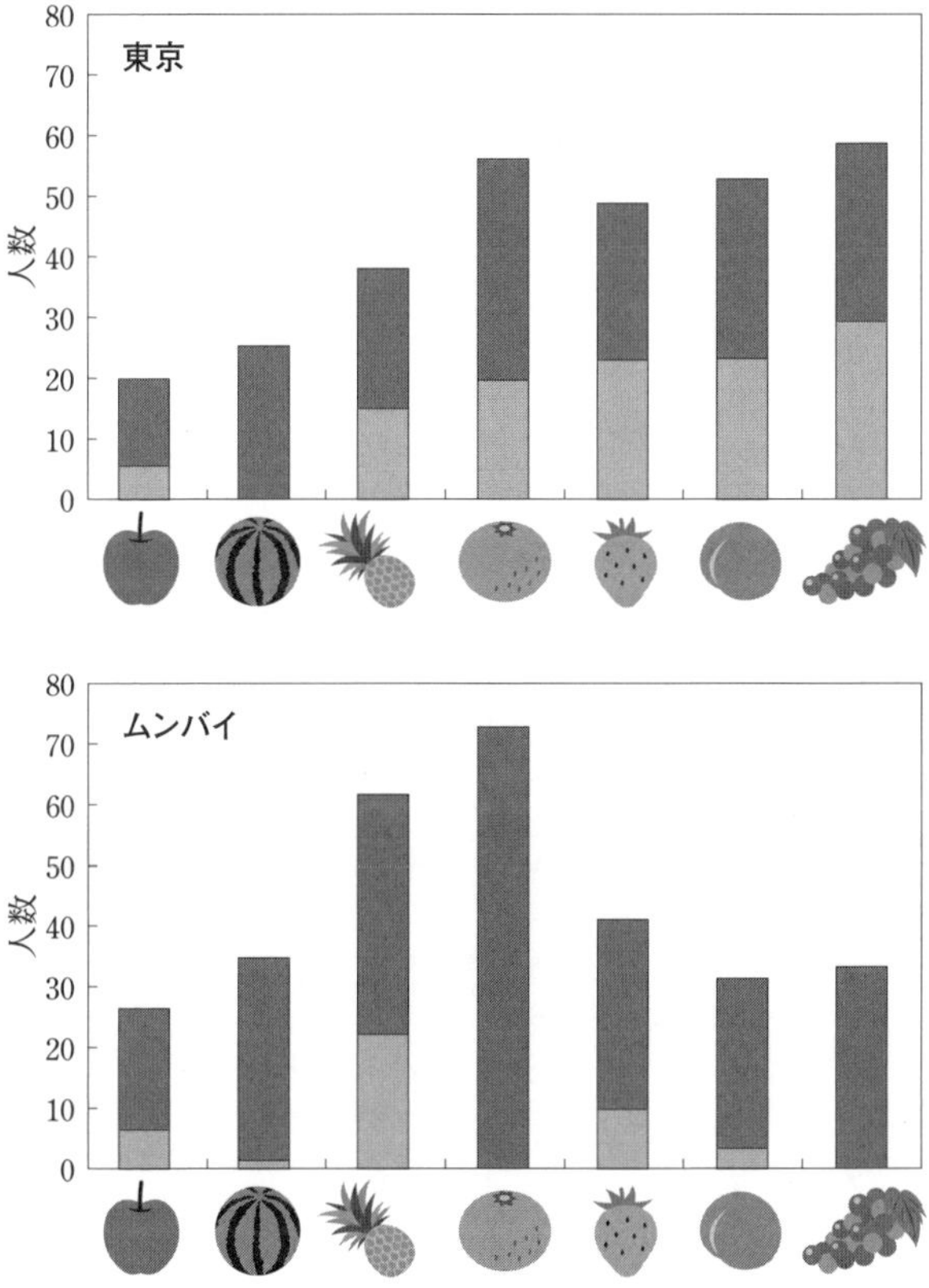

図　フルーツに対するアジアの人々の嗜好

官能評価によるフルーツフレーバーに対する認知様式（東京とムンバイ）。パネルは7種類のフレーバーから好きなものを3つ選択した。縦軸はそのフレーバーを選んだ人数を表す。両地域でもっとも好まれたのはグレープフルーツであった。東京では、そのフレーバーが好まれるほど、もとの果物が同定できる傾向にあったが、ムンバイではそのような傾向は見られなかった。

きる。しかしそれは、ワインと料理の相性、さらには食全体の価値を体得するためのひとつの過程に過ぎないのである。

彼らはグラスに注いだワインをいきなり口に含んだりはしない。色などの視覚的要素と合わせて、グラスの中で幾度となく転がし、空気と接触したワインの香りの変化を確認し、ようやくワインを口に含むのである。ワインに五感全てを研ぎ澄まして向き合う。これがエキスパートのソムリエであり、日常この訓練を繰り返しているからこそ感覚は保たれるのである。

一方、味わうという行為を考えてみる。感覚を刺激し確かめるという立場では、味覚そのもの（taste）や食べたり飲んだりすることでそのものの風味や感触を経験する（experience）味見の要素が強いが、味わうとはそれ以上に、これらを注意深く噛みしめ、楽しみ（enjoy）、含まれている要素を十分に理解する（appreciate）という行為なのである。つまり、味わうとは、食べ物に対する経験だけでなく、食べることによって感情を動かすことを意味する。それは、好き嫌いなどの嗜好は勿論、さらなる思考を促す行為ともいえる。ワインと料理との相性の良さはマリアージュ（mariage）と表現される。mariage はフランス語で結婚の意である。音や色の組み合わせから生じる調和、ハーモニー（harmony）とも近い。味わうことは、食べ物の持つ、非常に繊細で複雑な風味やテクスチャがもたらす趣を自分の感覚を通じて自分自身の生きる糧にすること、といいかえることができそうである。

私たちが一日数回の食事をし、それを日々繰り返す行為は、エネルギーや栄養素を満たすためだけの行為ではない。感情的に満たされ、考えるという発展的な行為までをも含む奥深い意味が隠されている。生存するためめの行為だからこそ、私たちが生きる意志を忘れることがないように、「腹が空いて食事を繰り返す」必要があるのかもしれない。少しの興味と観察力があれば、今よりももっと豊かで質の高い食へと導かれるはずである。

第四章　味とにおいの相互作用

キーワード　味とにおいの相互作用、風味、インターモーダルな相互作用、オルトネイザル経路、レトロネイザル経路

あなたは風邪をひいて鼻が詰まった時、食べ物を「味気ない」「おいしくない」と思った経験がないだろうか。においを感じなくなってしまっただけで、味まで薄くなったように感じられるのはどうしてなのだろうか。この章では、このような味とにおいの結びつきをキーワードに、その相互作用について論じたいと思う。

『大辞林』（三省堂）によると、相互作用とは「物や現象が互いに作用し合い、または影響を及ぼし合うこと。交互作用。相制関係。共働」とある。**味とにおいの相互作用**というと、文字通り「味とにおいが互いに作用し合い、影響を及ぼし合うこと」と定義されるであろう。言葉で定義されると特別な現象のように思われるが、実際には非常に身近な現象である。われわれが食べ物を摂取してその風味を感じる度に、味とにおいの相互作用が行われているからである。

以下の節で、まず食べ物の風味における味とにおいの相互作用の重要性について述べる。その後、

科学的な研究例を挙げてそのメカニズムについて述べ、最後にわれわれの食生活との関わりについて考察する。

味とにおいの相互作用のメカニズムはまだ解明されていない。味とにおいそれぞれを感じるメカニズムがまだ完全には解明されていない事も理由の一つと考えられる。しかし近年になって、味覚、嗅覚に関する研究は急速に発展した。それに伴って味とにおいの相互作用についても、生理学、心理学、解剖学、行動学など様々な分野の中で、また分野の壁を超えて、盛んに研究が行われるようになってきている。読者の皆さんも、この章で紹介する研究例を日々の体験と照らし合わせ、その体験の背後にどのようなメカニズムが隠されているのかを推理しながら、この章を読み進めていただきたい。

1　味とにおいは食べ物の風味に大きな影響を与える

(1) 風味とは

風味を辞書で引くと、『大辞林』には「食べ物のおもむきのある味わい、趣き、風情」とある。われわれが食べ物について述べる時、用いる事の多い身近な言葉である。しかし食品科学の分野では、風味とは食べ物を摂取した時に感じる味やにおいを中心として、食感、温度など複数の感覚が統合された結果生じる感覚であると考えられている。英語では一般的に食品の味とにおいを指してフレーバー（flavor）と表現するが、食品用途の香料製品も一般的にフレーバーと呼ばれることから、混同を避けるために、ここでは食品科学の分野で使われる、食べ物を摂取した時の味、におい、食感などが

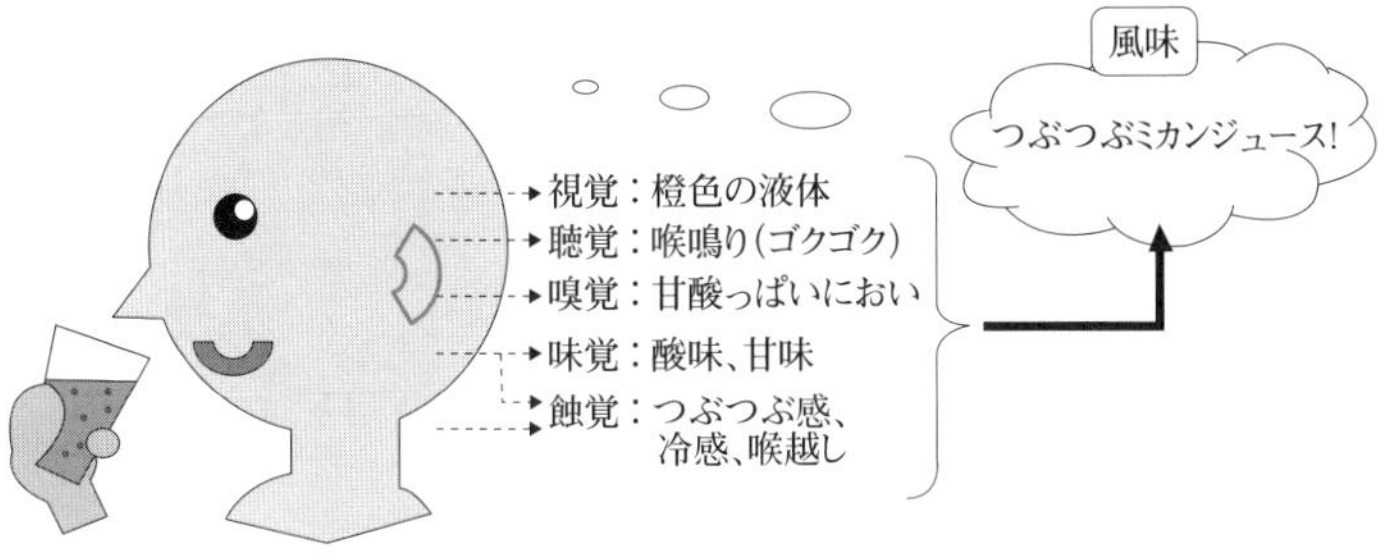

図4—1　つぶつぶミカンジュースの風味

統合された感覚を風味という表記で統一し、食品香料をフレーバーと表記する。

では風味とは具体的にどういう感覚なのか、よく冷えたつぶつぶミカンジュースを飲んだ時を例に考えてみよう。ジュースを口に含んだとたん、口の中で程よい酸味と甘味を感じ、鼻にやってきたにおいで甘酸っぱいミカンのにおいを感じ、口中や喉でミカンさのうのつぶつぶ感や、心地よく冷えている温度を感じる。続いてジュースを飲み込むと、ゴクゴクというリズミカルな喉鳴りを耳で感じる。グラスに入ったおいしそうなオレンジ色の液体という見た目の情報も風味に含まれるであろう。味を感じるのは味覚、においを感じるのは嗅覚、食感や温度を感じるのは触覚などの体性感覚、音を感じるのは聴覚、色を感じるのは視覚である。ヒトにおいて、目や口や鼻などの末梢で得られた情報を脳に伝える上行性の感覚システムのほとんどが、食べ物の知覚に関わっていると言われている。これら複数の感覚が統合されることで、「つぶつぶミカンジュース」という一つの風味として感じられるのである（図4—1参照）。

(2) 風味における味とにおいの役割

風味を構成する要素には様々な感覚が含まれ、それぞれが風味において重要な役割を担っている。「つぶつぶミカンジュース」と「つぶなしミカンジュース」の風味が異なっているように、要素の一つが欠けたり変化しただけでも風味全体の感じ方が変化してしまう。では、この章で着目している味とにおいの要素ではどうであろうか。紅茶やコーヒーに砂糖のつもりで間違って塩を入れてしまい、その味に驚いた経験がある人は多いかもしれない。甘味、塩味といった味の質が変化する事による風味の変化は、料理などを通じてほとんどの人において実感のある出来事であり、味が風味に大きく貢献している事は理解しやすいと思われる。一方で、においも風味において重要な役割を担っている事は予想できる。しかし実際には、味とは対照的に、その風味への貢献を具体的に実感できる日常的な出来事は少ない。たとえばブドウジュースにリンゴジュースのにおいをつけたらどんな風味に感じられるのか、体験した事がある人はほとんどいないだろうし、風味を想像できる人も少ないのではないだろうか。そこで、一つの実験を提案したい。目隠しをした上で鼻をつまみ、においが分からない状態でブドウジュースとリンゴジュースを飲んでみよう。あなたは今飲んでいるものがブドウジュースなのか、リンゴジュースなのか区別がつくだろうか。どちらも同じ甘さと酸っぱさの、味気ないジュースに感じられるのではないだろうか。実は、この二つのジュースの酸味と甘味の強さは一般的にほぼ同じであり、味覚で感じられる部分に大きな違いはない。鼻をつまんでにおいを感じられなくした事により、ブドウやリンゴという個性的な風味を感じる事ができず、どちらも甘酸っぱいジュースとしか感じられないのだと考えられる。つまり、われわれがブドウ味、リンゴ味を区別するためには、味に加えてにおいの情報が必要なのである。この実験を通して、においが風味においていかに重要な役割を担っているかを、改めて実感していただけるのではないかと思う。

（3）味とにおいの強固な結びつき

一方で上記の実験から、われわれがジュースの風味を、においの部分も含めてブドウの味、リンゴの味として認識し、においを味の一部のように感じている事に気づくのではないだろうか。そこで、改めて普段食べ物に対して用いている味という表現の意味を考えてみると、においを味と勘違いしているケースは非常に多い。イチゴ味の飴、メロン味の飴という時の味についても、違う味の飴だという表現をするが、実際には甘さや酸っぱさという味の部分に大きな差はなく、イチゴ味の飴をイチゴ味たらしめているのはイチゴを特徴付けているイチゴフレーバーのにおいによる部分が大きいのである。また、においの質の表現において、「甘いにおい」「酸っぱいにおい」といった味の質を表現する用語が用いられるのも、においの質を味のように感じている事を示していると思われる。このように、日常的ににおいを味と勘違いする事が、風味に対するにおいの貢献を味ほど強く実感する事ができない理由として考えられる。においも風味に大きく貢献しているにも関わらず、言わばその成果を味に横取りされているのである。においが味のように錯覚されてしまうのはなぜなのだろうか。その理由として考えられるのが、味とにおいの間に強い結びつきがあるからなのではないかということである。梅干のにおいを嗅いだだけで酸っぱい味が連想されるが、あるにおいを嗅いだだけである味が連想されるという現象は、この二つの感覚が強く結びついている事を示唆している。

本章の本題である味とにおいの相互作用において、味とにおいの間に強固な結びつきがあるという点は重要である。味とにおいの間に強固な結びつきがある事によって、二者の間に相互作用が起こりやすくなると考えられるからである。なぜ味とにおいが強固に結びついているのか、また味とにおいの結びつきが風味にどのような影響を与えているのかを考察しつつ、その相互作用について以下に述べていきたい。

(4) インターモーダル、クロスモーダルな相互作用

ここまで、風味においてそれを構成する個々の感覚が重要な役割を担っている事を述べてきた。しかし、たとえば味覚が甘・酸・塩・苦・うま味の五種類の味質で構成されるように、また甘味を呈する物質もショ糖やブドウ糖など多数存在するように、個々の感覚もまた多くの要素によって構成されている。このように、風味は莫大な数と種類の要素によって構成されており、構成要素の多さは最終的な風味をより複雑なものにしている。一方で、風味に対する様々な研究から、食品科学者達は構成要素の多さとはまた別の複雑化の要因が存在している可能性に気づいた。これら要素同士の間で相互作用が起こっているのではないかという事である。要素間の相互作用は、要素の数の多さや一つ一つの要素の風味に対する貢献度合いとは別に、風味に対して大きな影響を与えていると考えられる。また、その相互作用はどんな要素の組合せでも起こるのではなく、特定の組合せで起こる特異的な現象だと考えられている。たとえば、ある要素一と別の要素一を足しても、理論的には全体は二となるだけである。しかし実際には、組み合わせる要素によって、全体は二以上にも二以下にもなる。一般的

には相乗効果、相殺効果と言われる現象であるが、この時組み合わせた要素の間に、その組合せの特異性に従って相互作用が起こっていると考えられている。

相互作用が起こる要素が味覚同士など共通した感覚様式に属している場合を、生理学的には**インターモーダルな相互作用**と呼ぶ。種々の感覚に対する心理・生理学的な研究から、様々なインターモーダルな相互作用が存在している事が分かってきた。味覚におけるインターモーダルな相互作用の例として、アミノ酸であるグルタミン酸と核酸であるイノシン酸のうま味増強効果がある。この二つの味物質はそれぞれうま味を有しているが、それぞれの溶液を一対一で混合すると、単独で味わった時の数倍の強さのうま味に感じられる事が知られている。コンブとかつお節を組み合わせた日本に伝統的に伝わる「だし」は、コンブに含まれるグルタミン酸と、かつお節に含まれるイノシン酸の相乗効果でうま味を高めているのである。市販のうま味調味料の多くは、この増強効果を利用した配合になっている。また、単独では不快なにおいを別のにおいと混合する事で全く別の印象のにおいを創りあげる事ができるが、この時におい同士の相乗効果、相殺効果が起こっていると考えられる。例えばイソ吉草酸は単独で嗅ぐとむれた靴下のような不快なにおいであるが、チョコレートやコーヒーのにおいを創り出す際に添加すると、におい全体のロースト感をアップさせる効果がある。香料会社はこのような相互作用を利用して多くの香料製品を創りだしているのである。

感覚内のインターモーダルな相互作用に対し、異なった感覚間の相互作用は**クロスモーダルな相互作用**と呼ばれている。様々な感覚の間でクロスモーダルな相互作用が起こるが、特に視覚と聴覚については古くから盛んに研究が行われている。視覚と聴覚の相互作用の例として、テレビのアナウンサーの声を聞くとき、実際にはテレビのスピーカーから声が出ているにも関わらず、テレビに映ったアナウンサーの口から声が出ているように感じるという、ビジュアルキャプチャー現象がある。また、香料会社では、においを評価するやや専門的な用語として「灰色っぽいにおい」「柔らかいにおい」などという表現を用いる。これらは、嗅覚と視覚、触覚を融合させた表現である。官能評価を用いた心理学的な研究から、様々な感覚の組合せによるクロスモーダルな相互作用が日常的に起こっている事がわかってきた。これらの相互作用は、われわれが物事を認識する際の情報処理の効率を上げる効果があるのかもしれないと考えられている。

2　味とにおいのクロスモーダルな相互作用に関する心理学的研究

味とにおい、つまり味覚と嗅覚の間にも、クロスモーダルな相互作用が起こっていると考えられている。その相互作用は風味に大きな影響を与えていると推測される事から、心理・生理学分野だけではなく食品科学の分野においても研究が進められている。身近な例をあげると、甘いにおいによる甘味の増強効果がある。キャラメルフレーバーバーティーでは、キャラメルの甘いにおいによって甘味が増加したように感じ、満足感がもたらされる。このように、甘いにおいを添加する事によって、甘味に満足しながら糖分を減らす事ができると考えられている。また、それだけでは味気ない減塩食品に醤油のにおいを添加し、塩味に対する満足感を付与した商品が開発されている。これは、醤油のにおいによる塩味の増強効果を利用したものと考えられる。もし、味とにおいの間にクロスモーダルな相互作用が起こらず、味とにおいがそれぞれ単独で風味に影響を与えているだけならば、キャラメルや醤油のにおいが甘味や塩味の強度にまで影響を与える事はないだろう。味とにおいが相互作用することによって、単なる味プラスにおいではない風味が生み出されているのではないかと考えられるのである。

ここまで述べてきたように、食品の風味には様々な感覚が関係している。味覚と嗅覚だけを見ても、そこには多くの種類の味物質（味を感じさせる物質）、におい物質（においを感じさせる物質）が関わっており、さらにこれらの組合せによる膨大な数の味同士、におい同士、そして味とにおいの相互作用が起こっている事が予想される。非常に身近な現象であるにも関わらず、味とにおいの相互作用や風味に関する研究が近年まで盛んではなかったのは、風味が生み出される経路があまりに複雑である事が理由の一つだったのではないだろうか。しかし二〇世紀後半頃から、味とにおいの相互作用が実在する現象なのかを確かめるために、味とにおいの相互作用がどんな風味を生み出すのか、またどのような味とにおいの組み合わせで相互作用が起こるのかを科学的に調査するための研究が、心理学の分野で行われるようになってきた。なかでも基礎的な研究として、五味（甘味・酸味・塩味・苦味・うま味）のうちの一つの味質とにおいとの相互作用について、実際にその組合せを味わった際の官能評価の結果を調査した研究が多く報告されている。

まず、味が甘いにおいの感度を変化させる例として、甘味料であるサッカリンの溶液を口に含みながらサクランボ様のにおいであるベンズアルデヒドのにおいを嗅ぐと、水を口に含みながらにおいを嗅いだ時と比べてにおいに対する感度が上昇するという報告がある（Dalton et al., 2000）。

表 4―1　においが味の強度に変化を与える例

味質	増強する		抑制増強しない		抑制する	
	におい	文献	におい	文献	におい	文献
甘味	ストロベリー	1~7	ピーナッツバター	1, 7	マルトール	6
	バニラ	8	ハム	5	アンジェリカ精油	6
	レモン	5, 7	チョコレート	3, 7	ダマスコン	6
	アーモンド	3	ウインターグリーン	3, 7		
	キャラメル	6				
	パッションフルーツ	6				
	ライチ	6				
酸味	レモン	7			チョコレート	3
	ストロベリー	7			キャラメル	6
塩味	ショウユ	9			アーモンド	10
					チョコレート	10
					ピーナッツ	10
					ストロベリー	10
					ウインターグリーン	10

文献リスト

1. Frank & Byram (1988), 2. Frank et al. (1989), 3. Frank et al. (1993), 4. Clark & Lowless (1994), 5. Schifferstein & Verglegh (1996), 6. Stevenson et al. (1999), 7. Frank (2002), 8. Sakai et al. (2001), 9. Djordjevic et al. (2004), 10. Shaffer & Frank (1990)

一方、においが味の強度を変化させる効果についての報告は多い。代表的な例を表4―1にまとめた。甘味に対して効果のあるにおいでは、ストロベリー、バニラ、レモン、アーモンド、キャラメル、パッションフルーツ、ライチについて、ショ糖や甘味料であるアスパルテームの甘味を増強すると報告されている。一方で、ピーナッツバター、ハム、チョコレート、ウィンターグリーンのにおいは甘味を増強しないと報告されている。また、綿飴様のにおいがするマルトール、薬草のにおいのアンジェリカ精油、バラ様のにおいがするダマスコンはショ糖の甘味を抑制すると報告されている。酸味については、チョコレート、キャラメルのにおいは、クエン酸の酸味を抑制すると報告されている。一方で、レモンとストロベリーのにおいは、クエン酸の酸味を増強すると報告されている。さらに、醤油のにおいは塩味を増強し、アーモンド、チョコレート、レモン、ピーナッツ、ストロベリー、ウィンターグリーンのにおいは塩味を抑制すると報告されている。

また、より実際の食品に近い実験系として、複数の味質を有する溶液に対する味とにおいの相互作用も研究されている。國枝（一九九七）は様々な濃度のショ糖とクエン酸を含む溶液に対する、様々なフルーツフレーバーの効果を調べた。つまり、甘味と酸味を同時に有する溶液について、フルーツのにおいがその甘さや酸っぱさを変化させるかを調べたのである。それによると、ストロベリーフレーバーはクエン酸の濃度が低い条件では甘味を増強するが、クエン酸の濃度が高くなると甘味を抑制する効果があった。また、レモンフレーバーは酸味を増強し、甘味を抑制する効果があった。アップルフレーバーはショ糖とクエン酸両方の濃度によって、酸味を増強したり、抑制したりした。以上の結果から、フレーバーが甘味、酸味強度に与える影響は決して少なくないと結論している。

3　味とにおいの相互作用はなぜ、どこで、どのように起こるのか

(1) なぜ起こるのか――レトロネイザル経路の重要性

第二節で述べたように、味とにおいの相互作用が確かに存在する現象であるという様々な証拠が集まってきている。次の問題はそのメカニズムであるが、味とにおいの相互作用が、なぜ、どこで、ど

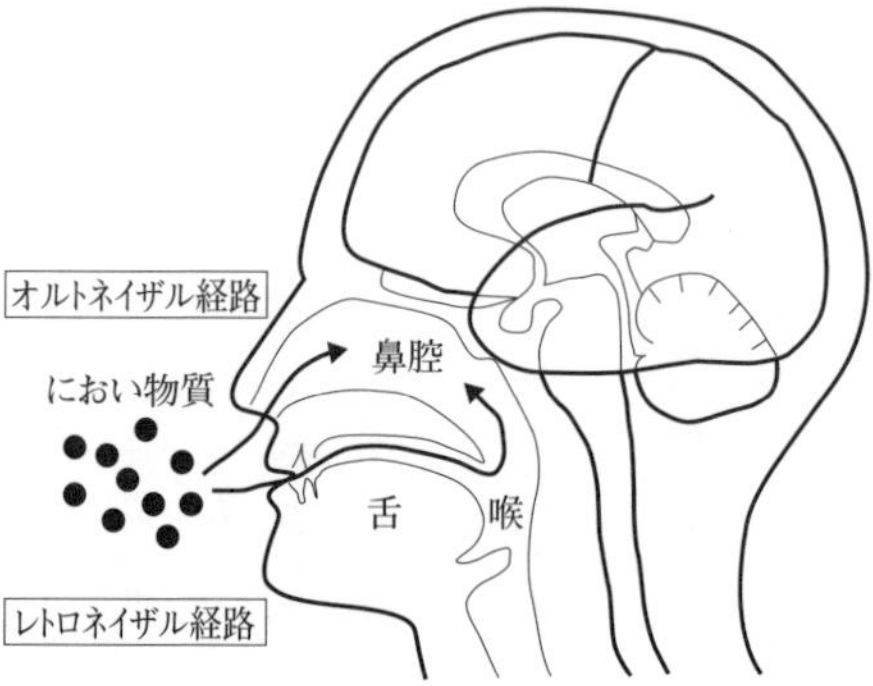

図4―2　においを感じる経路（模式図）

のようにして起こるのかはまだわかっていない。なぜ起こるのかという研究が進められている中で着目されているのが、味とにおいの強固な結びつきである。味とにおいは強固に結びつき、時ににおいが味と勘違いされやすい事はすでに述べた。また、梅干のにおいと酸味の例のように、あるにおいを嗅いだだけである味が連想される事も、味とにおいの強固な結びつきを示しているのではないかと述べた。このような現象から、味とにおいの相互作用は、これらの強固な結びつきを下地にして起こっているのだろうと予想される。ではなぜ味とにおいは強固に結びついているのであろうか。その答えは得られていないが、味とにおいの結びつきが起こる一つの要因として、解剖学的な構造の重要性が指摘されている。より効率的な相互作用にとって、味とにおいが強固に結びついた体験、すなわち味とにおいを同時に感じる体験を数多くする事が重要と考えられる。つまり、口の中で発生したにおいを喉の奥の経路を通じて感じられる構造を持つ生物において、そのような体験が起こりやすいのではないかと考えられているのである。専門的な用語では、鼻からにおいを吸い込んでにおいを感じる経路は**オルトネイザル経路**、口の中から喉の奥を通って鼻に通じる経路は**レトロネイザル経路**と呼ばれて区別されている（図4―2参照）。たとえばイルカは、頭の上にあいた鼻腔から肺までの経路と、口から胃までの経路が独立して存在する。この二つの経路は交差していないため、レトロネイザル経路でにおいを感じる事ができない。一方でヒトは、咽頭で気管と食道が交差している。そのために食べ物が気管に入ってむせてしまうこともあるが、口の中から発散されたにおいを喉の奥を通して鼻で感じる事ができるのである。このように、口中由来のにおいを感じる事ができる解剖学的な構造を持ち、においが口中由来であると認識できるという事は、味とにおいを同時に感じるという体験を与える要因となる。そしてそのような体験は、味とにおいの強固な結びつきを促進し、相互作用が生じる上で有利に働くのではないかと考えられている。

(2) どこで起こるのか——脳における相互作用

第一節において、口における味同士、鼻におけるにおい同士のインターモーダルな相互作用の例を述べた。では、第二節で研究例として引用した味とにおいの相互作用は、口や鼻で起こっている現象なのだろうか。その可能性も充分に考えられるが、報告されている相互作用のほとんどは、鼻をつまむなどして嗅覚の情報を遮断してしまうと見られなくなってしまう。このことから、一般的な味とにおいの相互作用の大部分は、口や鼻における味物質とにおい物質の化学的な相互作用を介するものではないと考えられる。つまり、味情報とにおい情報の相互作用は、口や鼻での味嗅覚情報の受容よりももっと高次の情報処理の場である脳において行われている可能性が高いのである。

味とにおいの相互作用が口や鼻だけでなく脳でも行われているという可能性は、様々な研究によって以前から示唆されてきた。フランク（Frank, 2002）は、ショ糖の甘味がイチゴのにおいで増強される現象について、被験者に甘味だけを評価させた場合には甘味の増強効果が見られたが、甘味とフルーティさを同時に評価させた場合には甘味の増強効果が見られなくなった事を示した。これは、風味のどのような部分に着目するかによって風味の感じ方が変化する事を示しており、味とにおいを別々に着目して評価すると相互作用が起こらない場合がありうるという事を示している。風味の評価を行う時に、風味として合成的に評価するのか、味とにおいとして分析的に評価するのかといった背景的、心理的な条件によって相互作用が影響を受けることからも、口や鼻より高次の情報処理の場である脳に相互作用の場が存在する可能性があると述べている。さらに、実際ににおいを嗅がず、においをイメージする事によっても、味の感じ方は影響を受けるという報告がある。イチゴのにおいは、実際ににおいを嗅いだ時にショ糖の甘味に対する感度を向上させる効果があるが、イチゴのにおいをイメージしながら薄いショ糖溶液を味わうと、においを実際に嗅いでいるときと同じようにショ糖の甘味に対する感度を向上させる効果が見られた（Djordjevic et al., 2004）。この研究結果は、においのイメージという現象が存在する事を示すと同時に、においのイメージが存在すると思われる脳において味とにおいの相互作用が行われている事を示唆している。

(3) どのように行われているか――脳における相互作用の場

では、脳のどの領域でどのように相互作用が行われているのだろうか。脳は神経組織が複雑に結合しあった器官であり、構造的に多くの領域に分かれている。近年の脳科学の発展に伴って、脳の領域によって担当する機能が異なっており、末梢器官で受容された感覚情報は、脳の様々な機能を担当する様々な領域を経由して伝達されていく事が、動物実験や非侵襲のヒトでのイメージング研究などから明らかになってきた。ではここで、ヒトの脳で味やにおいがどのように伝達されていくと考えられているのかをたよりに、脳における味とにおいの相互作用の場について考えてみよう。

われわれが食べ物を摂取すると、味とにおいは別々の場所で別々の受容機構によって受容される。まず口にある味覚受容体で味物質、鼻にあるにおい受容体でにおい物質というように、味であれば五味に、においであれば多数のにおい成分に分解して受容される。さらにこの時延髄の孤束核を通り、視床の味覚野を経由して、大脳皮質にある一次味覚野に伝達されると考えられている。ヒトやサルの一次味覚野は前頭弁蓋部や島皮質に存在し、味の質や強さが識別されていると考えられている。また、前頭弁蓋部や島皮質を出た神経線維は前頭葉の眼窩前頭皮質に投射している。一方、におい物質の情報は、サルやげっ歯類における研究から、嗅球、梨状皮質などを通るいくつかのルートで眼窩前頭皮質に伝達される事がわかっている。サルなどではこの領域はにおいの質や種類を認識していると考えられており、嗅覚野と呼ばれている。ヒトの非侵襲的な脳イメージング研究によって、においを嗅いだ時に眼窩前頭皮質をはじめとした複数の領域が活性化することが計測されており、ヒトにおいても眼窩前頭皮質がにおいの情報伝達に関与している可能性が示されている。眼窩前頭皮質を出たにおいの情報は、さらに島皮質や海馬などにも伝達されて処理されると考えられている。このように、味とにおいの情報は口や鼻で受容された時点で別々のルートをたどる。しかし解剖学的にたどっていくと、眼窩前頭皮質、島皮質など、脳のところどころでルートが交わっており、この交差点こそが味とにおいの相互作用の場なのではないかと考えられている。いくつかあるこの交差

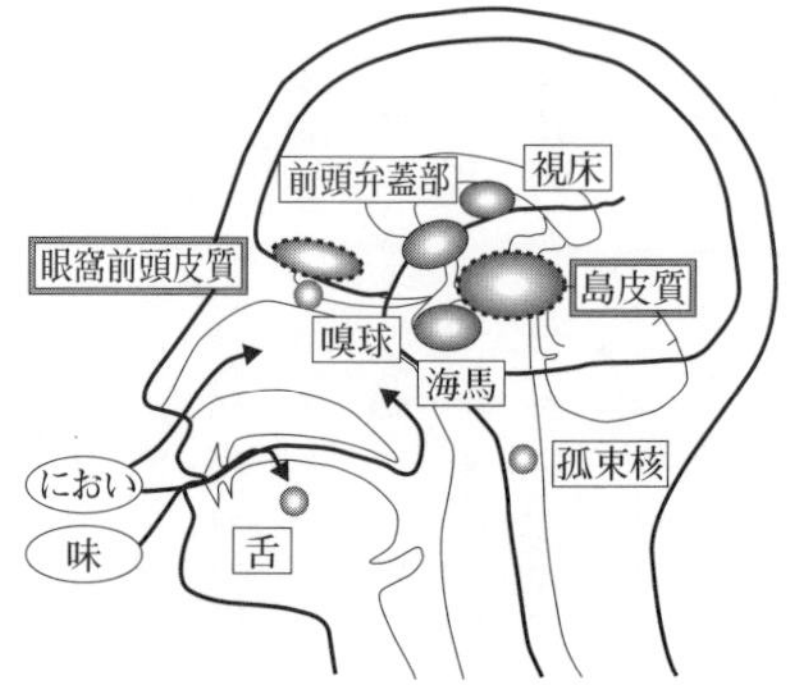

図4－3　味とにおいの情報伝達経路（模式図）

点のうち特に重要視されているのが**眼窩前頭皮質**である。眼窩前頭皮質は、多くの情報を整理して判断を行う脳の領域である前頭葉の一部であり、ヒトでは眼窩の上部分に位置する。味やにおいなどの感覚をはじめ記憶や情動などの情報が集められていることから、食べ物の風味を構成する様々な感覚要素を統合し、総合的に風味を感じる際に働く領域なのではないかと推測されている。このような味情報とにおい情報が交差する脳部位における情報統合の過程で、味とにおいの相互作用が行われている可能性が高いと考えられている（図4－3参照）。

　脳で味とにおいの相互作用が行われている可能性をもとに、相互作用に関連した脳の活動を計測しようとする研究も行われている。ロールズとベーリス（Rolls & Baylis, 1994）は、サルの眼窩前頭皮質において、味にもにおいにも応答する神経細胞を発見している。このような神経細胞の中で、たとえばブドウ糖の味に反応する神経細胞は、甘い味と一緒に経験する事がなさそうな鮭のにおいよりも、バナナやオレンジといった果物に関連したにおいにより応答した。味とにおいの相互作用が起こる組合せを考える上で興味深い結果である。味とにおいの相互作用に関連したヒトの脳活動についても、非侵襲的な脳機能イメージング手法を用いて研究が行われている。ヒトがレトロネイザル経路で呈示したにおいと味を同時に味わった時の脳活動を計測した研究では、前頭弁蓋部や島皮質と眼窩前頭皮質の境界領域などで応答が見られることが報告されている。味とにおいを同時に呈示した時の応答の大きさは、味単独、においを単独を呈示した時の応答の大きさの和よりも大きい事から、この報告を行った研究者らは、これらの領域で味とにおいの相互作用が行われているのではないかと考察している (Small et al., 2004)。

　脳をターゲットにした近年のイメージング研究により、眼窩前頭皮質をはじめとしたいくつかの領域で味情報とにおい情報の相互作用が行われているのではないかという仮定を裏付ける証拠が示されている。

4　経験や学習が与える影響

　ここまで、味とにおいの相互作用が確かに存在し、またその多くが脳で行われている可能性がある事を述べた。では、われわれが日常体験している味とにおいの相互作用は、これらの仮説で充分に説明できるのであろうか。口や鼻で味物質とにおい物質が化学的に相互作用する場合、同じ解剖学的な構造を有するヒトであれば、同じ味とにおいの組合せに対して同じように相互作用が起こると考えられる。また、一般的な相互作用の大部分は口や鼻ではなくむしろ脳で行われている可能性が高いが、ヒトの間では脳の構造は良く似ている。ヒトは皆同じような情報伝達機構を持っていると考えられ、すべてのヒトで同じ味とにおいの組合せに対して同じように相互作用が起こるのではないかと推察される。このような背景から考察してみると、たとえばイチゴのにおいは、様々な国で行われた多くの研究で甘味を増強したと報告されているが、これは誰にでも共通して起こる相互作用なのだろうか。

一度もイチゴを食べた事のないヒトでも、果たしてイチゴのにおいが甘味を増強するだろうか。イチゴのにおいと甘味が生まれつき結びついていれば、イチゴを食べた事がなくてもイチゴのにおいが甘味を増強するかもしれず、誰においても同じように相互作用する、生得的に結びついている味とにおいの組合せが存在する可能性はある。しかし実際には、どんな味とどんなにおいがどのように相互作用するかというルールは、個人や文化によってかなり異なっている事が知られている。つまり、味とにおいの相互作用が起こる組合せが生得的であるとしても、また後天的であるとしても、少なくともその組合せのルールに影響を与える要素が、個人や文化に関連して存在していると考えられるのである。その要素として重要視されているのが、**食経験**や**学習**である。

ここで、筆者がカナダ人に梅干を勧めた時の話を紹介したい。彼は生まれて初めて対面した梅干に対して、くんくん注意深くにおいを嗅いだ後いきなり丸ごと口に含んでしまい、その酸っぱさに驚いて吐き出してしまった。「こんなに酸っぱいと思わなかった」と日本独特の食文化の洗礼を受けたのである。このことから分かるのは、カナダ人の彼が梅干のにおいから梅干の強い酸味を連想できなかったということである。つまり、カナダ人は梅干のにおいと酸味の間に結びつきがないと考えられ、梅干のにおいで酸味が増強するといった相互作用も起こらないのではないかと予想される。一方でわれわれ日本人は、梅干のにおいから酸味を連想する事ができる。また、日本人には梅干のにおいと酸味の間に特異的な結びつきがあり、梅干のにおいによる酸味の増強という相互作用が起こる。梅干のにおいと酸味の間に特異的な結びつきがあるかないかの違いは、食文化の違いから梅干を食べた事があるかないか、つまり食経験によって引き起こされている可能性がある。特有の食文化から梅干を日常的に摂取する日本人は、梅干のにおいと酸味を繰り返し同時に経験することによって、後天的に梅干のにおいと酸味の特異的な結びつきを獲得したと考えられるのである。このように、どういった味がどういったにおいと相互作用するのかというルールは、どんな味とにおいの組合せを持つ食べ物を食べてきたかという食経験や学習によって、大きな影響を受けていると考えられるのである。

食経験や学習が相互作用を起こす味とにおいの組合せに関係している事を示す研究として、動物による味とにおいの学習効果に関する研究がある。ラットは甘味料であるサッカリンの水溶液を好み、濃度の高い食塩水は好まない。白・山本（二〇〇一）はサッカリンとにおいを同時に与え、その組合せを学習させた後で、食塩水にそのにおいを添加して与えた。すると、ラットはサッカリンと組合せていたにおいがついた食塩水を好むようになった。一方、食塩水とにおいを組み合わせて与えた後でサッカリンにそのにおいをつけると、においがついたサッカリンは好まないようになった。このような学習効果はヒトでも報告されている。サッカリンの甘味によってサクランボの甘いにおいに対する感度が向上するという報告をしたダルトン（Dalton）らは、普段一緒に経験する事がないバラのにおいと苦味の組合せでも、一度その組合せを同時に経験すると相互作用を獲得し、苦味によってバラのにおいに対する感度が向上すると報告している。このことから、相互作用が起こる味とにおいの組合せは、その組合せに対する経験が影響すると述べている（Diamond et al., 2005）。

食経験や学習の情報は脳に貯蔵されている。そこで、脳で味とにおいが相互作用する際に食経験や学習による修飾が行われているのではないかと考え、その時の脳の活動を計測する研究も行われている。スモール（Small）他は味とにおいを同時に呈示した時の脳の応答について、バニラのにおいと食塩のように調和していない組合せに対する応答よりも、バニラのにおいとショ糖のように調和している組合せに対する応答が大きい事を報告した。経験や親しみのある味とにおいの組合せの間で相互作用が起こるという現象において、脳の特定の領域が重要な働きをしているのではないかと考察している（Small et al., 2004）。

食経験や学習が味とにおいの相互作用、ひいては風味全体に与える影響については、まだ研究が始められたばかりで多くの事が未解明である。しかしその解明は、多様な食文化や個人の多様な嗜好性を理解するための、将来的な一助となるはずである。

コラム4　味とにおいの相互作用をオプティカルイメージングで捉える

筆者らは、脳活動を非侵襲的に計測できる光イメージング装置を用いて、食べ物を食べた時の脳表面の活動を計測する研究を行っている。この装置は、血液の中の赤い色素であるヘモグロビンに吸収される性質を持つ近赤外光を頭表から脳に向けて照射し、脳の表面を通って戻ってきた光の強さを計測するという原理で、計測値から光が通ってきた脳の表面の血流量の変化を知ることができる。血流量が増加したということは、その脳の領域が活動したことを意味していると考えられることから、血流量の変化は脳の活動の程度を示していると考えられる。また、この装置は近赤外光の送受を行う帽子状の装置を頭に被るだけで計測でき、ある程度体を動かしても計測を行うことができることから、実際に手や口を動かして食べ物を食べている時の脳活動を計測する研究に適した装置であると考えられる。この装置を用いてショ糖溶液とクエン酸溶液に、綿飴様の甘いにおいがするエチルマルトール、あるいはレモン様の酸っぱいにおいがするシトラールを添加した試料を飲んだ時の脳活動を計測する実験を行った。ショ糖溶液にエチルマルトールを添加すると、ショ糖溶液単独よりも甘さが増して感じられた。また、クエン酸溶液にシトラールを添加すると、クエン酸溶液単独よりも酸味が増して感じられた。この時、左右の前頭葉から側頭葉にかけての領域の脳活動が、においのない味だけの溶液に対する脳活動よりも大きかった。一方で、ショ糖溶液にシトラールを添加した時と、クエン酸溶液にエチルマルトールを添加した時には、味の強さにも脳活動にもにおい添加の影響は見られなかった。このような知見から、オプティカルイメージングは、脳で生じる現象と考えられる特定の味と特定のにおいの間で起こる味とにおいの相互作用を、脳活動の変化として捉えることができるのではないかと考えている。オプティカルイメージングによる脳活動の計測を、味に対するにおいの添加効果を客観的に評価する手法として利用することを目的に、今後も研究を続けていきたい。

5　味とにおいの相互作用がわれわれにもたらしたもの

ここまで味とにおいの相互作用について、その例を挙げ、現在考えられているメカニズムについて述べてきた。研究が進みメカニズムについての考察が進むほど、味とにおいの相互作用が食べ物の風味に対して非常に複雑で多様な影響を与えているという事が明らかになってきている。われわれはいかにして、この精巧なシステムを作り上げてきたのだろうか。相互作用のメカニズムに関する節でも述べたように、そもそも味とにおいは受容される時からすでに別々に情報伝達されるのである。別々に受容された情報をおそらく脳において再統合する際に、単純に統合するだけでなく、食経験や学習によって得た記憶と結び付けて、相互作用によりお互いの情報を修飾した上で、風味として再構成するのはなぜだろうか。そこにはどのような必要性があり、どのような利点があったのだろうか。

われわれの祖先が野生動物と同じ生活を送っていた頃に直面していたと思われる、食べ物の評価が生死に関わるような場面を考えてみよう。口にした食べ物に、体にとって毒となる味やにおいがしないかをすばやく詳細に評価する能力の程度は、その生き物の生死を大きく分けただろうと考えられる。口の中で毒物を検知して吐き出す事ができれば、それを飲み込んでしまい、体内で深刻な毒の影響を受ける危険性を未然に回避できる。また、進化の過程においても、過去に食べて調子を崩した食べ物を、その味やにおいで特定して吐き出すような機能を有していた種のほうが、生き延びる率が高かったのではないだろうか。また、より栄養価の高い食べ物を味やにおいで特定して摂取できた種のほうが、結果的に安全に多くの食べ物を摂取でき、繁栄できたのではないだろうか。一般に、味覚の中の苦味は毒物を検知して避けるために、甘味やうま味は糖類やタンパク質などの栄養成分を検知して積極的に摂取するために機能していると考えられている。毒物を避ける、あるいは栄養価のある食べ物を摂取するというためだけなら、数としては甘味・酸味・塩味・苦味・うま味の五種類と少ないものの、味覚だけで充分対応ができるであろう。しかし、口に入れる前に未然に毒物との接触を避けたり、栄養価のありそうなものを遠くから発見して接近するといった場面で、においを評価できる利点は大きい。さらに、味の質の種類は五つしかないが、数十万種類といわれるにおい分子の情報と組み合わせる事で、より詳細に食べ物を評価する事ができ、避けるべきもの、摂取できるものの選択肢が格段に増えると考えられる。他の生物が食べないような物を食べ物として摂取できる事は、生存において非常に有利に働いたであろう。このように、生物の生存競争の中で食べ物に対する関わり方が変化するにつれて、味とにおいの相互作用の重要性が高まり、より複雑で高度な相互作用が行われるようになったのではないかと考えられる。

一方、現代のわれわれは、すでに生死に関わるような食べ物の評価を行わなくなって久しい。毒はないか、より栄養価があるか、などと考えながら日々の食生活を送っている人はほとんどいないと思われる。毒があるものの味やにおい、また栄養になるものの味やにおいについて、もはやわれわれヒトは自分で味わって判断するような事はせず、賞味期限や産地などの背景的な情報に頼る部分が大きい。では、われわれの食生活に味とにおいの相互作用は必要ないのであろうか？　決してそうではない事は、これまでにも述べてきたとおりである。われわれヒトには、おそらく他の多くの生物にはないと思われる風味に対するはっきりした感覚がある。「おいしい」という感覚である。味やにおいの情報はおいしさにおいても特に重要な要素であると考えられ、味とにおいの相互作用の発展が、われわれヒトのより高度で繊細なおいしさの評価につながったのではないかと考えられている。可食性や栄養価の向上といった目的を超え、ヒトは現在もさらなるおいしさを求めて食文化を発展させ続けている。多様で豊かな食文化は、味とにおいの相互作用の多様性そのものを反映しているのではないだろうか。

6　まとめ

この章では、味とにおいの結びつきをキーワードに、味とにおいの相互作用が食品の風味において重要な要素である事を述べてきた。多くの研究から味とにおいが相互作用することが確かめられ、その相互作用から多様な風味が生み出されるメカニズムが少しずつ明らかになってきている。また、味とにおいの相互作用が起こる場として脳が着目されており、脳における相互作用のメカニズムについて研究が進められている事を紹介した。さらに、どんな味とどんなにおいが相互作用するかというルールを決める上で、食経験や学習の影響が大きい事を述べた。

現在のところ、味とにおいの相互作用の全容はまだ解明されていない。しかし将来、生理学的にも、心理学的にも、その複雑なメカニズムが明らかにされる時が来るであろう。味覚、嗅覚もそれぞれ重要である事は勿論だが、味とにおいの相互作用の解明は、動物にとって生存に必要な摂食行動を理解する上で重要な鍵となるだろう。一方われわれヒトにとって、それは同時においしさが生み出されるメカニズムを解明することにつながる。味とにおいの相互作用を解明する事によって、人間らしいより豊かな食生活へのヒントが得られるかもしれないのである。

コラム5　特殊化した味の構造と食品の風味

直立二足歩行を始めたわれわれの身体には様々な変化がもたらされたが、その一つに喉の構造の変化があげられる。首が少しずつまっすぐ長くなり、口と食道をつなぐ咽頭と呼ばれる喉の空洞が広がったようである。また、食べ物を飲み込む際には気道を閉じる機能を発達させ、誤って気道に食べ物が入り込まない特徴も有している。ほかの動物にも咽頭はあるが、ヒトの場合は、咽頭自体の構造はもちろん、どうもその内部や周囲の器官の構造が動物たちとは違って特殊化したと考えられているのだ。こういった喉の構造の変化に伴い、われわれは音を巧みに操り、淀みなく話すことができるようになったと考えられているが、食べ物を飲み込むと同時に息を吸えないという特殊技能も生まれた。われわれは食べ物のにおいを鼻先からだけでなく、この構造の喉を用いて吐く息にのって、鼻の奥からも感じることができるが、食べ物をおいしいとか風味がいいと表現する時に、この鼻の奥から感じるにおいに由来する部分は大きい。においは味も含めた他の感覚との相互作用により、食品の風味全体に大きく影響を及ぼしうることは本章で述べている点である。食べ物を評価することはどんな動物にとっても大切であるが、高度な食文化を作り上げた人間にとって、食べ物の風味を評価する脳の神経メカニズムが働く上で嗅覚の入力が果たす役割は大きいことが予想される。香料会社ではフレーバー（食品香料）の評価を行う際に、においを鼻先から嗅ぐだけでなく、実際フレーバーを添加した食品を食べたり飲んだりして評価するのを常としている。この時、食べ物を評価する脳の領域ではどのような活動が生じているのか？　またフレーバー添加により生じる変化を脳活動計測により捉えることができないか？　言語が脳の発達に果たした役割は大きいと考えられているが、同様に特殊化した喉の構造を用いて感じられるにおいも案外脳活動に与える影響は大きいのではないかと考え、脳活動測定をフレーバーの評価・開発に繋げるための研究を私達は日々行っているのである。

第五章　歯応え、舌触りの生理と知覚

キーワード　テクスチャー、咀嚼、テクスチャープロファイル

人が食品を味わうには、一口量の食品を口に入れて、舌、口唇、口腔粘膜などの器官に触れさせることが必要である。ここで、必ず触覚による食物の認知が行われる。食品を食べるときの歯応え、舌触りなどの感覚は、テクスチャーと呼ばれており、歯で噛んで食べる食品においては、味よりもおいしさにとって重要な因子であることが多い。この章では、テクスチャーとは何か、それをどう評価するのか、その知覚のしくみと、ライフステージにおいてどのような生理的意義を持っているのかについて、最新の研究成果を紹介しながら解説する。

1　テクスチャーとは何か

テクスチャーとは、ＩＳＯ一一〇三六（一九九四）により、力覚、触覚、場合によっては視覚や聴

覚で知覚されうる、ある対象物の力学的、幾何学的および表面の属性と定義されている。広義では視覚や聴覚により知覚される性質も含むが、ここでは、食品のテクスチャーについて少し狭い意味で、食べている途中に力覚や筋感覚で知覚される力学的な性質、すなわち、舌触り、歯応え、歯切れ、喉越しなどの特性に限ることとする。食品を食べるときには、必ずテクスチャーが認知されている。

早川（二〇〇八）は、日本語のテクスチャー表現を収集し、諸外国語に比べて極めて多く四四五語もあることを示した。最近、西成ら（Nishinari et al., 2009）は、英仏日中のテクスチャー用語の比較を行った。日本語では、パリパリ、とろとろ、ねっとりなどの擬音語・擬態語がテクスチャー表現を多様にしている。このことより、日本人は食品を味わう際に、テクスチャーを重要視すると言えるであろう。実際、トコロテンやこんにゃくなど、栄養価（エネルギー）も味もほとんどなく、主にテクスチャーを楽しむ食品が日本には存在する。地域差はあまり大きくないが、年齢によりテクスチャー語彙が異なり、高齢層の方が広い語彙をもつ傾向にある。

テクスチャーはフレーバー（広義の味、いわゆる五味や口腔内で生じるにおいを含む）とともに食品のおいしさに影響する二大要因であり、食品のおいしさの主体である（神山、二〇〇五）。米飯や麺類など、毎日毎食、多量に消費される食品においては、テクスチャーの影響がフレーバーより強く、歯で噛んで食べる固形状食品ではテクスチャーが、そのまま飲み込む液状食品ではフレーバーの影響が強いものが多い。相互関係で言えば、フレーバー因子である味やにおい成分が食品のテクスチャーを変えることは少ないが、テクスチャーは食品中の味物質や匂いをもつ分子の拡散速度を変えるため、間接的にフレーバーの強さを変化させる（神山、二〇〇九）。口腔内に食品が存在する時間が固形状食品は液状食品より長く、その間にテクスチャーが変化していくために、テクスチャーの美味しさへの寄与がフレーバーよりも高いのではないかと考えられている。固形状食品は口に入れてすぐ味覚は感じない場合も多く、おいしさに及ぼす影響がテクスチャー優勢になる一因と思われる（神山、二〇〇三）。一般に、液状食品の粘性が高いほど、固形状食品が硬いほど、同量の呈味成分やにおい成分を含んでいても、フレーバーは弱く感じる（神山、二〇〇九）。また、自然な食品を摂取するときの一口量は、液状＞半液状＞半固形状の順で小さくなる（Zijlstra et al., 2008）ので、テクスチャーを変えることで、食品からのエネルギー摂取量を制御できると期待される。

さらに、テクスチャーは食品の食べやすさと大きな関連がある。近年のトレンドである簡便に食べられる食品、乳幼児用食品や高齢社会でニーズの高い高齢者向け食品を設計する上で、極めて重要な因子である。近年、先進国では、介護食などのテクスチャーを制御した食品も多数市販されている（神山、二〇〇五）。

おいしさや食べやすさは感性的な性質と言って良かろうが、これらの性質には最適値がある。それよりも感覚強度が強すぎても弱すぎても不適であり、食品として受け入れ難くなる。おいしい食品設計のためには、食品成分量や物性測定値など、計測でき制御可能な因子を変化させて最適化させるが、その大部分が非線形に相互作用する極めて複雑な系である。最近、感性を対象とする新しい食品科学が生まれ、その結果を応用した食品開発が、主に飲料などの液状食品で見られる（相良、二〇〇九）。しかし、テクスチャーがおいしさの主体となることが多い固形状食品では、おそらく解析がより困難だからであろうが、応用が遅れている（神山、二〇〇九）。以下に、テクスチャーをどう評価し、数値化するかについて述べる。

2　テクスチャーをどうやって評価するか

食品テクスチャーの研究は一九六〇年代に体系づけられ、大きく分けて、客観的方法である機器測定か主観的方法である官能評価かが用いられてきた（神山、二〇〇五）。ウィルキンソンら（Wilkinson et al., 2000）は図5−1のように、機器測定では食べる前の食品の物理化学的性質を調べ、官能評価では少なくとも食べ始めた後に知覚されたテクスチャーを調べるものだとまとめている。

客観的方法によるテクスチャー評価の最大の欠点は、得られた数値がテクスチャー感覚と合わないという問題である（神山、二〇〇三）。最も単純と思われる、試料にある変形を与えるのに要する力と定義される「硬さ」についてさえ、食品の種類によっては、テクスチャー感覚をうまく表せない場合もある。

それは、ヒトの咀嚼条件に機器測定の条件が合っていない、合わせることが難しいことに由来している。主な違いを表5−1に示す。ヒトの咀嚼運動の軌跡は、前面から見ると噛む側にずれた水滴の様な形に見える（Chen, 2009）が、機器は単純な直線か円弧を描くように動く（神山、二〇〇三）。咀嚼の回数は、ヒトでは食品テクスチャーに応じて何回も行われるが、機器分析では一回または二回が普通である。また、速度もヒトの咀嚼では不規則で、最小で静止、最大で数十ミリメートル／秒に達するのに対し、機器では一−一〇ミリメートル／秒程度の等速に制御することが多い。ヒトの咀嚼周

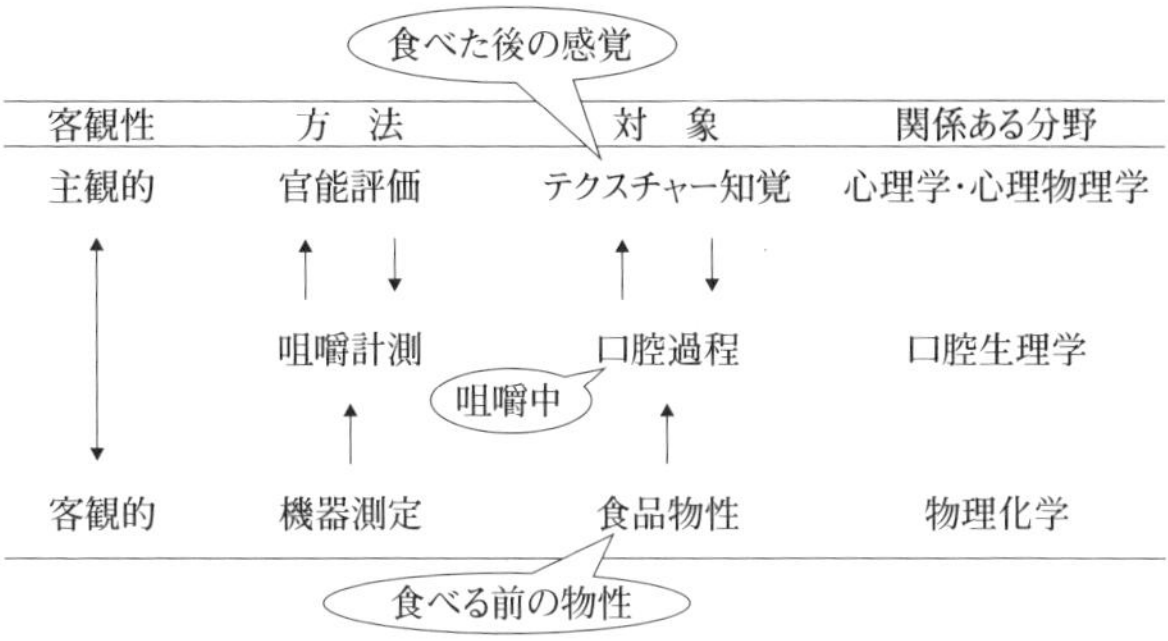

図 5―1　食品テクスチャーの研究法

Wilkinson et al.（2000）を改変。

期は毎秒一―一・五回程度で、個人個人でリズムがほぼ決まっている。機器で二回以上の変形を繰り返し与えるような測定を行う場合でも、ヒトの咀嚼周期に匹敵するほど速い設定は装置の限界速度を超える場合が多く、あまり行われていない。歯による咀嚼では、食物を砕く上下の歯は接触し、接触するときには反射的に速度を落として、身体への衝撃を和らげる。機器では力学センサを壊すのを防ぐために、金属などの硬い材料でできた部品同士が接触しないような条件で測定しなくてはならない。ペレグ（Peleg, 2006）が指摘するように、機器の材質は食品に比べて十分に硬く、機器の変形は無視できる位小さいが、食品もそれを食べるヒトも生体材料でできており、力学的な性質は同程度である。そのため食品に触れた時に、皮膚上や筋肉中の力覚・触覚の感覚器が変形し、その変形が元でテクスチャーを知覚することができる（神山、二〇〇三）。

　食品は不均一で非平衡の系、つまり空間的にも時間的にも一定ではないことを意味する（神山、二〇〇三）。肉眼で見えるミリメートル単位でも不均一な食品は多いが、力学センサが一点の通常の機器では、平均的な力を検出することしかできない。

表 5—1　機器測定とヒトの咀嚼運動との違い

項　目	機器測定	咀　嚼
動　作	下に食品試料を置き，下歯に当たるプローブを上から直線的または円弧を描くように単純運動させる。	基本的に上顎は固定で食物を載せた下顎が複雑に動く。舌や頬との協調運動。前から見ると咀嚼側にずれた液滴型。
回　数	1 回または複数回，通常同じ動作の繰り返し。	試料のテクスチャーに合わせて回数，動作が変化。
速　度	原則として等速。機器によるが 10 mm/秒くらいが最高値。	変速。最大速度は第一大臼歯で 30～100 mm/秒。食品によって変化。一噛み目は遅く，安定するのは 5 回目以降，嚥下前は遅くなる。
歯の接触	力学センサを壊すため，通常は接触させない。	接触することが多いが，接触時には速度は急激に落ち生体防御。
装置の変形	無視できる。	歯は変形しないが，皮膚上や筋肉中の感覚器が変形。食品材料とヒトの器官はほぼ同等の力学強度のため，相互作用が無視できない。
センサ	変位と荷重または圧力。 通常 1 点で一方向の力を検出。 安定。	変位量と圧力，温度，痛みなど。 多数，三次元の力を検知。 不安定，順応の影響あり。
温　度	一定，通常室温。	試料温度から体温へ変化。
湿　度	一定，通常室内の湿度。	相対湿度 100％ の口腔内で変化。低水分食品では，唾液吸収が著しい。

注）神山（2003）を改変。

肉・野菜などの繊維がある食品は多いが、これらは方向によって大きく物性が異なる。室温の、あるいは冷たく、熱くした食品の温度は、咀嚼中に徐々に体温に近づく。口腔内には、唾液が存在するので、特に水分量が少ない食品では、咀嚼の初期に唾液吸収が起こり、咀嚼開始から〇・二秒程で水分量もテクスチャーも大きく変化する。さらに、喉ごしや舌触りといったテクスチャー感覚は、複雑な形状をもった舌などの軟らかい器官の運動中に認知されるため、現在のところロボットのような機械でも、複雑すぎて再現することが難しい。

テクスチャーの要素は、力学的性質、幾何学的性質、水分や油脂の含量に分けられる（神山、二〇〇五）が、いずれの要素も摂食中に極めて大きく変化するため、機器測定値と官能評価結果が合わないことも多い。また、測定機器の感度とヒトの感度が異なるため、どちらかで検出できても一方では差が出ない場合があり、機器測定と官能評価の不一致の要因になっている。そこで、近年、咀嚼中の状態をより直接的に知るため、あるいは機器測定と官能評価を結びつけるまで、咀嚼している人間の生理学的な測定を行い、食品の咀嚼性を客観的数値として示す研究法（図5－1）が導入されるようになった。

咀嚼計測法は、大きく三つに分けることができ、①口腔内にかかる力あるいは圧力、②咀嚼運動、③咀嚼筋の筋活動の測定がある。それぞれ機器測定で、力または圧力、変位または変形速度、器官や器具を動かすための動力を測定することに対応する（神山、二〇〇五）。咀嚼運動は切歯点、すなわち下側前歯の中央部の軌跡を頭蓋に対する相対値で測定するか、医療用のX線や超音波画像診断装置を用いて調べることが多い。筋活動は、顎を閉じる時に働く閉口筋の筋電位を皮膚表面から測定する筋電図が一般的である。

おいしさは、食品側要素の他に、食べる人の生理的要素、文化などの社会的要素も満たされた時に成立する。個人で感受性も異なる上に、仮に同じ感覚を得たとしても、それから引き起こされる情動や価値感はその人の経験によって変わってくるので、同じ食品を食べても、おいしさには個人差がある。

異なるテクスチャーの食品について生じる感覚の個人差は、相対的には一致することが多い（神山、二〇〇九）。たとえば、神山（二〇〇八ａ）は、歯の状態が異なる高齢者と健常成人の筋電図の解析結果から、ある個人について見ると、それぞれの食品の相対値は咀嚼能力に関わらずほぼ一致することを示した。咀嚼しにくい食品は、年齢や口腔状態に関係なく、どの人でも共通で、高齢者が特定の食品だけ食べにくくなっているのではない。このことは、同一人内のテクスチャーの相対値を調べる官能評価では、個人のテクスチャー感覚の違いは表現できないことを示唆している（神山、二〇〇八ａ）。官能評価では、そのパネリストの感性は捉えられるとしても、感性が異なる者の反応は調べられないため、個人差を捉えるためには、ヒトの生理的な計測が必要であるというのが筆者の立場である。

3　咀嚼と嚥下が食品テクスチャーにどう関わるか

すでに咀嚼という用語を用いてきたが、ここで生理学的に定義しておこう。咀嚼とは、食物を口の中に取り入れてから飲み込むまでに口腔内で起こるすべての過程をいう（日本咀嚼学会、二〇〇六）。

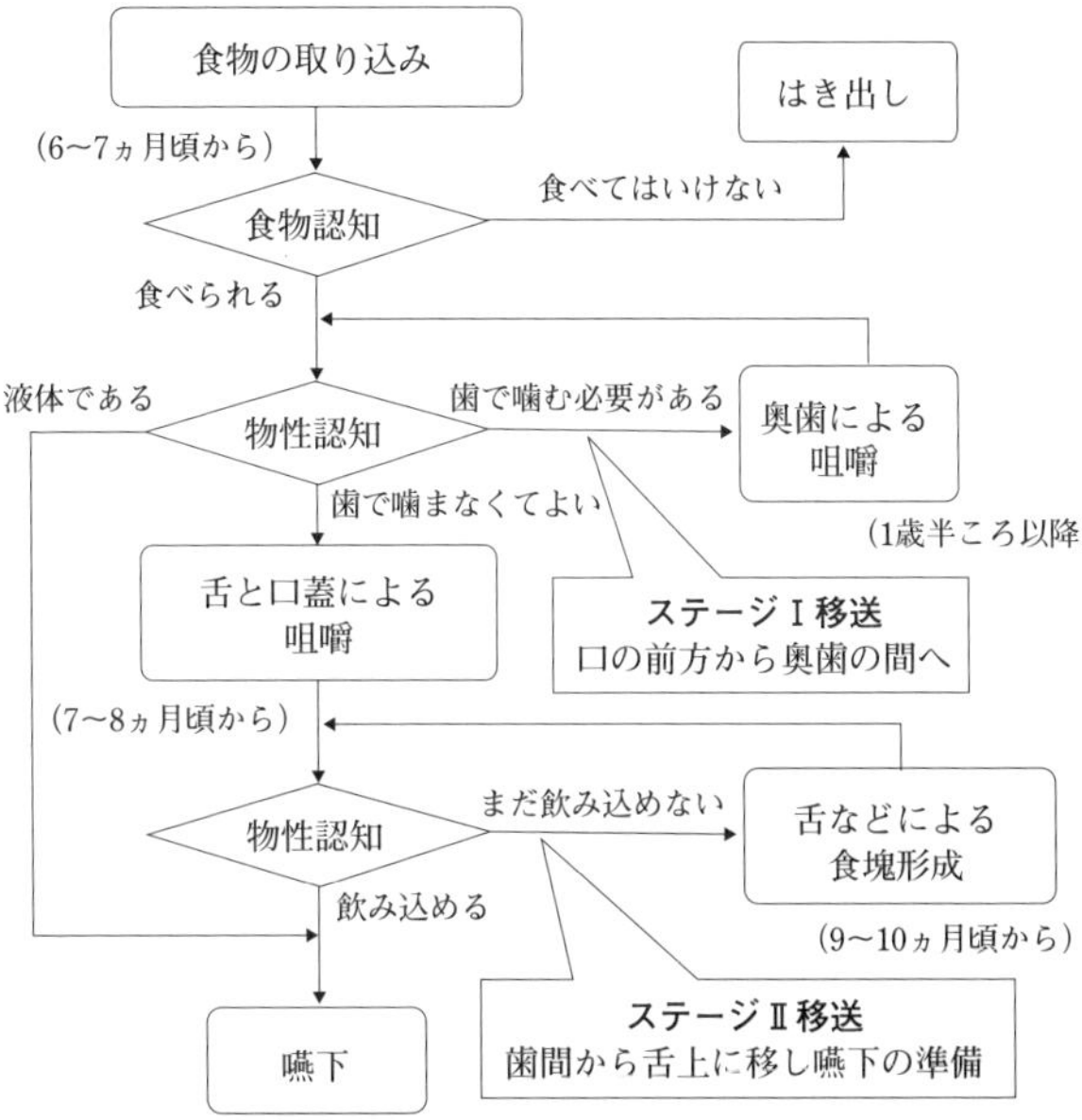

図5—2　咀嚼プロセスモデル

Hiiemae（2004）を改変。

したがって咀嚼運動は、歯で食物を噛み砕くことに限定されず、舌や頬、顔面の筋肉や唾液の働きも関与したはるかに広い範囲を指す。咀嚼過程はヒーメー（Hiiemae, 2004）が提唱したように（図5—2）、まず口の前方に食物が取り込まれる（捕食）と、舌と口蓋で少々押した時の抵抗力によって、テクスチャーが認知される。液体であればただちに嚥下されるが、そうでなければ、そのまま舌と口蓋でつぶせるかどうか、それが無理で歯で噛む必要があるかどうかが判断される。歯で噛む場合は、舌が奥歯に食物を移し（ステージⅠ移送）一噛みされる。一噛みごとに十分に噛み砕けたかどうかが繰り返し認知される。つづいて舌や頬筋などの働きにより、嚥下の準備のために口腔の後方に食物片が集められ（ステージⅡ移送）、食塊と呼ばれる嚥下できる状態の団子状の塊が形成される。食塊形成が十分になれば、嚥下が始まる。ヒーメー（Hiiemae, 2004）によれば、歯による咀嚼が完了しないうちに、嚥下が少しずつ起こる例があり、必ずしも捕食→ステージⅠ移送→歯による咀嚼→ステージⅡ移送→食塊形成→嚥下という図5－2に示した段階別に進行するのではなく、一部は同時に進行する過程のようである。一度嚥下が開始されると、その後の過程は反射で進行するため自分の意志では制御不可能であるが、食物の粘性や量により、嚥下した食塊の流速が影響を受けることが知られている（Chen, 2009）。これらの一連の咀嚼挙動は、生後に学習されて獲得される（日本咀嚼学会、二〇〇六）。成人が摂食経験のある食品を食べる場合には、テクスチャーに適した一定の咀嚼挙動が観察されるが、小児ではばらつきが大きく不安定である。

ハッチングスとリルフォード（Hutchings & Lillford, 1988）は三次元の咀嚼モデルを提唱した。図5－3に示すように、三つの軸は食品の構造、表面の潤滑性、時間である。時間の進行とともに構造と潤滑性の両方が同時に変化する。咀嚼は嚥下に至るまでの口腔内でのテクスチャー変換過程であり、食品のもつ構造がある閾値よりも低く、かつ、表面の潤滑性がある閾値以上に高くなると、嚥下が始まる。嚥下可能な領域は図5－3の灰色に塗った部分で、ハッチングスとリルフォード（Hutchings & Lillford, 1988）は、これを「嚥下できる状態」と呼んでいる。液状食品は初めからこの「嚥下できる状態」に入っており、固形状食品でもゼリーなどは「嚥下できる状態」の近傍に位置するため、すぐに嚥下される。硬い食品の咀嚼は、主に歯を用いて構造を小さく弱くする働きである。一方、軟

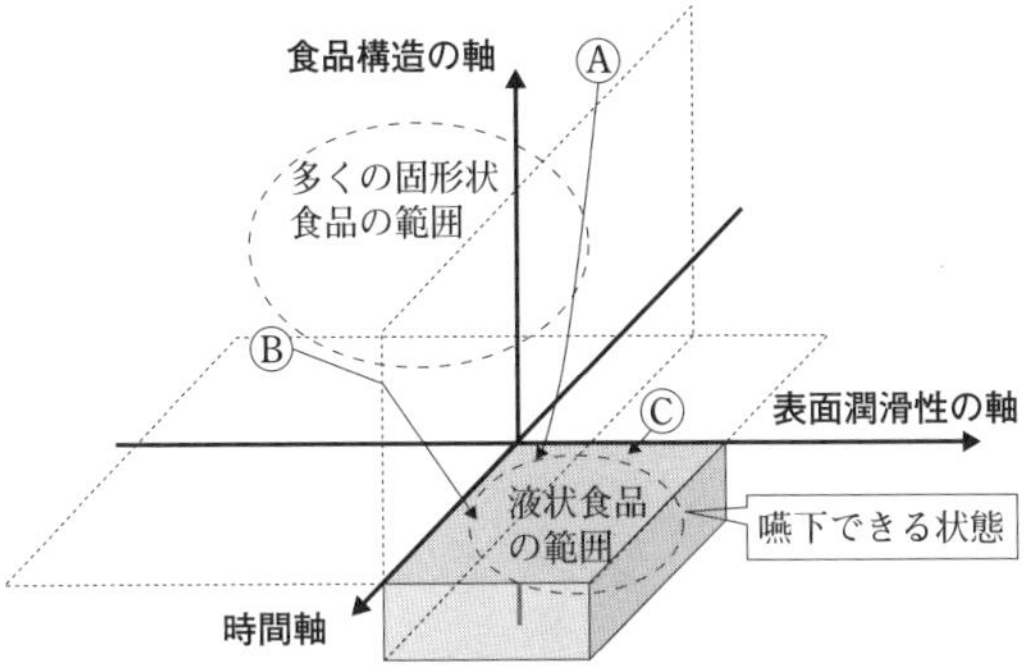

図5—3　食品咀嚼の口腔内プロセス

A：硬い食品（スルメなど），B：軟らかいが乾燥した食品（ケーキなど），C：飲み込みやすい固形状食品（ゼリーなど）。Hutchings & Lillford（1988）を改変。

らかいがパサパサした食品では、構造の座標は閾値から大きく離れていないが、潤滑性の閾値からは遠い位置にあるため、咀嚼の役割は主に食塊を形成するための唾液を吸収し、表面を滑らかにすることになる。

近年の咀嚼研究によって、よく咀嚼すると脳内血流が増加し、覚醒度が高まり、肥満防止や免疫の亢進が起こることが示されている（日本咀嚼学会、二〇〇六）。摂食機能が十分でない患者に、以前は咀嚼を伴わない経管栄養の方法を採ることが多かった。しかし、味わうことが一切できなくなってしまうため、現在では経口栄養が推奨されており、患者のQOL（生活の質）を保つようになった。人間が毎日繰り返す行動の中で、咀嚼は、唯一、五感のすべてを使って感覚情報を得るものであり、咀嚼中に得られる多様な感覚情報は重要である。

4　テクスチャー知覚のしくみを考えてみよう

テクスチャーの感覚は、皮膚表面で感じる触覚または圧覚と深部感覚に大きく二分される（神山、二〇〇三）。どちらも体性感覚に属し、皮膚や粘膜に無数に分布する神経終末あるいは筋紡錘などにある機械受容器で、組織の変形と圧力を検出する。食品に触れるのは指先や舌・口唇などの口腔器官で、皮膚受容器の密度が極めて高く、ヒトで最も二点弁別閾値が低い（三ミリメートル以下）領域である。圧覚は上顎より下顎、口腔の前方でより敏感である。

ヒトの口腔粘膜には、表皮の最深部にメルケル（Merkel）触覚盤や自由神経終末、少し深い真皮の最外層にマイスナー（Meissner）小体やクラウゼ（Krause）棍状小体、さらに深層にルフィニ（Ruffini）終末といった受容器がある。深部感覚は舌や咀嚼関連筋に存在するゴルジ（Golgi）腱器官などが受容し、位置・運動・重量の感覚を有し自身の収縮状態を調節する。

筋紡錘は閉口筋に多く開口筋には極めて少ないことが知られており、歯で食品を噛む時には、歯の運動が歯根膜を変形させ、そこの機械受容器を刺激する（日本咀嚼学会、二〇〇六）。歯根膜受容器も前歯＞小臼歯＞大臼歯の順に多く分布し、触・圧覚に対しては非常に敏感で一〇マイクロメートルの厚さを検知できる。顎関節にも圧受容器があり、下顎運動に関係する筋活動を制御している。

圧刺激により起動電位を生じる圧受容器は、閾値を超えると活動電位を発生する（神山、二〇〇三）。刺激を増すと起動電位も増すが、ある範囲内では外部からの圧刺激と起動電位は比例し、インパルス頻度は起動電位振幅の対数に比例する。圧感覚の強さはインパルス頻度に比例するから、心理物理学（psychophysics）で一般的に知られている刺激Sと感覚強度Rの関係を表すウェーバー・フェヒナー（Weber-Fechner）の法則、

$R = A \log (S/S_0)$　(1)　ただし，S_0は閾値の刺激強度，Aは定数。

および、さらに広い刺激強度範囲に適用できる、スチーブンス（Stevens）のベキ関数の法則、

$R = BS^n$　(2)　ただしB，nは定数。

が成立する。物理的刺激の指数nは感覚の種類によって異なるが、触覚に関するものでは、液体をかき混ぜるときの粘性で〇・四、ゴムをひねる時の硬さで〇・八、口腔感覚粘度はシロップや増粘多糖類水溶液で〇・二二一〇・二九、増粘剤入りミルクでは〇・五四などと報告されている（神山、二〇〇三）。一般に、この指数nは、弾性率（すなわち固体の変形しにくさ）に関わる場合の方が、粘性率（液体の流れにくさ）に関わるものよりも大きい（Nishinari et al., 2009）。つまりヒトの知覚は、液体よりも固体の力学特性差の方に敏感である。

咀嚼は、開口筋、閉口筋、舌筋などを協調的に働かせる極めて複雑な運動である（日本咀嚼学会、二〇〇六）。もちろん、随意的に咀嚼・嚥下を行えるが、一度咀嚼が開始すれば、意識しなくても咀

嚼・嚥下運動は行われることから、パターンジェネレータ（Central Pattern Generator）と呼ばれる神経回路網が基本的な運動の命令を出していると考えられている（Hiiemae, 2004; 日本咀嚼学会、二〇〇六）。しかし、これだけではテクスチャーに応じた咀嚼が行われないので、食品からの感覚情報が必要である。

口腔内受容器で検出された体性感覚情報は、下顎は三叉神経感覚核、舌は舌下神経核、頬や唇は顔面神経核を経て、中脳の対側の内側毛帯を通り対側の視床に達し、大脳皮質第一次体性感覚野に投射される（日本咀嚼学会、二〇〇六）。第一次体性感覚野は、テクスチャーに関係する位置、大きさ、形の識別に関わっている。さらに情報の伝わる第二次体性感覚野は、触覚性弁別に基づく学習機能に関係する。体性感覚情報は、前頭連合野で味覚や嗅覚、視覚といった他の感覚情報と統合され、記憶された情報と照合される（Rolls, 2004; 日本咀嚼学会、二〇〇六）。また体性感覚野から大脳辺縁部にある扁桃体にも伝わり、ここで情動を伴う情報となって、摂食中枢と満腹中枢のある視床下部に伝わり、食欲が制御される（日本咀嚼学会、二〇〇六）。さらに大脳の運動野から運動神経を介して上記の骨格筋を動かし、摂食行動となって現れるとともに、自律神経系に信号が伝わり、内分泌系調節が行われ唾液や消化液などが分泌される。

食品を噛み切った瞬間に下顎にかかっていた力が急に失われたり、食物に混ざっていた石を噛んだ時に痛みを伴う急な負荷を生じたりする。このような時、歯応え情報は、脳に達する前に末梢から反射的に制御されて閉口運動を止め、生体を防御する（神山、二〇〇三）。

5　食品テクスチャーの生理的意義は

咀嚼は、パターンジェネレータとその命令で働く顎や舌を動かす筋肉などからなる運動系で制御されるが、咀嚼初期は運動が不規則なため、歯科医学領域の研究者は咀嚼五―六回目以降を解析することが多い（神山、二〇〇九）。しかし、このような方法で咀嚼する人間の普遍的律動的な運動機能をいくら調べても、食品によって異なる咀嚼性は解明されない。それは、咀嚼している食物からの感覚情報によって、精密に制御される部分があるからである。味わうことによって認知された食品の性質は、元々の食品の物性や大きさによって変わるだけでなく、咀嚼が進行するとともにダイナミックに変化する。食品によって咀嚼挙動が異なるのは、認知された食品の性質に応じて、ヒトが咀嚼様式を変えているからである。

顎を閉じる筋肉の活動は、硬い食品を噛むときには増加するが、それも無理なく出せる力の範囲までである（神山、二〇〇九）。最大咬合力（精一杯食いしばった時の力のことで、健康な成人ではおおむね体重分以上出せる）の二割程が咀嚼力である。その力で食品が破壊されない場合は、力をもっと出すのではなく時間をかける咀嚼様式に変わる。液状・半固形状食品でも似た現象が観察されており、低粘性の場合は速度が速いが力はあまりかけず流れる速度差によって、反対に高粘性の場合では流動速度は遅く大きな力をかけてその力の差で、テクスチャーを評価していることが、訓練されたパネルの官能評価から示唆されている（神山、二〇〇九）。食品の物性が変わっても、機器測定は一定の条件で行うのが普通だが、ヒトは咀嚼中にテクスチャーを認知しようとするとき、食品物性に応じて、無意識のうちに評価する方法を変えている。図5―3でも明らかなように、食品のテクスチャーにおける差異は、咀嚼初期に最も大きく、咀嚼の進行とともに減少し、嚥下時には小さい。実際に咀嚼計測を行っても、第一咀嚼や咀嚼初期に、食品の特徴がより顕著に観察される。

さらに意識的に変えられる咀嚼様式の変化は、よく味わうことでも起こっている。同じ食品を噛む際にテクスチャーの官能評価を伴う場合には、一噛みの時間が延長し、それに伴って食品を破壊するときに歯にかかる力が減少した（檀・神山、二〇〇七）。変形速度が遅くなるのに伴って、食品などの粘弾性体で力学抵抗値が小さくなるのは、物理学では一般に知られている現象である。官能評価が課されると、評価対象となる特性を知覚しやすいように注意して咀嚼が行われるので、咀嚼速度が遅くなると考えられる。食品テクスチャーが変化した場合、一定条件ではなく咀嚼挙動に合わせた機器測定を行うことも、食品テクスチャーの数値化につながるであろう。最近では、咀嚼中のフレーバーリリースについても、咀嚼シミュレータを用いて得られた香気の分析が行われるようになった（小竹、二〇〇九）。

6　テクスチャーの官能評価の方法について

テクスチャーの官能評価では、テクスチャープロファイル（texture profile）法が代表的手法である。現在ではＴＰＡ（Texture Profile Analysis）と呼ばれることが多い。テクスチャーを表す用語を選び、その強度を食べている時間の流れに分けて答える官能評価方法である（神山、二〇〇五）。テクスチャープロファイル法の第一の基本になるのは、食品特性によるテクスチャープロファイルである。①力学的特性（硬さ、凝集性、粘性、弾性、付着性など）、②幾何学的特性（粒子の大きさ・形状と、その会合状態）、③表面特性（水分や脂肪含量）に分けて考える。パネルには、テクスチャー用語を共通の意味でとらえるように定義し、判定方法を説明し、強度の違うものを例示し、その差を理解させる必要がある。

第二の基本的考え方は摂食過程を考慮したテクスチャープロファイルである。摂食は図5―2にあるようないくつかの相に分けて解析することができる。摂食過程を考慮したテクスチャープロファイルは、例えば、①食べる前、②口に入れてすぐ、③咀嚼初期、④咀嚼後期、⑤食塊形成時、⑥嚥下時および⑦嚥下後、のように時間の流れに従って解析できる。図5―3に示すような咀嚼中の食品の変化を、官能評価により表現するものである。

通常の官能評価は、パネルが一つの試料を食べた後に回答するが、動的な性質、つまり時間変化する性質を調べるために、時間―強度法（TI、time-intensity）法が用いられることが多くなってきた（Dijksterhuis & Piggott, 2001）。ある感覚を検知してから感じなくなるまで連続的に強度を答えるもので、テクスチャーでは感覚粘度などについて頻繁に行われている（神山、二〇〇五）。

TI法の応用として、ある時間ではなく、咀嚼一回ごとにテクスチャー特性を答える方法も試みられている（Jack et al., 1994）。ジモッチとフィンドレイ（Zimoch & Findlay, 1998）は、TI法を二つの属性で同時に試み、肉の軟らかさとジューシーさについて報告している。最新出されたTI法の応用には、ラッベら（Labbe et al., 2009）のTDS（Temporal Dominance of Sensation）法がある。これは、咀嚼中の各時点について、いくつかの属性の中から最も強い属性を答えるもので、スナック食品についてテクスチャーの違いを解析するのに用いられている（Lenfant et al., 2009）。

テクスチャー特性を示すのに、用語をベースとした官能評価でも、他言語での比較も試みられている。たとえば、ブランシェら（Blancher et al., 2008）は、フランスとベトナムでのゼリー状食品の消費者の動向の違いを比較するのにフラッシュ（Flash Profile）法を用いた。

7　まとめ

以上のように、歯応え、舌触りなどに関わるテクスチャーを総合的に捉えるためには、官能評価を含む咀嚼中のヒトの測定を行い、客観的な機器測定で得られた物理特性値との対応関係を解析することが重要である。食品特性だけでなく、どのように食べるのか、というヒトの摂食過程がテクスチャー感覚や咀嚼計測値を変えることも明らかになってきた。食品を食べているヒトを客観的に調べる計測手法を取り入れることによって、咀嚼条件により近い解析が可能であり、味わいの科学を深め、おいしさの解明という基礎研究の進展、健康的な食べ方や新しい食品開発への応用が期待される。

関連書籍紹介

1　西成勝好・大越ひろ・神山かおる・山本隆（編）（二〇〇五）『食感創造ハンドブック』サイエンスフ

ォーラム
テクスチャーの生理的、物理的基礎研究、食品開発応用に関する記述が豊富である。

2 川端晶子（編）（二〇〇三）『食品とテクスチャー』光琳
日本のテクスチャーに関する教科書は適当なものが少ないが、現状で薦めるならこの本。

3 日本咀嚼学会（編）（二〇〇六）『咀嚼の本――噛んで食べることの大切さ』口腔保健協会
日本咀嚼学会員が一般人の疑問に易しく答えているが、最先端の研究レベルを踏まえており、咀嚼のことがすべてわかる本。

コラム6　テクスチャーと摂食量との関係

大人が食経験のある食品を食べる場合には、一口量はほぼ決まっている。自然な一口量は、粘性の低い液体、粘性の高い液体、半固形、固形であれば硬いものほど小さい傾向にある。この順で一口量を取り込むときの仕事、あるいは咀嚼中に必要な仕事量が大きくなるので、ヒトは食べやすいように一口量を自然に調節しているのであろう。一方、小児では一口量のばらつきが大きく（Yagi et al., 1996）、テクスチャーに適した量を摂食するのには学習が必要なことを示唆する。

同じ食品でも一口に沢山取り込んだ場合と、少量の場合とでは、咀嚼挙動が異なる。中山・神山

（二〇〇四）は、一口量を五グラムと一〇グラムに設定して粥の咀嚼量を測定したところ、一噛み当たりの咀嚼パラメータは有意な差がなく、咀嚼時間が一〇グラムの方が五グラムの時の約一・四倍に増加した。これは他の食品についても一般に言えることで、一口量を増やした分だけは咀嚼仕事量は増加しない。したがって少量ずつ食べると、ある一定量（例えば一食分など）の食品を食べるときの咀嚼仕事は大きくなる。咀嚼能力の低下した高齢者に小さく切った食品を少量ずつ食べさせることが多いが、元々食欲のない人にはエネルギー摂取を難しくさせる（Kohyama et al., 2007）。食品を細かく切ると、体積当たりの咀嚼量は減少するが、同一量当たりの咀嚼量は多くなるためである。反対にカロリー摂取を控えたい場合には、少量ずつよく噛んで食べることは効果があるかもしれない。

ストローで自由に液状食品を摂らせると、初めには多かった一口量が減少した（Zijlstra et al., 2009）。一口量が小さくなるような粘性や硬さの高い食品は、その一口量を食べる時間が長くなる。よく噛むと、満腹中枢が刺激され肥満の防止に効果があると報告されているが、マーズら（Mars et al., 2009）は、テクスチャーをより多くの咀嚼が必要な高粘性や高硬度の方向に変えると、少量しか食べていないうちに満足感が得られると示した。より多くの咀嚼を要する食品を自由に食べれば、総摂取エネルギーが低くなることが示唆される。

第六章　視覚による食の認知

キーワード　錯視、質感知覚、典型色

私たちがスーパーマーケットで食材を購入するとき、あるいはレストランや居酒屋で注文をするとき、食品をどのように選んでいるのか考えてみよう。匂いにつられて注文することもあれば、見た目で美味しそうだと思って選ぶこともあるだろう。このように、食べ物を口にする前から、視覚や嗅覚を使っての食品選択が始まっている。そのため、スーパーマーケットやレストランなど、食品を扱っている多くの店では、食品をより魅力的にみせるために照明や背景に多くの工夫を凝らしている。食の認知は、口に入れる前に視覚情報や嗅覚情報によりはじまっているといえる。さらに、視覚情報は、味わう前の食品の判断だけではなく、味わっているときの味嗅覚の経験までも変化させる。本章では、このような視覚情報が食の認知に及ぼす影響について概観する。

1　眼から始まる食行動

私たちは、食品の持つ色や光沢、形などの視覚情報を用いて、食品を口にする前に、食品の品質や状態、さらには好ましさなどの判断を行う。実際、野菜などの生鮮食品は時間経過に伴って色や形が変化する。このことの一因は、時間経過に伴う食材の持つ化学成分の酸化などによる変化であるが、私たちは化学成分を解析することなく、視覚情報の変化から食品の状態をある程度判断できる（食品の持つ色と化学成分の関係については、コラム7参照）。また、ビールを評価する熟練者であっても、複数のビールを味わうときに、味嗅覚の情報だけでなく、視覚情報のひとつである色を手がかりとして用いることで、より精細な分類が可能となる（Lelièvre et al., 2009）。このように、食品の持つ視覚情報は食の認知と密接な関係がある（和田、二〇〇九）。

（1）食行動と関連する視覚現象――私たちはどのようにものをみているのか

同化と対比――対象の判断は周りのものに影響される

ネットに入れて売られている野菜は、食材ごとにネットの色を変えることで、食材の色を鮮やかにみせている。例えば、オクラは緑色のネットに、ミカンは赤色のネットに入れられることで、より鮮やかな色に見える。これらは、視知覚の特徴のひとつ、色の同化現象を食品の見せ方に用いた例である。

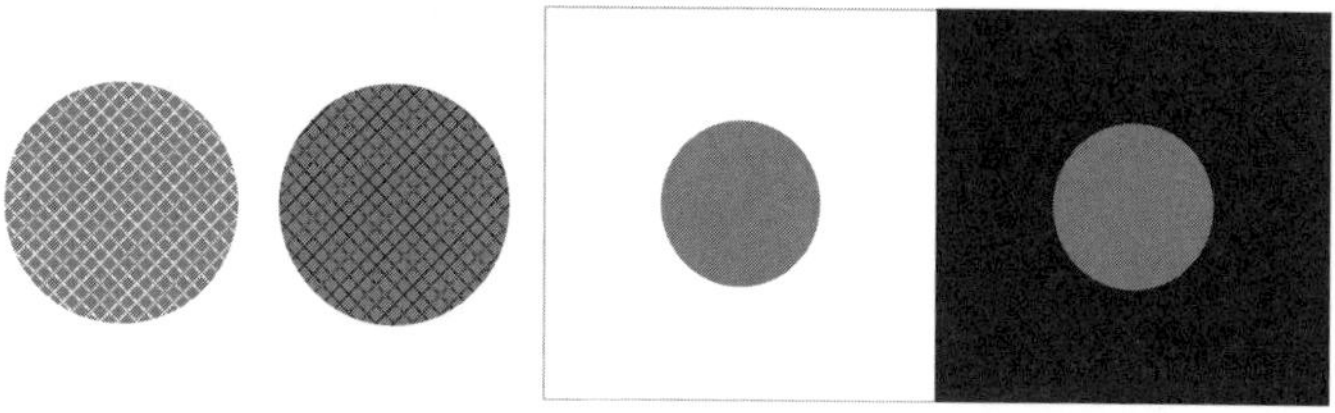

図6—1 明るさの同化と対比

これら4つの灰色の円はすべて同じ明るさだが，左2つの円では，白い網目が描かれている円はより明るく，黒い網目が描かれているものはより暗くみえる（明るさの同化）。右2つの円では周囲が白い円はより暗く，周囲が黒い円はより明るくみえる（明るさの対比）。

同化（assimilation）とは、観察対象が周囲の対象の特徴に近いように知覚される現象である。例えば、図6—1の左二つの円は物理的にはどちらも同じ灰色だが、その上に格子状の線を描くと、線が白ければ灰色の円はより明るく、線が黒ければ灰色の円はより暗くみえる。これは、明るさの同化が生じているのである。

逆に差が強調される場合を対比（contrast）という。箱に詰められ配送されるリンゴが緑色の型に収められることでより鮮やかな赤色に見えるのは、この効果を利用している。図6—1の右二つの円は、物理的には同じ灰色であるにもかかわらず、暗い背景上にある右側の円は観察対象が明るく、明るい背景上にある左側の円はより暗くみえるという対比が生じている。

対象の質感の知覚

私たちが対象を観察するときには、色や明るさなどの光学的な性質を越えた属性を知覚することがある。例えば、ゼリーやグラスに入った飲み物のような透明感や、光沢感など、対象の「質感」を知覚することができる。このような質感のうちの一つ、光沢感については、近年、画像のもつ輝度分布の形状と関係してい

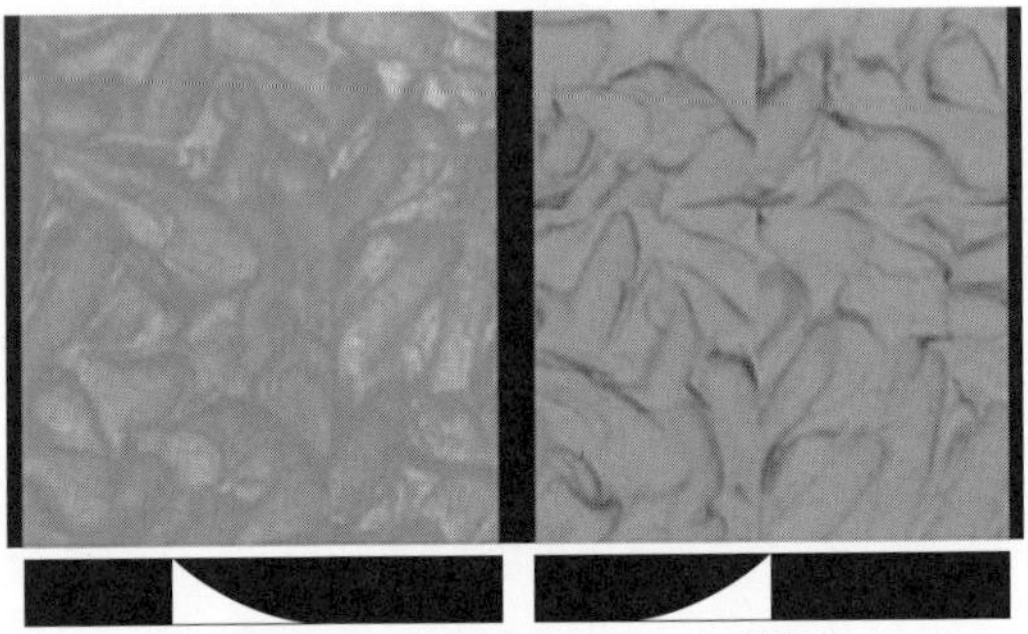

図6―2　画像の光沢感と輝度ヒストグラム

光沢感があるようにみえる画像（左）は，輝度が高い方になだらかに変化する分布になり（歪度＞0），マットに見える画像（右）は輝度が低い方になだらかに変化する（歪度＜0）。各画像の下のグラフは輝度ヒストグラムを示している。Motoyoshi et al.（2007）より Macmillan Publishers Ltd の許可を得て転載。

ることが明らかとなっている（Motoyoshi et al., 2007）。横軸に輝度を段階的にとり、それぞれの輝度に対応する画像内のピクセルの数を縦軸にとると、輝度ヒストグラムと呼ばれる輝度分布を示すことができる。この輝度ヒストグラムの形状が輝度の高い方になだらかに変化した形状のとき（歪度＞0）には画像は光沢感があるように見えるが、ヒストグラムの形状が輝度の低い方になだらかに変化するとき（分布の歪度＜0）には、ピクセル配置が同じ画像であっても、光沢感は消失し、画像は艶のないマットなものにみえる（図6－2）。この研究は、画像の統計的な情報が視覚による質感の知覚に影響することを示している。

和田ら（Wada et al., 2010）は、キャベツの鮮度劣化をモチーフとして、人間の質感知覚の手がかりと考えられている画像の輝度ヒストグラムの統計的な情報が、野菜の鮮度の知覚のような、日常的な生鮮食品の品質判断に関わることを示した。日常的に

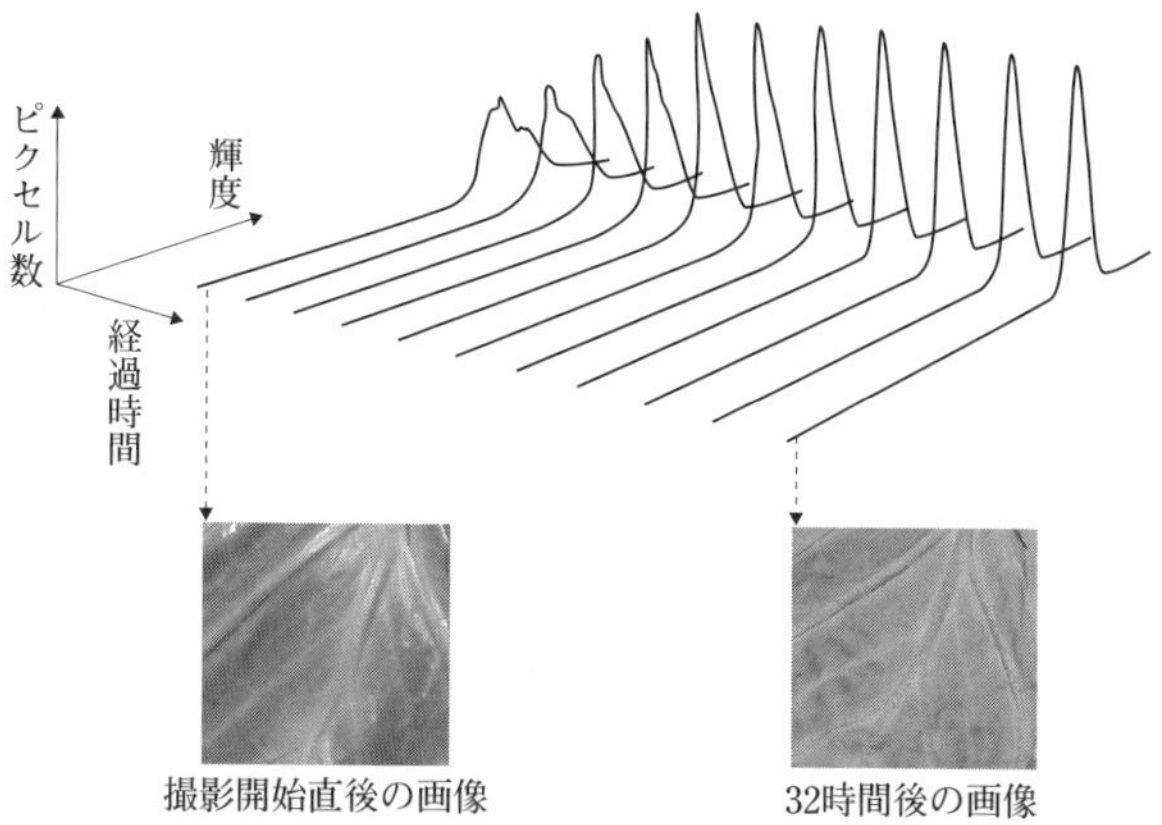

図 6—3　撮影開始から 32 時間後までのキャベツ画像の輝度ヒストグラムの変化

時間の経過に伴い，キャベツ画像の輝度ヒストグラムの標準偏差は小さくなる。また，ヒストグラムの形状は，輝度が高い側に偏り（歪度が大きくなり），より鋭い山型に（尖度が大きく）なっていく。Wada et al.（2010）より転載。

人間は視覚的に食品の鮮度などのさまざまな質感を判断している。しかし、これらの手がかりとなる物理的なパラメータは特定されていなかった。和田らは、まずキャベツを三二時間にわたって撮影し、その写真の光学的パラメータの変化を分析した（図6—3）。その結果、キャベツ画像の輝度ヒストグラムの標準偏差、歪度などの複数のパラメータが時間の関数として変化することがわかった。また、鮮度の感性評価も時間の負の関数として変化することが明らかとなった。さらに、輝度ヒストグラムが視覚的鮮度評価に影響するかどうかを調べるために、鮮度が高いときに撮影したキャベツ画像について、輝度ヒストグラムだけを別の時間に撮影した画像の輝度ヒストグラムの形状に変化させた人工画像を作成し、その見かけの鮮度評価を行なわせた。その結果、最初の数時間に撮影した画像の輝度ヒストグラムを持つ人工画像についての鮮度評価は、オリジナル画像のそれと同様に変化した。このことは、輝度ヒストグラムの変化が食品の鮮度評価の有力な手がかりの一つであることを示唆している。

典型色——対象に固有の色の記憶

私たちの食品認知に色が強い影響を及ぼしていることを示す例として、**典型色**（canonical/typical color）、あるいは**記憶色**（memory color）が挙げられる。典型色は、見慣れた物体が長期記憶に保持される中でその物体固有の色として表象される色と定義される（Bodrogi & Tarczali, 2001; Hering, 1878/1964）。たとえばイチゴは赤い、レモンは黄色いというように、私たちは様々な食品について典型色を認知しており、それらの典型色に基づいて食品が何であるかを認知したり、その品質を判断することもある。たとえば、野菜や果物の写真をカラーまたは白黒で提示して、その名前をできるだけ早く回答させるという課題を行ったところ、その反応時間はカラー写真の方が有意に速かったという（Ostergaard & Davidoff, 1985）。これだけでは単純に有彩色による効果とも解釈可能だが、その後の研究により、このような色彩の物体認知促進効果は典型色のある物体では生じるが、典型色のない物体（自動車など）では生じないことが示されている（Tanaka & Presnell, 1999）。典型色が食品の認知を促進しているといえる。

また近年、人々がこのような典型色のフィルターを通して食品を知覚していることを如実に示す興味深い研究が報告された。ギーセン大学のハンセンらの研究では（Hansen et al., 2006）、レモンやオレンジ、レタスといった野菜・果物の画像がモニタに提示され、実験参加者はそれらの食品画像の色を同じ明るさの灰色に見えるまで調整する課題を行った。その結果、各食品画像の主観的な灰色点は、物理的な灰色点と比較してその食品の典型色の反対色側に有意にズレていた。たとえば、黄が典型色であるレモンの画像であれば、純粋な灰色よりも若干青み（黄の反対色）を帯びた灰色が主観的な灰色点として知覚されていたのである。一方、食品画像で使われた色と同じ色の円盤図形ではこのようなズレは生じず、物理的な灰色点と主観的な灰色点が一致していた。これらの結果が示すところは、よく知っている食品を見る場合には、私たちはその食品の典型色を無自覚的に強調して見ているのである。私たちは「レモンは黄色い」という認知をもっているため、レモンを見る場合に実際よりも黄色みを強く知覚しているのである。

これらの例は私たちの食品認知において典型色がいかに頑健な影響力をもつかを示している。

コラム7　食品の色が変化する理由

私たちは、食品の色からその食品の状態をある程度は判断することができる。食品の色は、植物や動物の細胞組織または血液中に含まれる生体色素成分の反射光によって決まる（齋藤、一九九七）。以下、片山・田島（二〇〇三）から、時間経過による食品の色素の化学変化を紹介する。

ニンジンや唐辛子の色は、赤、橙、黄色のカロテノイドである。カロテノイドが酸素と光によって分解されると、色があせてゆく。エビやカニの甲殻類が、加熱や腐敗により赤くなるのも、黒褐色や青緑色のアスタキサンチンがタンパク質と切り離されることで赤いカロテノイドが表れるためである。

また、ほうれん草などの緑色の野菜や果実の緑色は、クロロフィルによるものである。樹から切り離された緑葉のクロロフィルは時間経過と共に減少していく。このとき葉にはカロテノイドが残っているため、緑葉は黄褐色になる。ジャガイモを放置しておくと、緑色に変化するが、これは光があたることでクロロフィルが生成される為である。

リンゴやジャガイモ、サツマイモ、バナナなどを切ったまま放置しておくと、切り口の表面に含まれるポリフェノールが時間と共に酸化し、褐色のメラニンを生成するため、茶褐色に変化する。肉の赤色は、ミオグロビンが酸素と結合して、鮮やかな赤色のオキシミオグロビンになるためである（豚肉はもっともミオグロビンの含量が少なく、ついで羊、牛、馬の順で多くなっていく）。この成分が時間経過と共に酸化し、褐色のメトミオグロビンとなることで、茶褐色に変化していく。

時間経過による食品の色の変化は、その食品の劣化の一因として考えられることが多い。しかしながら、例えば褐変で生じる色素はその分離や同定が困難であるため、健康への影響などは不明のままである（津志田、二〇〇二）。また、色素の中には生体調整機能を持つ物があることが知られている。例えば、カロテノイドは一部のがんのリスクの軽減や加齢性黄斑変性症を予防する効果などの生体調整機能がある（青木・稲田、二〇〇二）。食品を彩る色素の性質が、食品の特徴や状態を知る手がかりになるだろう。

2　食品の盛りつけ方の違いによる食判断の変化――盛りつけ方と食器

洗練された食文化圏では、盛りつけにも工夫を凝らす。例えば、フランス料理では真っ白な陶磁器の中心に色鮮やかな料理を配する。日本料理では、色や材質、形状の異なる器を用いて、視覚的に食事を楽しむ工夫を凝らしている。これらは、食品の形状や盛りつけ、食器などが食行動に影響を与えることを知っているからだろう。

（1）食品の盛りつけ

食品の盛りつけ方は、美味しさの判断に影響する。炒飯を盛りつけるときは、量をただ増やすだけではなく、より高く盛りつけた方が、美味しそうであると判断される（Ichikawa et al., 2006）。また、食材の切り方を変えると、視覚による食材の重さ推定が変化する。たとえば、ニンジンとカマボコをサンプルにして、量を視覚的に判断させる実験の結果、ブロック状に切られた食材に比べて、さいの目切り、千切りの順に食材の重量は過大評価されることが示されている（図6－4　Wada et al., 2007）。

食品の大きさは重さだけでなく、その商品に対する価値判断にも影響する。クライダーらは、実験

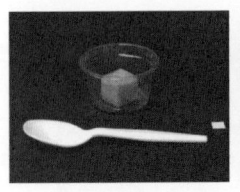

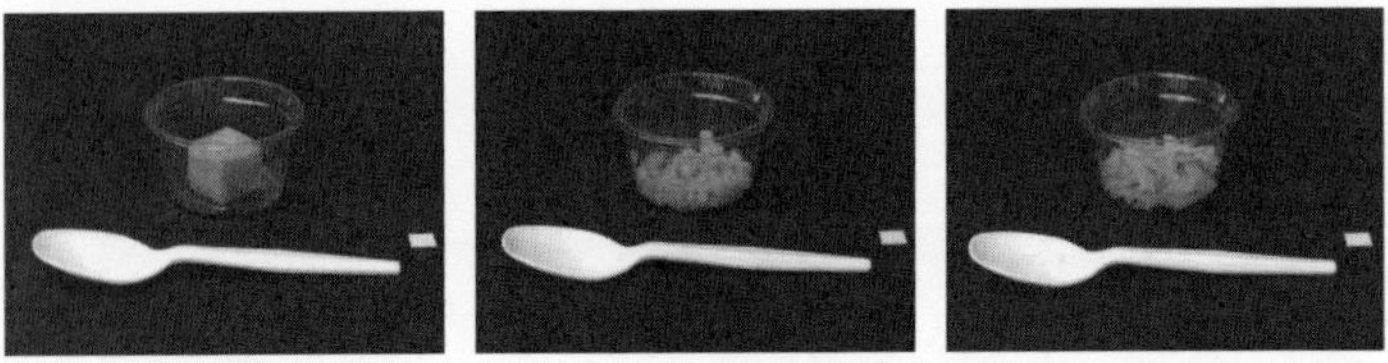

9.0g ブロック体　　8.5g さいの目切り　　7.5g 千切り

図6—4　視覚的な重さが10gと判断されたニンジンの画像（下の数値は実際の重さ）

写真が右に行くほど，重さが多く見積もられる。すなわち，もしも物理的に同じ重さであれば，視覚的には，千切り，さいの目切り，ブロック体の順に重いと判断される。Wada et al.（2007）より転載。

参加者に大きさと形状の異なるピザを見せてそのピザをいくらで買うかを尋ねたところ、ピザのサイズが大きくなるにつれてその価格が高くなることを示した。さらに興味深いことに、実際の面積の大小ではなく、視覚的に大きくみえる四角形のピザは、より高価値だと判断された（Krider et al., 2001）。

これは、知覚心理学で研究されている大きさと形の錯視と関連があるのかもしれない。大きさと形の錯視とは、同じ面積を持つ図形であっても、形状が異なると、図形の大きさの判断が異なる現象である。見た目の大きさは、星形が最も大きく、続いて菱形、斜方形、十字、正三角形、正方形、円の順番で小さくみえる（Anastasi, 1936）。さらに、図形の形状が同じであっても、図形の向きによっても大きさは異なってみえる。例えば、正方形は辺が垂直水平な状態から、四五度回転させると、面積が過大視される（Ninio, 2001）。

このように、食品を盛りつけるときの形と、食品の認知には強いつながりがあると考えられる。

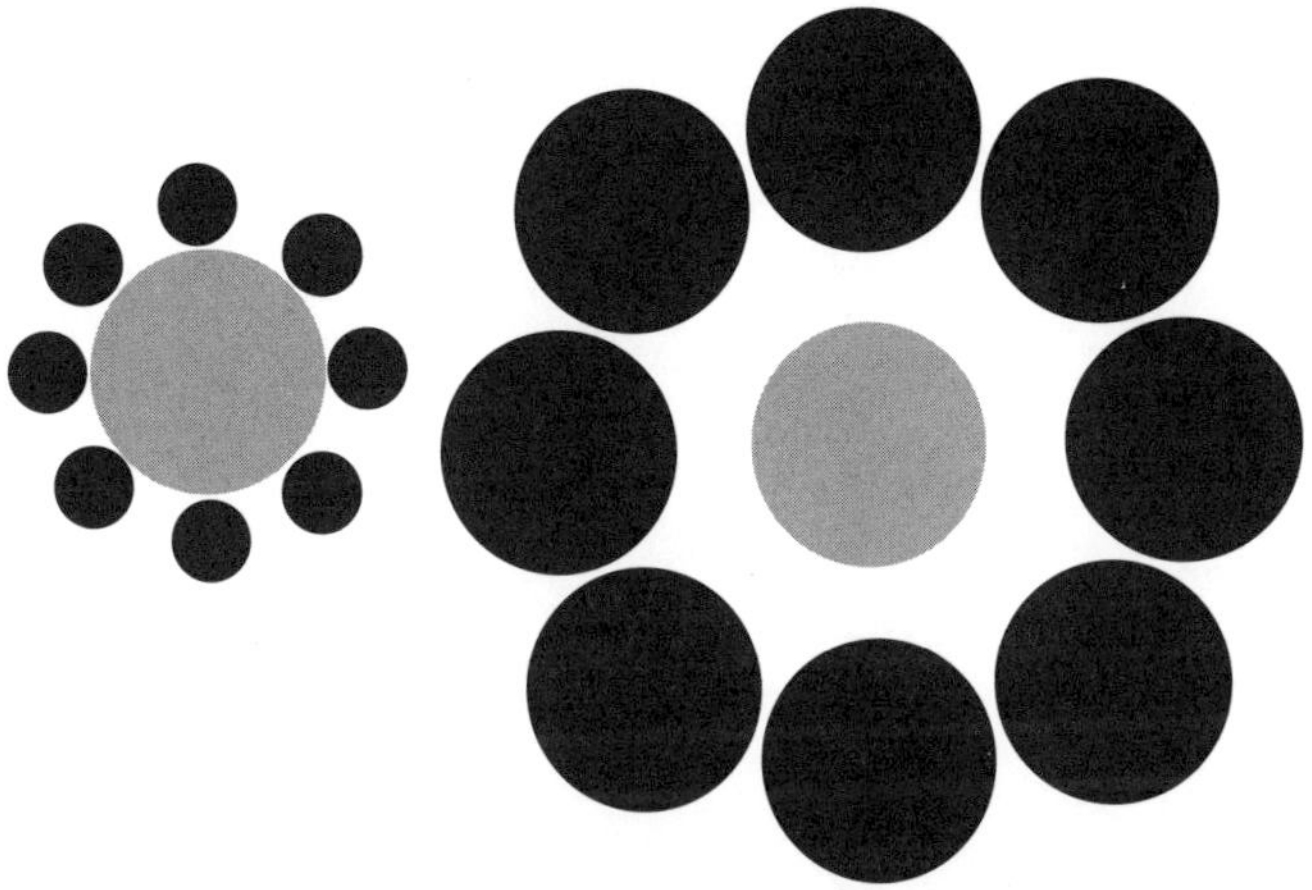

図6―5　大きさの対比

2つの灰色の円は同じ大きさだが，周囲に小さい対象が置かれていると円はより大きく，周囲に大きい対象が置かれているとより小さく見える。

(2) 器の効果

私たちが食品を眼にするとき、それらは食器の上に盛られていることが多い。このような食品を取り囲む食器の大きさや形状、さらにはパッケージによっても、食に関する行動が変化することが知られている。

例えば、小さなカップからはみ出るくらいに盛られたアイスクリームは、大きいカップに収まっているアイスクリームよりも好ましいと判断される（Hsee, 1998）。これは、大きさの対比効果と関連しているのだろう。大きさの対比効果とは、周囲に大きなものが置かれていれば観察対象は実際よりも小さく見え、小さなものが置かれていると実際よりも大きく見える現象である（図6―5）。すなわち、観察対象（この場合はアイスクリーム）の周辺の対象（カップ）との対比効果により、小さなカップに入ったアイスクリームは量が多く見え、好ましいと判断されるのだと考えられる。また、アイスクリームを自分が食べられると思う量をボウルによそうように指示すると、三四オンスのボウルを渡された人たちは、それより小さな一七オンスのボウルを渡された人たちと比べて三〇％以上も多くアイスを入れてしまう（Wansink et al., 2006）。大きいボウルの中のアイスは、小さいボウルの中のアイスよりも量が少なく見えるために、多くよそってしまうのだろう。

食器の大きさだけでなく、食器の形状も食の認知に影響する。お酒を注ぐとき、手慣れているバーテンダーが量に注意しながら注いだとしても、背の高くて細いハイボールグラスよりも、背の低い幅広のタンブラーに二〇％以上多くのアルコールを注ぐ（Wansink & van Ittersum, 2005）。この形状の違いの効果は、垂直方向の長さは水平方向の長さに比べより長くみえるという、垂直―水平錯視によるものだと説明されている。

（3）商品のパッケージの効果

商品のパッケージによっても食行動は変化する。例えば、パッケージの大きさは食品の消費量に影響を与える。調理オイルや、スパゲッティの麺、水や洗剤などについて、大きさやブランドの異なるパッケージに入れたときのそれぞれの使用量を調べると、なじみのある製品やブランド製品は、大きなパッケージに入っていると使用量が増えることが示された（Wansink, 1996）。また、シャンカーらは茶色のチョコレートと緑色のチョコレートに、「ミルクチョコレート」あるいは「ダークチョコレート」と書いたラベルを付けて、チョコレートフレーバーの強さと好ましさを測定したところ、好ましさは変わらないが、茶色のチョコレートや「ダークチョコレート」とラベルが付いたチョコレートは、よりチョコレートフレーバーが強いと判断されることを示した（Shankar et al., 2009）。

このように、視覚情報により食品の量や質の判断は変化する。より多く食べて欲しい、食べる量を減らしたい、あるいは食品をより魅力的に見せたいときには、視知覚の特徴を理解し、それを活かすことで、目的に応じた効果的な食品の認知を促すことができるかもしれない。

3　視覚情報の味嗅覚経験への影響

これまで、食の認知場面において、視覚情報が食品の好ましさや量の判断、消費量などの食行動に及ぼす影響を紹介した。さらに興味深いことに、視覚は食品を味わうときの味や匂いの判断にさえも影響することがある。本節では、視覚情報が味覚と嗅覚に及ぼす影響についてそれぞれ概観する。

（1）味覚判断への影響

色の違いは、味や匂いの強さ判断を変化させる。例えば、ネクター（pear nectar）を味わうときに、ネクターの色が緑色に着色されていると、着色されていないときに比べて甘味が弱く感じられる（Pangborn, 1960）。

さらに色の情報は、味覚の感覚的な強さだけでなく、その味を判断できるかできないかの検出感度（閾値）にも影響する。一例をあげると、基本四味（塩味、甘味、苦味、酸味）の味を付けた水溶液に、無色のものと赤、緑、黄色に着色したものを組み合わせて、それぞれの味の感度と色の関係を調べた実験がある。結果として、色を付けないときに比べて、緑色は甘味を検知しやすくさせ、黄色は検知しにくくさせた。また、黄色と緑色は酸味を検知しにくくさせ、赤色は苦みを検知しにくくさせた。一方、塩味は色による影響がみられなかった（Maga, 1974）。

他にも、リンゴジュースを味わうときにリンゴの写真を同時に呈示するなど、ジュースと一致した写真を見ながら味わうと、写真がないときや他の果物の写真をみながら味わうときよりも、よりおいしく、甘く、酸っぱいと判断されるという知見もある（坂井・森川、二〇〇六）。写真を見て具体的に思い浮かべるイメージは、私たちの経験や記憶とも関連がある。また、思い浮かべるイメージが食品のような固有のものであれば、多くの場合、それらの名称も同時に思い浮かべるだろう。すなわち、視覚情報による効果は、経験や言語情報などの認知機能とも関係があると考えられる。例えば、知識があるが故に、味覚判断が視覚情報に影響されることがある。黄色、茶色、ピンク、赤、紫の色を付けた白ワインに砂糖を入れて、その甘味の強さを判断させると、テイスティングの熟練者は、ピンク色がついたワインの甘味をもっとも強いと判断する。これは、ピンク色のロゼワインは一般的には甘いという、彼らのワインの知識を反映している可能性がある（Pangborn et al., 1963）。

（2）嗅覚判断への影響

色は、香りの判断にも影響を与える。オレンジジュースがオレンジ色に着色されているときのように、香りと色のイメージが一致していると、香りが強く判断される（Blackwell, 1995）。また、フルーツジュースのフレーバーの種類の判断にも色の情報が強く影響することが知られている。チェリー、オレンジ、ライムのフレーバーのフルーツジュースは薄めると香りだけでは判断が難しくなるが、チェリージュースには赤色、オレンジジュースはオレンジ色、ライムは緑色が付けられると、もとのフルーツを答える確率が高くなる。さらに、これらのジュースに付けた色調を濃くすると、それに伴ってフレーバーの受け入れやすさ（好ましさ）やフレーバーの強さ判断も高くなる（DuBose et al., 1980）。

食の判断に関する訓練を積んだ専門家であっても、視覚情報が彼らの判断を変化させてしまう。フランスのボルドー大学のワイン醸造学科の学生が、白ワインと赤ワイン、そして赤い染料で着色された白ワインに対して、ワインの香りの記述を行なった。その結果、赤い色が付いた白ワインの香りは、通常赤ワインの表現に使う言語を用いて表現された（Morrot et al., 2001）。このように、視覚情報によってワインに関する専門家の知識が引き出されることが、香り判断に影響してしまうこともある。

視覚情報による香り判断の影響について、スティーブンソンとオーテンは、最初に色を見たときに、その色とつながりのある香りに関するイメージを言葉で思い浮かべる（ラベル付けする）ことで、香りそのものの判別を誤るためだと主張した。そこで彼らは、香りの判別をする間、“the”と繰り返し言い続けることを参加者に課した。こうすることで、参加者が液体の色のイメージをラベル付けすることを妨害することができる。このような課題は、AST（Articulatory Suppression Task）と呼ばれる。レモンとグレープフルーツ、カットグラスとミント、チェリーとイチゴの三つの香りのする液体に、黄色、緑、赤の色を着色したときに、それぞれのペアの香りが判別できるかどうか、三点識別法を用いて行った。そうすると、例えば赤く着色されたレモンとグレープフルーツの液体のように香りと色のイメージが異なるときには、香りと色が一致しているときや、着色されていないときよりも、香りを識別するときの間違いが増えた。しかし、ＡＳＴを用いて色のラベル付けを抑制すると、この間違いの量が減った（Stevenson & Oaten, 2008）。このことは私たちの色から想像する食の言語情報が、判断すべき対象の香りに影響を与えることを示しており、色と香りそれぞれの食品に関する情報のつながりの強さを表している。

色よりも頑健で具体的な視覚情報を持つ、写真を一緒に呈示しても、香りの判断は変化する。様々な香りと写真の組み合わせを同時に呈示して、香りの強度と好ましさを尋ねると、香りと写真の組み合わせが適切なときには、香りの強度も好ましさもより高く評価される（Sakai et al, 2005）。

このことは、視覚情報から想起する知識や言葉など事前の学習が、嗅覚経験の記述に影響を与える可能性を示唆している。一方で、色によって香りの感覚的な強さの評定が変化することから、学習・経験との連合よりも、嗅覚における知覚的な変化であるとの主張もある（Zellner & Kautz, 1990）。

いずれにせよ、視覚情報が嗅覚経験に影響をおよぼすことは確かなようだ。

コラム8　多感覚知覚

本章では、視覚が味や香りに影響することを示した。このような感覚同士の情報が統合されて形成される知覚を多感覚知覚という。多感覚知覚は主に、視覚と聴覚の統合について研究されてきたが（北川ら、二〇〇七、和田、二〇一一を参照）、食に関わる感覚としては皮膚感覚を含めた多感覚相互作用についての報告もいくつかある。たとえば、食感については、触覚や自己運動感覚だけではなく聴覚の影響も受けることが明らかにされている。ポテトチップスのパリパリ感（触感＝テクスチャー）や、炭酸飲料のシュワシュワ感も、音によって左右される（Zampini & Spence, 2004, 2005）。

皮膚には、触覚・圧覚・痛覚・温覚・冷覚などに対応する感覚受容器が混在することから、われわれが感じている皮膚感覚から生じる知覚経験は多感覚情報統合を伴う。たとえば、人差し指と薬指が温かい（冷たい）もの、中指が人肌程度のものに触れると、三本の指とも暖かい（冷たい）ものに触っているように感じる（参照温度錯覚、Green, 1977; Ho et al., 2007）。これは、空間的な判断が苦手な温度感覚が、熱源の位置的な探知に触覚情報を利用することから生じるのだろう。また、この錯覚が起こっているときに、中指に触れたものの硬さの判断を行なわせると、温かい（冷たい）ものに触れていると感じられる場合は軟らかく（硬く）感じる（Wada et al., 2008）。つまり、温かさ、冷たさという情報も温度感覚以外の情報から影響を受けるのである。

私たちの日常的な知覚経験のほとんどすべてが多感覚統合の産物であるといっても過言ではない。

4　他者の表情による影響

われわれの食に関する行動は、食事場面での周囲の環境によっても変化する。たとえば、親しい人や友人と一緒にご飯を食べるときには食べる量が増える。反対に、あまり親しくない人と食事をするときには食べる量が少なくなることを経験したことがあるだろう。

写真で見せられた食事場面での他者の表情までも、食の認知に影響する。ルーセットらの研究では、なじみのある食べ物やなじみのない食べ物と一緒に、喜び、嫌悪、中立表情をしながらそれらを食べている人の写真を見せて、観察者がその食べ物をどのくらい食べたいと思うかを尋ねた。食品を食べる人が嫌悪の表情をしている写真では、観察者のその食品を食べたいと思う度合いは減り、食べる人が喜んだ表情をしていると、中立表情の時よりも、食べたいと思う度合いが増加することが示された(Rousset et al., 2008)。

食の認知に影響を及ぼす視覚情報は、食品自体の情報(形、大きさ、色)から、食品の周囲の情報(食器やラベル)に留まらず、食行動に関わっている他者にまで及ぶのである。

5　まとめ

本章では、食の認知における視覚情報の役割を紹介した。第一節では、食認知と関連した視知覚および認知の特徴を紹介した。錯視に代表される私たちの視知覚の特徴は食品にも強いつながりがある。つづく第二節では、食品の盛りつけ方や器、パッケージなどの視覚情報が食品の量や質の判断に及ぼす影響についての研究を概観し、視覚情報からの影響の特徴を述べた。そして第三節では、視覚情報は味わう際の味嗅覚判断において、甘さや酸味、香りなどの強度判断から特徴の記述まで、幅広く影響を及ぼすことを示した。第四節では、食品そのものの情報を越えて、食行動場面にいる人の表情の変化によっても、その食品を食べたいかどうかの判断が変化することを示した。私たちの食の認知は、味嗅覚からの情報だけではなく、視覚による色、形、大きさの知覚、さらにはそれらから喚起する記憶や経験までもが統合された結果なのである。

関連書籍紹介

1　齋藤進（編著）（一九九七）『食品色彩の科学』幸書房

本章でも紹介した食品への色や光沢感について、私たちの眼の仕組みから、計測方法と記述方法、食品の品質特性との関係、さらには色彩を活かした購買促進の技術まで、幅広く紹介されている。

第七章　おいしさの心理学

キーワード　経験、学習、食の安心・安全、食育

本章では、人がおいしさをどのように感じているかについてまとめる。人のおいしさの心理学に関する研究は、現時点では、科学的・学術的なものはそれほど多くないのが現状である。誤解しないでいただきたいのだが、多くないのはわれわれ人のおいしさを感じる仕組みに関する研究の話で、動物（特に実験室で飼育されているネズミ）のおいしさを感じる仕組みについてはよく調べられている。ただし、本章第一節で述べるように、動物実験で得られた知見を現代社会に生きるわれわれ人に適用することにはかなりの無理がある。そこで、本章では、動物実験で得られている知見の紹介は最小限に留め、多くを人のおいしさに関する心理学・行動科学的な研究に割く。本章の後半部分では、おいしさを求めることの代償として生じている現代社会の食の問題を解説する。

1　おいしさの認知

本節では最初に動物を対象とした研究によって得られた知見についてまとめる。次に、人がどのように食物を認知し、おいしさを感じているかについて、その研究手法とともにまとめながら、冒頭で述べた動物実験に基づく知見を人のおいしさを理解するために応用する限界について論じる。最後に、よく混同されているが、「おいしい」ということと「好き」ということは、同じようで、実は異なっているということを例示しながら説明する。

（1）動物のおいしさ（？）

はじめに「おいしさ」を感じる脳の仕組みについて、現時点でわかっていることをまとめてみよう。主にラット（白ネズミ）を対象とした研究から、ドーパミンの起始核である腹側被蓋野の破壊は「おいしい」飲みもの（ショ糖溶液や薄い食塩水）の摂取量を低下させること、側坐核に脳内麻薬様物質（オピオイドペプチド）の作動薬を投与したり、ＧＡＢＡの拮抗薬であるビククリンを腹側淡蒼球に投与すると、ラットは「おいしい」飲み物や食物を通常よりも多く摂取するようになることが知られている（レビューとしてYamamoto, 2006）。つまり、ラットを対象としたおいしさ研究から、図７—１に挙げた**大脳辺縁系**や**中脳**に属する脳部位が、ラットの「おいしさ」の脳内情報処理に関わっていると考えられている。（図７—１）

さて、ここで「動物が『おいしい』と思っているかどうかはどのようにして調べたのか?」と疑問を持つ方も多いだろう。動物を使った「おいしさ」の研究方法には次に示すいずれかの手続きを取っていることが多い。

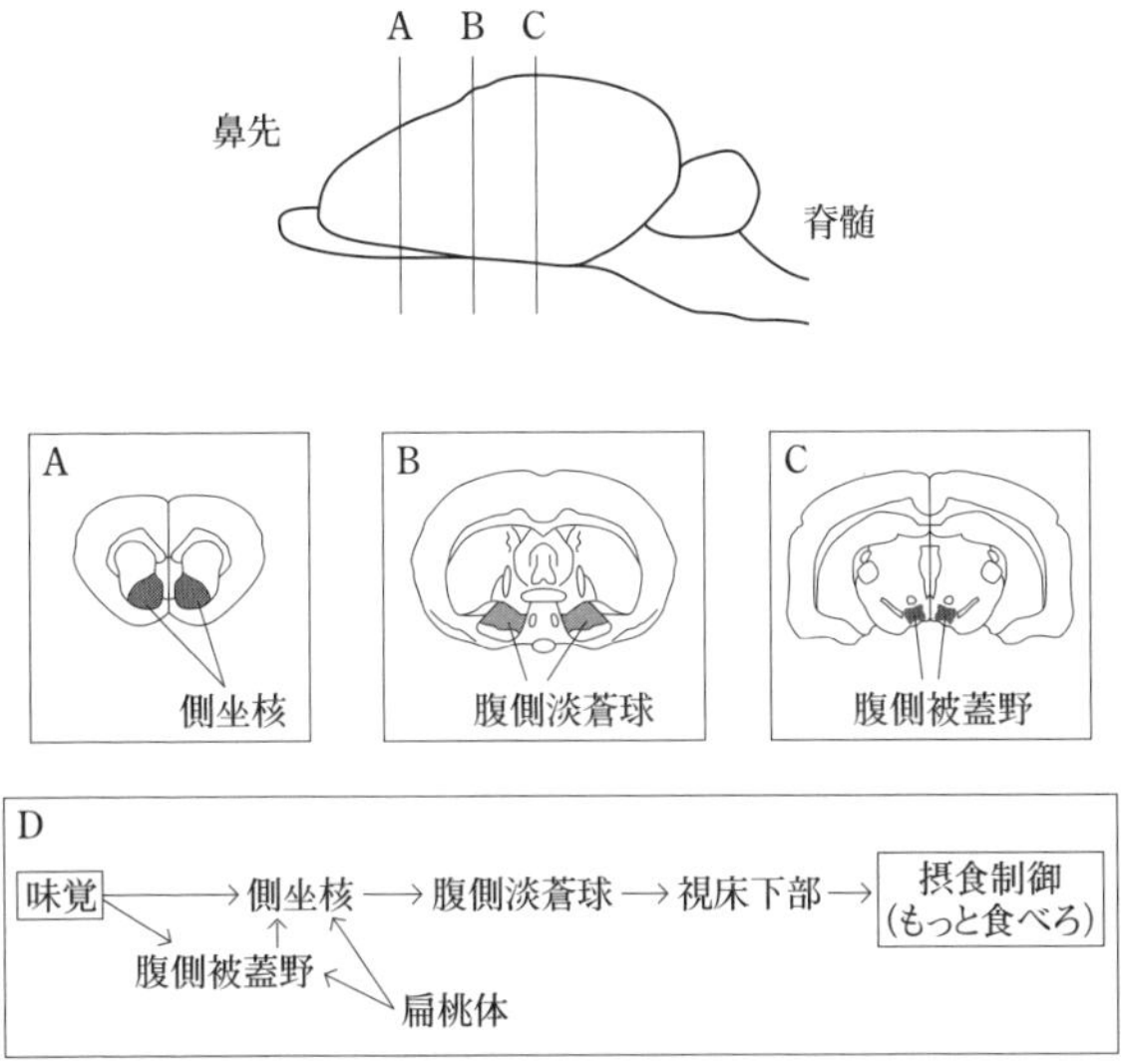

図7—1　ラットを対象とする実験によってわかってきた「おいしさ」に関わる脳の仕組み

上段の模式図はラットの脳を横から見た図を示しており，この図中のAからCの部分で切断したときの断面図を下のAからCに示している。AからCに図示してある各脳部位の役割については，本文を参考にしていただきたい。また，Dに味覚情報（入力）から摂取量増加（出力）までの情報の流れを模式的に示した。

①ある食物と他の食物の摂取量を比較し、摂取量が多ければ「おいしい」、反対に少なければ「まずい」と判断していると解釈する方法。

人でも似たような方法で「おいしさ」の研究をおこなうことがある（**一対比較法**という）ため、この研究法に問題はないと考える研究者も多い。しかしながら、正確に言えばこの研究法でわかるのは、Aに比べてB

をたくさん摂取した、つまりAに対してBを**選好**したということだけである。例えば、大嫌いな大福とあまり好きではないぼたもちがあった場合、どちらかを選べと言われたら、多くの人はよりましなぼたもちを選ぶだろう。しかしながら、この選択から「その人たちはぼたもち好きである」とは言えない。このように、選好は順番を調べるためには有効であるが、人の「おいしさ」の指標として用いることには問題がある。

②ある食物の摂取量の増減によって、その食物に対する「おいしさ」が変化したと解釈する方法。

主に食物嫌悪学習など、学習性の嗜好変化を調べる際によく用いられる方法である。この場合も、最初の摂取量に比べて増えたか減ったかということがわかるだけであって、このことが「おいしさ」を直接反映しているかについては議論の余地がある。

上記のいずれの方法を用いても、直接調べることができるデータは摂取量（しかも相対値）であり、「おいしさ」そのものではない。また次項で述べるように、人においては「おいしい＝たくさん摂取する」という関係は必ずしも成り立つものではない。そこで、次のような研究方法が採用されることもある。

③ある食物を入手するための労力（レバーを何回押すか、輪を何回まわすかなど）を測定し、その労力が高くても入手されるような食物を「おいしい」と解釈する方法。

この研究方法は、人で例えると、「この食物にはいくらまでなら払いますか？」と聞くようなものであり、やはり「おいしさ」を直接測定しているわけではないし、次項で述べるように、人の「おいしさ」という観点から見ると、ずれている可能性も高い。

このように従来の動物実験によって得られた知見は、あくまでも食物に対する選好や摂取欲の脳機構に関して説明するものであり、現時点では直接人の「おいしさ」の認知の脳機構を説明するものではないと解釈せざるを得ない。実際、図7－1にある脳部位は、神経科学の教科書では、動機づけや嗜癖《しへき》（addiction）という項目で解説されていることが多い（例えば、Koob et al., 2008）。

しかしながら、少ないとはいえ、食物や溶液を摂取したときの動物の反応を観察し、「おいしさ」を推定する研究や、食物や溶液を報酬とした学習の結果から「おいしさ」を推定する研究なども増えており、それらの研究においても、図7－1に示した脳部位と「おいしさ」の関連性が明らかにされつつある。今後の研究の発展に期待したい。

（2）五感で感じるおいしさ

前項で、動物を用いた「おいしさ」の研究の限界について述べた。本項では人を対象としたおいしさ研究の現状と問題点について簡単にまとめてみよう。まず、現状では、人を対象とするおいしさの研究方法はいまだに確立されていないことを強調しておきたい。前項で述べた動物を対象とした研究方法と同程度の問題があるのが事実である。

まず、従来の研究の多くでは、単独の呈味物質の水溶液、あるいはせいぜい複数種の感覚刺激の混合物を提示し、そのおいしさを評価させていた。分析的・科学的に研究する手法としては、ある要因（ここでは味覚）が全般的な印象（ここではおいしさ）にどのような影響を与えるかということを調べる方法としては妥当であるという判断から、できるだけ単純な感覚刺激を用いて研究がおこなわれてきたのかもしれない。しかしながら、我々の現実の生活から考えて、このような単純なものを飲食する機会はほとんどない。そのため、単純化されすぎた飲食物を用いた研究では、おいしさを理解できるとは言いがたい。

実際の我々は、**五感**すべてを使って、食物を認知し、おいしさを感じている。例えば、我々が「味」だと感じている感覚の大部分は、**後鼻腔性嗅覚**（あるいはオルトネイザル嗅覚）と口腔内の体性感覚に起因するものであり、そこに味覚要素の占める割合は多くない（今田・坂井、二〇〇三）。さらに実際の食物摂取時には、色や形などの視覚情報、パリパリやシャキシャキなどの聴覚情報、鼻先に漂う香り（**前鼻腔性嗅覚**あるいはレトロネイザル嗅覚）など、「味」に留まらない様々な感覚が喚起される。味覚や嗅覚以外の感覚のおいしさへの関与の詳細については、別のレビュー（坂井・ベル、二〇〇五；坂井、二〇〇六、二〇〇七）や本書の他の章（第五〜六章）を参考にしていただきたい。さらに、食事をするときの気分や体調、食事をするテーブル、器、バックグランドミュージック、共食者など現実の食事場面を取り巻く状況や環境は様々であり、これら一つ一つによっても、我々のおいしさの感じ方は複雑に影響を受けている。食物以外の要因がおいしさの感じ方にどのような影響を与えるかということについては、第二節で詳細に検討する。

我々は単に味覚だけでおいしさを決めているわけではなく、五感すべてを十分に活用しながら、おいしさを決定しているということが理解いただけたかと思う。味覚や嗅覚以外の要因を加味した研究は、動物を対象とした「おいしさ」研究ではほとんどみられないが、人を対象としたおいしさの研究でもそれほど多くはないのが現状である。

（3）おいしさと嗜好の関係

さらに、人を対象とした研究では、おいしさの測定方法にも問題がある。相手が人間なのだから、「この食物はどのくらいおいしいですか？」と直接おいしさの評定を求めればよいのではないかという意見もあるだろう。しかしながら、おいしさの評定方法は、それほど単純なものではなく、また研究者によって様々であり、いまだ統一されてはいない。

古くから用いられている方法は、複数の選択肢から最も近い記述文（や形容詞）を選択させる**カテゴリー判断法**（**リカート法**）と言われる方法であり、評定やデータ集計のしやすさなどから、製品開発時の官能評価から消費者を対象とするマーケティングまで、多くの研究で用いられている。しかしながら、カテゴリー判断法には次に挙げるようないくつかの欠点が指摘されている。まず、選択肢形式で回答するため、ぴったりと当てはまる選択肢がない場合には回答しづらいこと、選択肢に適切なものがない場合にはつい中程度の選択肢を用いてしまうことが多いこと、得られたデータの処理や解釈が難しいこと（選択肢の結果を間隔尺度として分析することの問題点）などである。

これらの欠点を克服する形で、おいしさを数値化する方法がいくつか考えだされている。例えば、おいしさを適切に数値化できれば、データの解釈や処理、客観性などの欠点は解消できる（**マグニチ**

ュード推定法やグリーンスケールなど。坂井、二〇〇五）。しかしながら、これらの方法でおいしさを数値化する過程においても、評定スケールの使用に個人差が生じること、一つ一つの評定に時間と手間がかかるため、食品（評価対象）の温度や形状などをコントロールすることが難しく、さらに実験参加者にも長時間の緊張を強いることなどの欠点が指摘されている。しかしながら、おいしさの数値化における一番重要な問題点は、数値化されたおいしさ評定値の間に違いがあったとしても、その違いが何の意味を持っているかということが曖昧なことである。例えば、フルスケールが一〇〇の評定尺度において食物Aのおいしさの平均評定値が一五で食物Bが二〇であり、それらの間に統計学的に有意な差があったとしても、その差（フルスケールが一〇〇のうちの五）がどのような意味を持っているのか、現実的には解釈できないという点である。おそらく、いずれの食物も現実の消費者には「まずい」と評されるだけであるだろう。このように、現状ではおいしさの測定にベストという方法はなく、調べたいことや研究条件によって、ベターな方法を使っていくしかない。

具体的には、実際の食場面でのおいしさ研究（介入研究やフィールドワーク、マーケティングなど）においては、おいしさを直接測定するのではなく、前項の動物を対象とする研究で用いられているものと同じように、摂取量の多さやその食物に対する値づけをおいしさの指標として用いているものが多い。しかしながら、人では「おいしさ」（おいしい—まずい）と「好み」（好き—嫌い）、「摂取欲および摂取量」（もっと食べたい—もう食べたくない）の間に必ずしも一致する関係が存在するわけではないことも示唆されている。例えば、ダイエットをしている若い女性をイメージしていただきたい。彼女は、ケーキは好きでおいしいと感じているが、太りたくないため、摂取量は抑えている。このような場合、摂取量はおいしさの指標となり得ない。ダイエットだけではなく、肥満者の食事制限、コストの問題（おいしいけど、これ以上の値段は払えない）、健康上の理由（おいしいとは思わないが、健康上摂取しなければならないと思っている）、社会的な圧力（共食者の摂取量に合わせたり、肥満者と思われたくないので量を制限する）など、実際の人はいろいろな事情を抱え、摂取量をコントロールしている（Salvy et al., 2007）。これらの理由で、摂取量をおいしさの指標とするわけにはいかないのも事実である。

これらのことから、動物を対象とした研究と同じように、人を対象とするおいしさの研究においても、研究方法は確立されているとはいまだ言えないし、実際の生活における人の食物選択とおいしさとが直接関係しているという確証もないのが現状である。本章の以下で述べる研究結果では、おいしさを直接測定した研究と摂取欲や摂取量などを用いておいしさを推定する研究などが混在していることを念頭にいれて、理解していただきたい。

2　おいしさに影響する心理・社会的要因

本節では、食物以外の要因がおいしさに影響を及ぼすことについてまとめる。例えば、「ストレスを感じるとコーヒーの苦味がおいしい」ということを経験される方も多いだろう。この例のように、「おいしさ」は食物の中にだけ存在するのではなく、それを感じる人間側の様々な条件によって影響されることをいくつかの実験を紹介しながら説明する。また、「おいしさ」の認知には、**ストレス**や

気分などの個人内の要因だけでなく、一緒に食べる人や雰囲気などの**社会文脈**的な要因、近年注目を集めている**安心・安全感**などの要因なども大きな役割を果たしていることについてもまとめる。

（1）食べる人の体調やストレスとおいしさ

空腹感とおいしさの関係については日常より経験されているので理解しやすいだろう。空腹時には、おいしさをより感じやすくなっているため、多くの飲食物を摂取するが、満腹になるにつれて、おいしさが低下するため、摂取は停止へ向う（Cabanac, 1971）。つまり、おいしさはエネルギー摂取量のコントロールに大きな役割を果たしているのである。このことは前節第一項で述べた動物の摂取量調整のメカニズムと一致するので理解しやすい。

しかしながら、おいしさの低下は必ずしも満腹感によってのみ引き起こされるのではないようだ。**「ケーキは別腹」**という言葉を聞いたことのない人はいないだろう。食事をして「もうこれ以上は食べられない」と思っていても、目の前に甘いお菓子がでてくると、ぺろりとおいしく食べてしまうという現象である。この現象の背後には、**感性満腹感**（sensory-specific satiety）というメカニズムがある（Rolls, 1986）。例えばある研究（Hetherington et al., 1989）では、チーズを乗せたクラッカー、トマトスープ、オレンジゼリーのいずれかを昼食として食べる前後で、それらの食物を含む複数の飲食物に対するおいしさを評定させた。その結果、昼食としてに食べた食物と同じものに対するおいしさ評定値が低下した。昼食として食べなかった他の飲食物に対するおいしさ評定値には変化がみられなかったこと、おいしさ評定値の低下は摂取二分後からみられたことなどから、昼食代わりに食べた食物の栄養分が消化吸収された結果の満腹感が原因ではないといえる。さらに、果物のフレーバーを用いた別の研究（坂井・今田、二〇〇二）では、実験中にある果物のフレーバーを一定時間嗅ぐことによって、他の果物に対する摂取欲やおいしさ評定値などはそのままで、その果物に対する摂取欲やおいしさの予想値が低下することが報告されている。これらのことから、感性満腹感は栄養分をバランスよく摂取させるという目的のために生じているのではなく、単にある味（＝風味）を多く摂取することに対して飽きを生じさせるという現象であることが示唆される。ある味に対して飽きが生じやすい人は、結果として多くの種類の飲食物を摂取するようになり、バランスのとれた食生活を行うことができるというわけである。

短時間での急激なエネルギー消費はおいしさにどのような影響を与えるのだろうか？　堀尾と河村（Horio & Kawamura, 1998）は、自転車エルゴメーターを三〇分漕ぐことによって、高濃度のショ糖溶液（甘味）や低濃度のクエン酸溶液（酸味）に対する嗜好が上昇することを報告した。さらに堀尾（二〇〇二）は同じ運動によって、オレンジやレモン、ニンジンのジュースに対する嗜好が上昇することを明らかにしている。これらの結果は主に、筋肉によるエネルギー消費や循環器系の活動促進などの生理学的な観点から説明できる。

一方、精神的な疲労ともいえる**ストレス**が食物のおいしさにどのような影響を与えるかということについて直接検証した研究はほとんどない。そこで、ここでは関連する研究の結果から、ストレスとおいしさの関係について推察する。

ストレスは食物の選択にどのような変化をもたらすのだろうか？　このことについて興味深い報告

(Zellner et al., 2006; Zellner et al., 2007) がある。この一連の研究では、ストレスを引き起こす課題として、解決不可能なアナグラム（言葉を並び替えて別の意味のある言葉にする）を一〇分間解くことを求めた。その結果、解決不可能なアナグラムを解くことを求められた女性は、チョコレートやピーナッツを多く食べた一方、解決可能なアナグラムを解いた女性はブドウをより多く摂取したことがわかった (Zellner et al., 2006)。ストレス課題（解決不可能なアナグラム）をおこなった女性がチョコレートやピーナッツを多く食べたのは、解決不可能な課題に伴って生じたエネルギーの消費を補うためであり、糖や脂肪を多く含むこれらの食物を摂取すればより効率的にエネルギーを補給できるからではないかと解釈する方も多いかもしれない。しかしながら、同じ課題を男性の実験参加者に行わせると、解決不可能な課題を課せられた男性は、解決可能なアナグラムを解いた男性に比べて、摂取量を一様に低下させた (Zellner et al., 2007)。つまり、女性がチョコレートやピーナッツを多く食べたのは、人の本能的なエネルギーの補給という理由からではないことがわかる。この研究は、**食物渇望** (food cravings) という文脈で解釈できるため、本章第三節でもう一度取り上げたい。

他に、内田クレペリン精神作業検査を行った後では、人はストレスを感じるとともに、苦味や甘味に対する感受性を低下させることが報告されている (Nakagawa et al., 1996)。このため、普段は苦味を強く感じ、それほどおいしいとは思えないコーヒーやビールも、ストレスを感じた後には、苦味を弱く感じるため、おいしいと思えるのではないかと推察されている。また、ストレスを感じたときに、これらの苦味のある飲食物を摂取すると、ストレスが解消された気分になるという逸話的な報告も多い（例えば津田、二〇〇八；大和・青峰・太田、二〇〇八a、b）。しかしながら、苦味を含む飲食物の摂取が人のストレス解消に効果的であることを実証した科学的研究は今のところはない（例えば河合・宮地、二〇〇六；坂井、二〇〇九；吉松・坂井、二〇一〇）。おそらく、苦味を含む飲食物そのものが薬理的にストレスを直接緩和させるのではなく、それらの飲食物を摂取したときに感じられる刺激感によって緊張感の誤帰属が生じたり、摂取による満足感が緊張を緩和したりする間接的・心理的な効果によってストレスが緩和したように感じられるのであろう。ここには、過去にそれらの飲食物を摂取した**経験**（＝**学習**）の関与が考えられる。

（2）食べる環境とおいしさ

同じ食物を摂取するときでも、その場の雰囲気によっておいしさは異なる。例えば、ラザニアやカネロニを主食とするコースを、実験室での試食（実験室）、実際のレストランでの試食（試食）、実際のレストランでメニューとして選択（メニュー）という三条件で摂取させると、おいしさの評定値はメニュー＞試食＝実験室となった（King et al., 2007）。この結果の解釈については、メニューとして選択した場合は、友人や家族と一緒に和やかな**雰囲気**で食べる状況にあったこと、自分でそのメニューを選択し、そのメニューに対して料金を支払う必要があったことなどが要因として考えられた。他の研究によっても、友人や家族などの存在によって、食物の摂取量が増加したり（de Castro & Brewer, 1991）、おいしさが上昇したりする（松井・坂井、二〇一〇）ことが報告されており、気兼ねなく楽しく食べた気分や感情が、食物のおいしさという形で表現されたと解釈できる。このような現象は、「**誤帰属**（ほんとうは食卓の雰囲気によって食事に満足したのに、その満足感が食物に起因したと誤って解釈すること)」や「**気分一致効果**(雰囲気の満足感が食物のおいしさに影響を与えること)」と呼ばれている理論から説明できる。

「自分でメニューを選択し、料金を払う」ということによって、おいしさの評定値が上昇することについては、**認知的不協和**という考えに基づいて解釈できる。認知的不協和とは、前もってある自分の認知(信念)と事象の結果に関する認知との間に不協和が存在しないように認知を変更するということである。別のある実験においても、おいしさの評定において、認知的不協和が見られること(坂井、二〇〇六)が報告されているため、キングらの研究結果を認知的不協和から解釈することは可能である。認知的不協和から解釈すると、もし自分で選択し、料金を払った料理がおいしくなかった場合、労力(選択＋料金)と対価(おいしくない)の間に不協和が生じることになる。仮に実際の料理がまずかった場合、この不協和を解消するため、その料理をおいしいと無意識のうちに判断することになる。

その他、**食事場面**や**食事環境**で摂取量の増減が見られることは多く知られている(レビューとしてStroebele & de Castro, 2004)。例えば、レストランでの食事は、学食や病院の食堂での食事に比べて、摂取量が多くなること、環境光が暖色で薄暗いと、まぶしい場合に比べて、食事量は少なくなるが、食事時間は長くなること、気温は寒いときの方が摂取量は増えること、バックグラウンドミュージックがあると摂取量が増えることなどが報告されている。しかしながら、それらの要因によっておいしさはどのように変化するかということについて調べている研究はほとんどない。

また、食物や飲料のおいしさ評定は提供される容器の形によって、大きく左右されることも知られている（本書第六章を参照）。例えば、グラスにビールを入れて提供されたときのおいしさ評定値は、ビンやコーヒーカップに入れて提供されたときにくらべて、よりおいしいと評定されるが、ホットチョコレートは、ビンやグラスに入れられたときよりも、コーヒーカップに入れて提供されたときの方がよりおいしいと評定される（Raudenbush et al., 2002）。つまり、飲料はグラス（あるいはカップ）に入れられたときに一様においしく感じられるというのではなく、「適切な容器」に入れて提供されたときの方が、よりおいしく感じられるというわけである。この「**適切**」という概念は食物の認知に非常に重要で、他にも適切なフレーバーを添加されたときにのみ味覚の強度やおいしさの増強が生じること（Sakai et al., 2001）、適切な視覚刺激を提示されると、味覚や嗅覚の強度やおいしさの増強が生じるが、視覚刺激が不適切であると反対に抑制が生じることなどが知られている（Sakai et al., 2005）。この適切性については、生後の経験で形成される学習性のものであると考えられている。

（3）安心感 vs ワクワク・ドキドキ感

我々ヒトやネズミ、クマなどの雑食性動物は、肉や野菜など様々な食材をバランスよく摂取し、必要な栄養分を摂取し続けなければならない。だからといって、手当たり次第口に入れるような状態（例えば、よく知らない素人が山中で見つけたキノコや野草を食べるような場合）では、その動物はすぐに死んでしまうであろう。そのため、雑食性動物は、初めて口にする飲食物に対しては警戒し、可能な限り摂取を避け、摂取しなければならないときでも、ごく少量しか摂取しないという**食物新奇性恐怖**（food neophobia）という本能を身につけている（Pliner & Hobden, 1992）。わかりやすく言い換えると、人は目の前にした食物に対する安全情報がないときには、その安全情報を確認できるまでは摂取しないということであり、昨今の「**食の安全**」の重視とつながる部分が大きい。

新奇な食物を摂取した後で、悪心を感じたり、嘔吐してしまったりすると、その食物のにおいや味に対して不快感を感じるようになり、以後その食物を食べられなくなってしまう。このような現象は**食物嫌悪学習**（food aversion learning）と呼ばれており、ラットやコヨーテなどの動物と同じように、人においてもよくみられることが知られている（Pelchat & Rozin, 1982）。ただし、この食物嫌悪学習は内臓不快感が生じたときに限定して獲得されるものであり、単なる腹痛やアレルギーなどでは獲得されないことが多い（坂井、二〇〇〇）。簡単に区別すると、悪心や嘔吐がきっかけのときには「その食物がおいしくない」という嗜好の変化が生じるのに対して、腹痛やアレルギーなどがきっかけのときには「おいしいけれど食べられない」ということになる。

反対に、新奇な食物を摂取した後で、不具合を感じなかった場合、摂取経験が増えるにつれ、その食物に対する嗜好が上昇する（Pliner, 1982）。プリナーの実験では、**単純接触効果**（刺激の反復呈示により、その評価が向上すること）という実験の文脈（単純接触効果の詳細については宮本・太田、二〇〇八を参照いただきたい）でおこなわれたため、様々な濃度の苦味物質を含むトロピカルフルーツジュースを実験室内で複数提示するという特殊な手続きでおこなわれたものであった。さらに、この実験では、実験参加者は自分がどの刺激をどの回数摂取したかということを認識しないままに単純に摂取した。自分が飲んだものを認識することはできないが、おいしさは確実に上昇するということが、単純接触効果である。

しかしながら、実際の食の場面では「自分の食べている物がよくわからない」という状況はない。そこで、最近著者らのグループは、日常の摂取状況に似た環境で、新奇な飲料を複数回摂取させ、その嗜好の変化を調べる実験をおこなった。実験では、六種類の飲料（五種類は新奇な飲料で、残りの一つは飲み慣れた飲料であった）のうち一種類を自宅で（二〇〇ミリリットルずつ五回に分けて）摂取させた。継続摂取の前後で六種類の飲料すべてに対するおいしさを評定させたところ、図7―2に示したように、飲み慣れた飲料に対するおいしさ評定のみが、繰り返し摂取後に上昇すること、そのおいしさ評定の上昇は実験終了後三週間経っても継続していることなどの結果が得られた（Sakai et al., 2009）。この実験の場合、プリナーの単純接触効果の実験とは異なり、実験参加者は自分の摂取した飲料の種類と摂取回数をきちんと理解していた。そのため、この実験では、多く摂取した飲料が**安心・安全**であることを学習した結果、その飲料に対する嗜好が上昇したと解釈する方がよいだろう。実生活における飲食経験によって形成される嗜好は、単

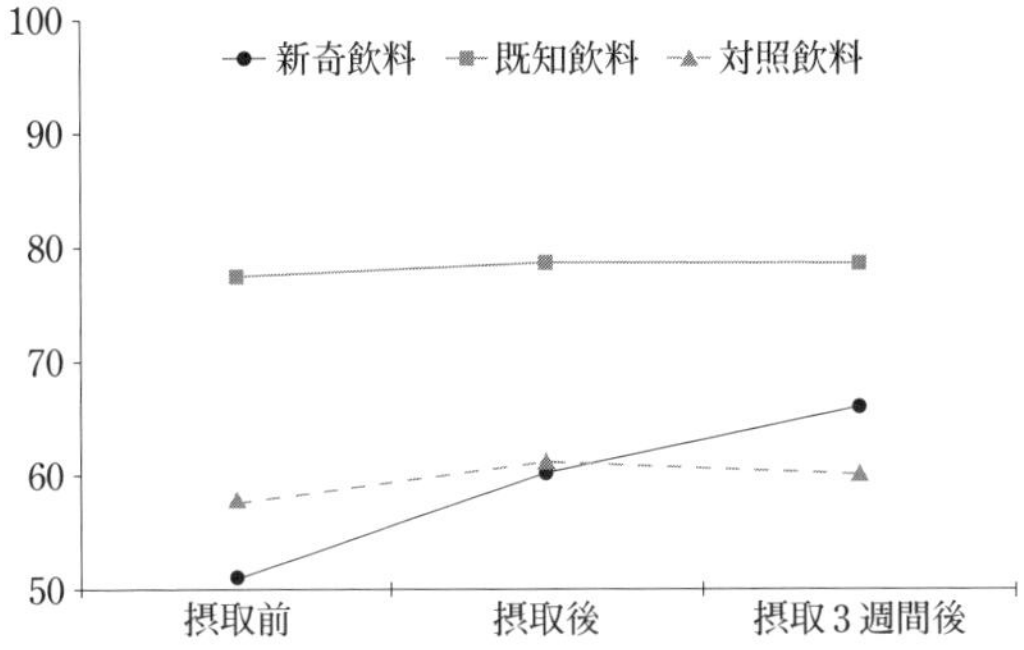

図7―2　目新しい飲料（新奇飲料）と飲み慣れた飲料（既知飲料）を毎日200mlずつ5日間にわたって摂取したときにみられるおいしさの変化

期間中一度も摂取しなかった飲料（対照飲料）や既知飲料に対するおいしさの評定に変化はみられないが，最初はあまりおいしくなかった新奇飲料は，摂取経験が進むとともに，おいしさが増していき，そのおいしさは摂取停止後3週間のうちにさらに上昇をみせることがわかる。

純接触効果のような特殊な状況ではなく、筆者らの研究のような形（**安心・安全の学習**）で形成されるのではないだろうか。なお、ある食物を積極的に好きにさせる方法については、現在に至るまで効果的なものは他になく、摂取経験を繰り返すことが一番確実のようだ（Zellner et al., 1983）。

そうすると、比較的安全な食を続けるためには、限られた範囲の飲食物のみを摂取することが一番となる。これまで同じものを食べ続けてきたわけだから、この食物に毒は含まれていないし、現在大きな病気もないので、栄養バランスもとれているのだろう。これからも毎日このメニューで生活すればよいということになる。しかしながら、実際はそう簡単な話ではないようだ。限られたメニューの食生活をおこなっている人は、最初はそのメニューの食事をおいしいと思っていても、摂取回数が増えるに従っておいしさを感じなくなっていき、摂取量も減る（Siegel, 1957）。このような単調な食事に伴う栄養のアンバランスについては、軍隊（Kramer et al., 2001）、食事制限を受けている人（Zimmerer et al., 2003）、発展途上国（de Garine, 1997）などでは現代栄養学の大きな問題の一つであり続けている。同じような問題は、現時点ではいまだ大きな問題として取り上げられてはいないが、**栄養調整食品**（一般的にはバランス栄養食や総合栄養食などとも呼称される）などの食品についてもいえよう。栄養調整食品を食事の代用として使用することは、肥満者のカロリーを抑えるという目的では有効性が期待されている（Raynor et al., 2006）が、健康な若い女性や子どもなどの摂取となると、おいしさの低下や栄養バランスという点で問題があると言わざるを得ない。

これまで**単調な食事**を続けると摂取量が少なくなることについては主に栄養学の観点から調べられてきたが、最近心理学の分野から面白い仮説が提唱された（Levy et al., 2006）のでここに紹介しておこう。日本のコンビニでの新製品の扱いを見ると理解いただけるだろうが、飲料や食品などの新製品の寿命は非常に短い。多くの新製品は、「これなら定番商品になるだろう」という期待を持って市場に送り出されるのだろうが、新製品として発売された当初は莫大な売り上げを計上したとしても、すぐに「飽きられ」、棚からなくなっていく。結果として、新たに定番商品になることのできるものはほとんどない。

この現象について、レビーらの提唱する「**飽き**（boredom）」をキーワードとして説明してみよう。今までのコンセプトと異なる新製品が市場に導入されると、消費者の注意はその新製品に向けられる。その製品特性（風味、おいしさ、コンセプトなど）が、消費者の期待通りのものであった場合、最初の受け入れられ方は強烈であっても、すぐに飽きられる。反対に、商品特性が、最初の消費者の期待からずれる（より斬新であったり、風変わりであったり、微妙においしさのずれがあったりなど）ものである場合には、最初はすんなりと受け入れられないが、継続して使用（摂取）されることによって、その魅力は増していく。先に挙げた著者らの研究（Sakai et al., 2009）でも、最初の印象が低かった飲料ほど、継続摂取によるおいしさの上昇は顕著で、またおいしさの継続性も強かったことが確認されているので、人のおいしさの判断には、このような「微妙なずれ」が重要なのであろう。

実際の生活を考えてみても、ファミレスや居酒屋などの定番メニューにはそれなりのおいしさを感じるが、たまにはメニューからは想像できないような料理（エスニック料理や高級料亭など）を食べたいという欲求がでてくる。だからといって、エスニック料理や高級料亭を普段の食事にしたいと思う人は多くない。普段の食事となった時点で、単調と感じられ、おいしさや満足感が低下してしまうからだろう。普段とは違う食事を食べることによって、いつもの食事によって形成された食に対する期待（Sakai et al., 2001）からの「微妙なずれ」に伴うワクワク・ドキドキ感を感じたいという欲求が、人にはあるのかもしれない。

3　おいしさの歪み

本節では、現代の食環境を取り巻く問題について、心理学的な観点からアプローチする。一つ目は、**「食の安心・安全」**にもつながる食の情報に関する問題であり、人が食の情報に関心が強いのはなぜかということを中心にまとめている。二つ目は、摂食障害につながるダイエットや渇望に関する問題である。ここではダイエットそのものを扱うのではなく、ダイエット指向が飲食物のおいしさにどのような影響を与えているかということについてまとめている。

(1)　先入観とおいしさ

第二節では、人のおいしさの感じ方が、飲食物そのものとは関係ない要因に影響を受けることを述べてきた。ここでは、CMやパッケージ、口コミなどによって引き起こされる先入観によって、我々のおいしさ判断がかなり歪められている事例を挙げながら、情報化社会に生きる我々のおいしさ判断がいかにもろく、生物学的なおいしさ判断とかけ離れつつあるのかについて論じてみたい。

最初にいくつかの事例を挙げてみよう。実際に食べているのは同じマグロの赤身のにぎり寿司であっても、「今から食べてもらうお寿司はこのような見た目です」と色を変えただけのにぎり寿司の写真を見せられると、感じられるおいしさや生臭さは異なる（三宅ほか、二〇〇九）。見た目の影響はおいしさの判断だけに留まらない。ほぼ同じような実験状況で、食べ慣れているミルク分の高いパッケージをみながら普通のミルクチョコレートを摂取したときには、これも食べ慣れているブラックチョコレートのパッケージをみながら摂取したときよりも、より甘く、より苦くないと判断される（坂井・山崎、二〇〇九）。つまり、見た目やパッケージなどの**視覚情報**は、実際に感じられる味覚や嗅覚に影響を与え、その結果としておいしさ感じ方に影響を与えるのである。視覚が味覚や嗅覚の認知に影響を与えることについては多くの研究がある（坂井、二〇一〇および本書第六章を参照）。そのような視覚が味覚や嗅覚に与える影響を調べた研究をまとめてみると、**適切**な色づけが行われているとき（例、赤色―イチゴ味、緑色―メロン味など）のジュースの種類の同定率は、色付けされていないジュースの正解率に比べて高くなるが、**不適切**な色づけが行われているとき（例、緑色―イチゴ味、赤色―レモン味など）には正解率は低下すること（Zampini et al., 2007）、においに刺激とともにそのにおいと一致する写真を提示されると、そのにおいの強さや快不快感が増強されて感じられること（Sakai et al., 2005）、飲食物の色とおいしさの関係は一律のものではなく、**食文化**によってそれぞれ異なること（川染、一九九四）となる。つまり、飲食物の見た目がおいしさの認知に及ぼす影響は、日常の食経験に基づいて形成・学習される**適切性**（**一致／不一致**）によって規定されることが示唆される。よく色彩心理学の本などに「暖色系は甘さを増強させる」とか「青色は食欲を減退させる」などという記述をみかけるが、その根拠はいずれも希薄であり、実際はここに示したように、暖色系の食物は甘いものが多く、日本では青色の飲食物が少ないため、日本人は青色の食物をおいしそうとは思わない（例えば、川染（一九九四）によると、欧米人は青色よりも、紫色の方が苦手なようだ）と解釈すべき現象なのであろう。今後更なる研究が必要とされる分野の一つである。

CMや口コミによって、おいしさは大きく影響される。例えば、実際に飲んでいるのはすべて同じ緑茶であっても、その直前に視聴したCMによって、感じられる渋味やおいしさは異なる（Sakai, 2009）ことが実験によっても確かめられている。もちろん、飲食物のCMなどが、このような効果を狙って作成・放送されているのは間違いないが、この効果の背後にあるメカニズムについては、直接研究されたことは少なく、いまだよくわかっていない。関連する研究から示唆されるのは、CMに登場する人あるいは口コミの発生源の人の**モデリング効果**である。例えば幼稚園児を対象とした研究によると、ある野菜を好まない子どもを、その野菜を好きな子どもたちと一緒に（その嫌いな野菜を含む）昼食を食べさせることを四日間続けるだけで、その野菜が嫌いな子どもの嗜好を変化させることができる（Birch, 1980）。さらに、人は他人の飲食しているものが気になって仕方がない傾向にあること（坂井・石川、二〇〇六）、他人があるものを食べておいしそうな表情をするとそのものをおいしく感じ、反対に他人があるものを食べてまずそうな表情をしているとそのものがまずく感じられるようになること（Baeyens et al., 1996）なども報告されている。つまり人は、自分が憧れている有名人や友人の飲食が気になってしまい、その人たちが「おいしい」と評価することを記憶に留めておく。ある機会に、自分自身がその飲食物を摂取するときには、その記憶が想起され、その影響を受けた形で実際の風味やおいしさの評定を行う。実際に、**口コミ情報**がおいしさへ与える影響について調べた研究（Zellner et al., 2002）では、実験参加者が初めて飲食するものに、事前に他の人はどのような評価を行ったかという情報を与えておくと、図7－3に示すように、おいしさの評定値は事前の情報に一致する（**同化効果** assimilation effect）ようになることも示されている。

飲食物に対する期待がおいしさに影響を与えることについて詳しく検証した論文（Cardello &

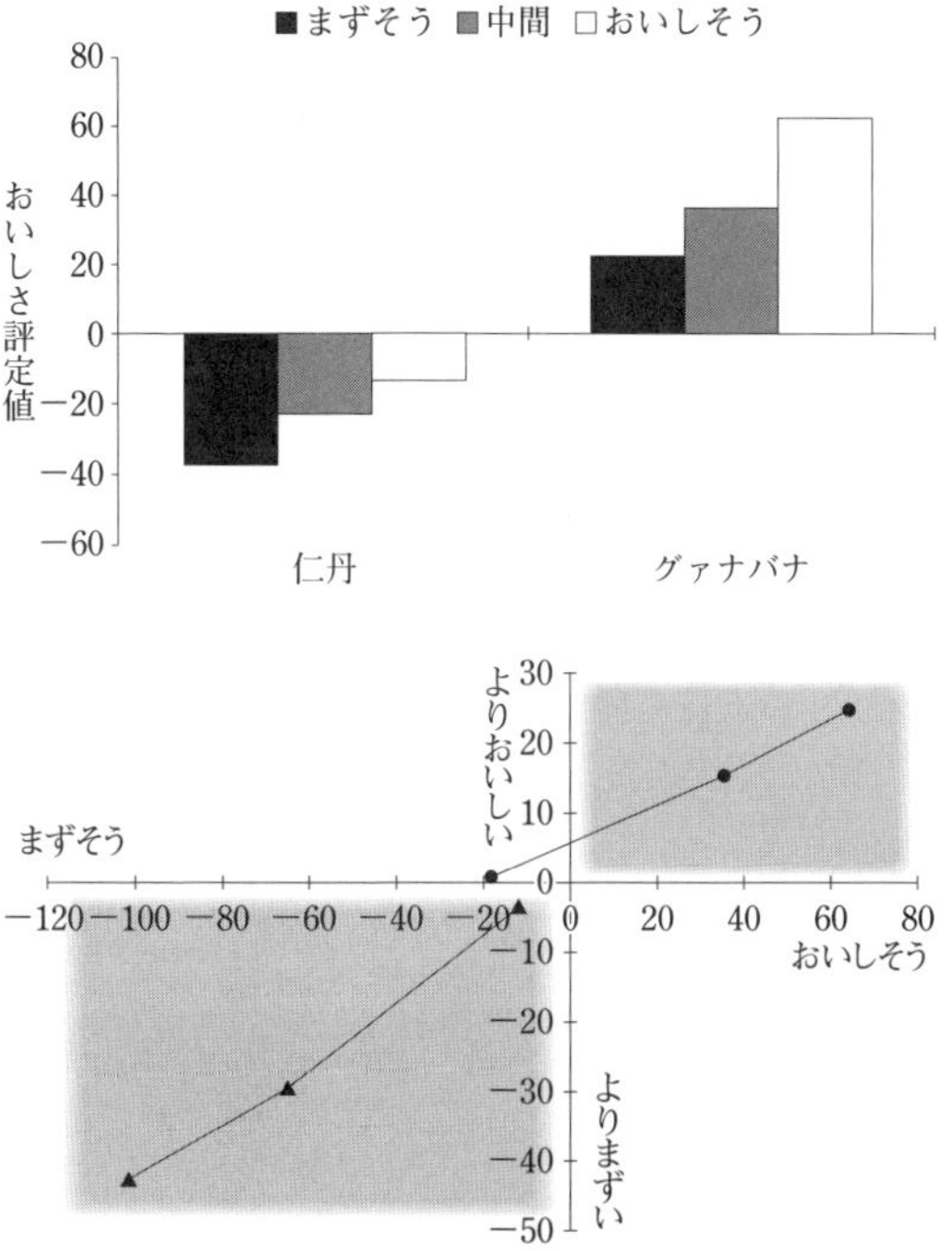

図7―3　Zellner et al.（2002）の実験結果を図示したグラフ（論文の表を基に筆者が作成）

上：仁丹とグァナバナという実験参加者（アメリカ人）にとって新奇な食物を「他の人の試食結果」とともに提示されたときのおいしさ評定値。「まずそう」と思わせる情報を与えられた人（黒塗りのグラフ）は、「おいしい」と思わせる情報を与えられた人（白抜きのグラフ）に比べて、低いおいしさ評定値を示している。

下：事前に与えられた他の人のおいしさ評定値（横軸の数値）と実際の試食後のおいしさ評定値（縦軸の数値）との関係。事前の情報と実際の試食の結果が同じ傾向をみせた（同化効果）場合を網かけで示している。仁丹の結果（▲）、グァナバナの結果（●）ともに、同化効果で説明できる結果であることがわかる。

Sawyer, 1992）では、いくつかの論文のレビューと彼ら自身の三つの研究から、「消費者の飲食物に対する期待を積極的にポジティブな方向へ誘導することによって、それらのおいしさは上昇する傾向にあるが、過大に期待させると、反対においしさは低下する（**対比効果** contrast effect）こともある」とまとめている。これらの研究から、我々は視覚情報や他人の評判などに基づいて、印象物に対する期待をあらかじめ形成し、その期待に合わせておいしさを変化させることが示唆される。しかしながら、この考え方は現時点ではあくまでも仮説の段階に留まり、どの程度の期待のずれまでは**同化効果**が生じ、どの程度以上のずれであれば**対比効果**が生じるのか、その閾値はどこにあるのか、などについての更なる研究の蓄積が必要とされる。

さらに、カーデロとソーヤーの論文では、より多くの情報を与えたときの方が、期待への同化効果が高まることについても言及されている。このことについては、本書の第九章も合わせて参考にしていただきたい。

（2）ダイエットとおいしさ

近年注目されている食行動上の問題に**食物渇望**（food cravings）がある。食物渇望とは、ある特定の食物を食べたいという強く、止められない欲求のことであり、場合によっては、食物渇望が過食を引き起こすこともある（Waters et al., 2001）。食物渇望に関する文献から、食物渇望は特定の栄養素への必要性という生理学的な要因から引き起こされるのではなく、**対人不安**や**恐怖**、**ストレス**などのネガティブな気分や高まった緊張感を、食べることによって生じる安心感や満足感によって補っていることが示唆されている（Weingarten, 2002）。また、栄養調整食品の一つであるバニラ風味のBoost（Mead Johnson Nutritionals社製）を食事の代わりに食べ続けると、一日三食分を食べた時点で、チョコレートなどの自分の好みの食物に対する渇望が生じることが報告されている（Pelchat et al., 2004）。つまり、本章第二節第三項でも述べたように、我々人は栄養分を摂取するために食べているのではなく、味わい、おいしさなどの感覚要因を楽しむためにも、食べているのである。そのため、いくら栄養バランスを考えられているとはいえ、ダイエットなどのためにいつも同じ味のものを食べ続けていると、好きな食物に対する渇望が生じ、反対に過食をおこなってしまうということになるのだろう。

欧米人を対象におこなわれた研究では、食物渇望の対象として、チョコレートやポテトチップスなど高糖分、高脂質のものが挙げられることが多い（Martin et al., 2008）が、これらの食物は欧米人にとっては「**なじみの味**（comfort food）」としても挙げられる（Wansink et al., 2003）ものである。日本人を対象としておこなわれた研究（Komatsu, 2008）では、食物渇望の対象として「ごはん（白飯）」を挙げる人が一番多かったことが報告されており、日本人においても食べ慣れているなじみのある食物を摂取し、おいしさを感じることで、安心感や満足感を感じ、不安やストレスを解消していることが示唆される。

また、おいしいからと言って、ついつい食べ過ぎてしまうことも現代社会特有の問題となっている。自分の栄養状態に従って摂取量を調整するのではなく、食物の味やおいしさなどの身体外の要因に従って摂取量を調整することを**外発反応的摂食**という。現代社会に生活する我々の食には、この外発反応的摂食をはじめとして、ダイエットのために摂取量を必要以下に制限する**抑制的摂食**、イライラや不安などを紛らわせるために食べる**情動的摂食**など、食べることは栄養摂取のためだけにおこなわれているわけではないことを示す事例がいくらでも見いだされる。現代社会における理想的な食とは、栄養バランスだけでなく、味やおいしさのバランスも考えたメニューの提供や食物選択のパターンが必要となる。

4　食育としてのおいしさ学

例えば、仕事上の付き合いの人と一緒の緊張した場で高級和牛のステーキを味わう場合と気の置けない仲間や家族と一緒に安い肉でバーベキューを食べる場合とを考えていただきたい。よりおいしく感じ、より満足感が高いのは後者だと感じる人は多いだろう。仮に前者の満足感の方が高いという人であっても、「今度家族と一緒に来たい」と思うに違いない。**共食者**の存在によって、おいしさが大きく左右されるという事実（松井・坂井、二〇一〇）からも、食品のみを対象としている旧来の食品学だけでは、おいしい食品を作ることができないことは容易に想像できる。おいしさは食品の中にあるのではなく、食べる人の側にある。

もちろん、このようなおいしさが人の脳で判断されているのは間違いない。しかしながら、本章第一節第一項で述べた動物（ラット）の例のようには、人のおいしさに関わる脳機能については知られていない。理由としてはいくつも挙げられる。人の脳機能を調べる研究で用いられる**MRI**や**PET**

などの機械は、計測される人は寝た状態でないと記録できない。寝た状態で飲食をおこなうと誤嚥が起こってしまったり、上手く飲み込めたとしても、頭が微妙に動いてしまったりして、正確な計測はできない。そのため、「好きな食物のことを思い出してください」などと言った形で計測をおこなうことになる（例えば Pelchat et al., 2004）。このような手続きで活性化が見られた脳部位を「おいしさを感じる中枢」と言ってよいかは非常に疑問である。また、それだけではなく、人は動物とは異なり、情報や**先入観**などの認知的要因がおいしさに対してトップダウン的に影響を与えていることが広く知られている（レビューとして Rolls, 2009 が詳しい）。人のおいしさに関わる脳機能についての知見もこれからの研究の発展を待つ必要があろう。

さて、現実の問題に眼を転じよう。コラムにもまとめたように、「**食育**基本法」では、バランスのとれた栄養、地産地消などと並んで、「食卓でのコミュニケーション」にも力を入れている。人は、バランスのとれた食事の方がおいしく感じるし、コミュニケーションが密な食卓での食事は満足感とおいしさがより強調されて感じる。地産地消も、**適切**なラベルづけや知識が我々のおいしさに対する**先入観**をポジティブな方向に上げれば、より進むだろう。つまり、素直においしさと向き合うということは、**食育**にもつながるのである。本章で述べたようなおいしさ学が**食育**につながるし、**食育**という文脈でもおいしさについて考えることが必要なのである。

5　まとめ

本章では、限定的ではあるが、現在まで得られている人のおいしさに関する心理学・行動科学に関する知見をまとめた。これらの研究から、人のおいしさは食物にあるのではなく、それを感じる人の中にあることがわかっていただけたと思う。多くの人が食に不安を持つ現代社会だからこそ、不確かな情報や流説に惑わされるのではなく、正しいおいしさの知識を究めることが、重要課題となってくるはずである。多くの分野から、多くの方々の、おいしさ学への参入を期待したい。

関連書籍紹介

1　今田純雄（編）（二〇〇五）『食べることの心理学』有斐閣

本章で触れている内容とほぼ同じ内容を詳細に、わかりやすく解説した良書。内容は心理学に留まらず、食とおいしさに関する神経科学、生理学、生物学、社会学、精神医学など幅広い知識をまとめてある。

2　加藤直美（二〇〇九）『コンビニ食と脳科学――「おいしい」と感じる秘密』祥伝社

タイトルに「コンビニ食」とあるが、一般的に「おいしさ」に関してまとめてある。読みやすいのが利点であるが、著者は研究者ではないためか、用語の誤った使用や矛盾する記述も多い。正確な知識が必要な場合、巻末の参考文献を参照されたい。

3　幕内秀夫（二〇〇九）『夜中にチョコレートを食べる女性たち』講談社

タイトルから類推できるように、食物渇望に関する本である。著者は病院に務める管理栄養士であり、臨床例やメニューなどが豊富に記載してある。ただ、思い込みや先入観で書かれている部分も多く、注意して読み進める必要があるだろう。

コラム9 「こ」食とおいしさ

「こ」食という言葉は多様に用いられており、人によっては二〇を超える存在が示唆されているようだ。小麦粉で作られたものを主食とする「粉食」、一日三食以上食べる「五食」、戸外で食べる「戸食」、コンビニ弁当ばかり食べる「コ食」など、それぞれ個性豊かで、それぞれなりの社会・健康問題を含んでいるが、それらについては別の機会に目にされることを期待して、ここでは基本的な四つの「こ」食について述べたい。

孤食

基本的に「一人で食べること」を意味するが、その影響は考える以上に大きい。本文でも述べたように、「独りで食べるとおいしくない」。バランスの良い栄養を必要量摂取しなければいけない子どもと、忘れられがちであるが、高齢者においては孤食の害が大きいということについて十分に承知しておきたい。また、最近では「便所飯」なる言葉（ランチメイト症候群とも呼ばれる）も目にするように、孤食の問題は根深い。

小食

文字通り「あまり食べない」ことである。無理なダイエット（摂食抑制）により、実際に若い女性（二〇―二九歳）の四―五人に一人は痩身（低体重）に分類されるという事態に陥っている。摂食の過度な抑制は栄養バランスの崩れという点でも問題だが、過度な抑制によって、食物への渇望と過食というさらに大きな問題へとつながる危険性も孕んでいる。通常の摂食の満たされない気持ちが、「おいしい」食物への欲望を暴走させている。

個食と固食

個食とは「個々人が好きなものをバラバラに食べること」、固食は「好きなものばかりを固執して食べること」を意味する。ファミレスなどで子どもと親がそれぞれバラバラなものを注文して食べている風景がそれにあたる。子どもは自分の好きなメニューばかりを注文しがちであるが、これを放っておくと、栄養不足（量もバランスも）だけでなく、「おいしい」と思える食物を増やすことができなくなってしまう危険性もある。本文でも述べたように「おいしさ」は学習されるものである。学習の機会はできるだけ増やしてあげたい。

第八章　食と脳機能

食品を味わうのは、ヒトの脳である。食品には味を呈する化学物質が含まれているが、そのままでは、味ではない。ヒトがその食品を摂取して初めて味は生まれる。口腔内の味細胞で得られた味覚情報は、延髄、視床を経て、大脳に到達する。そこで得られた神経細胞ネットワークの興奮パターン、すなわち脳内表象が味の本質である。もし、神経細胞ネットワークの興奮パターンを再現することができたならば、食品を味わうことなく、我々は味を感じることができるだろう。とはいえ、これはまだ、サイエンスフィクションの領域の話である。

一方、近年、脳機能イメージング法の発達によって、ヒトが食品を味わっているときの脳活動を様様な視点から測れるようになってきた。そこで、本章では、味わいに関与する大脳機能の研究を紹介する。なお、「味」の表現にはいまだ唯一の明確な基準は存在しない。そこで本章では、甘味、酸味、塩味、苦味、うまみを基本五味とする、味細胞にて受容される味覚を「味」と表現する。また、これに、匂いや口あたりなど他の感覚を加えた統合的な味を「フレーバー」、「味わい」、「あじ」と表現する。

1 味覚野探索の歴史

味わいに関わる脳機能研究は、味を感じるのに必須な大脳領域を探索するところから始まった。本節では、脳機能研究の基礎知識や方法論の紹介を兼ねて、味覚野探索の歴史を紹介する。

（1）脳機能イメージング以前

現在の脳機能研究を支えている重要概念の一つに、脳が機能的に分化しているという脳機能局在論がある。この脳機能局在の存在が明らかになってきたのは、一九世紀のことである。一九世紀は、初頭のフランス皇帝ナポレオン（Napoléon）による度重なる遠征に始まり、クリミア戦争（一九五三―一九五七）、普仏戦争（一八七〇）など、ヨーロッパ本土を舞台として大規模な戦闘が繰り広げられ、頭部に損傷のある兵士が多数生じた。この歴史上の不幸が、皮肉にも脳機能研究の進展をもたらした。彼らの脳損傷部位と行動障害の関係を調べる中で、脳領域と行動には因果関係があるということが次第に明らかになってきたのである。さらに、一八八〇年代頃から、スペインのカハール（Cajal）とイタリアのゴルジ（Golgi）の牽引によって、神経細胞を染色して顕微鏡観察する手法が発達し、大脳を構成する神経細胞の種類が脳の場所により異なることが明らかにされた。この集大成として、一

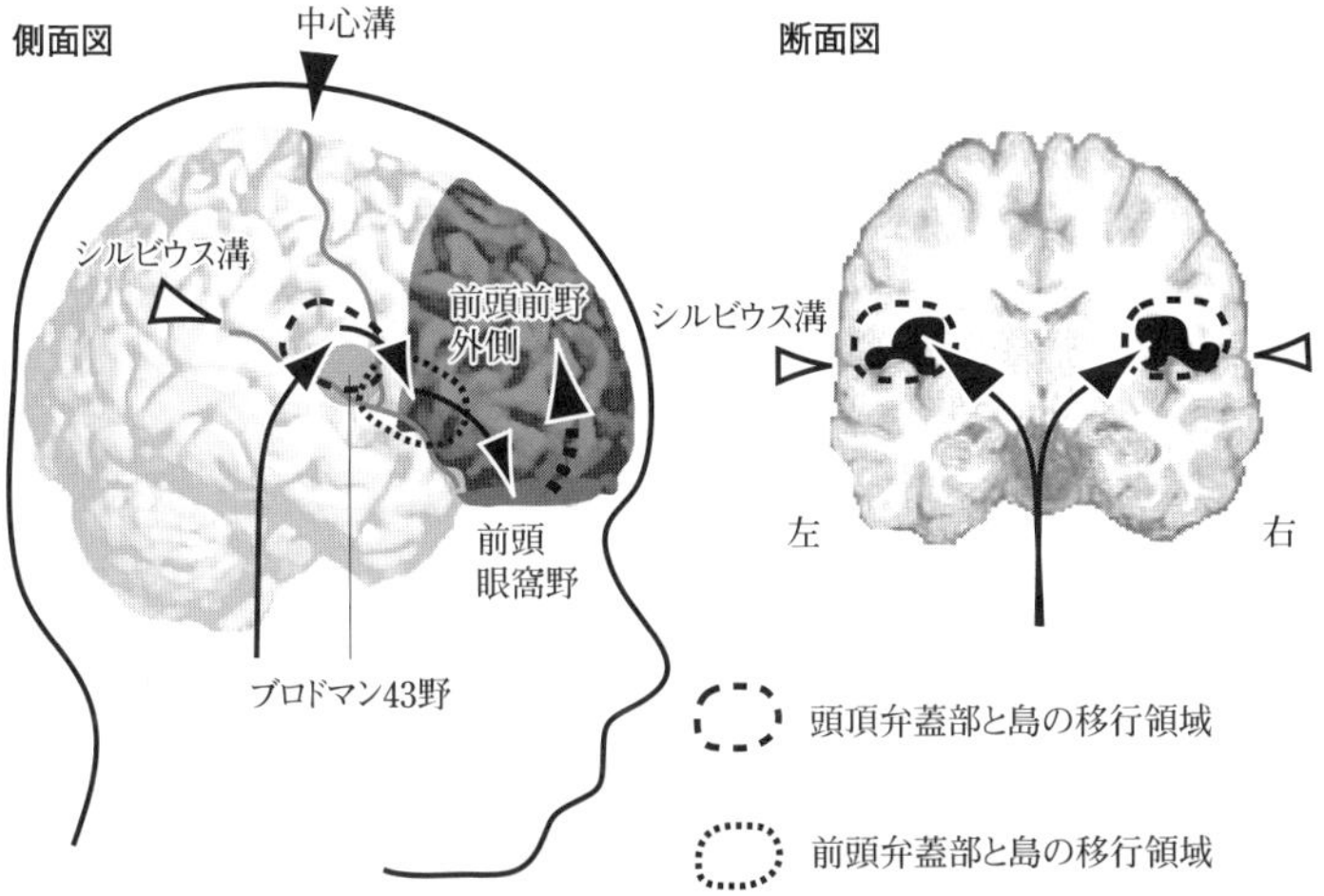

図 8—1　味覚情報処理に関与するヒト大脳領域

檀一平太・岡本雅子（2006）．脳機能イメージング法による味覚研究。月刊フードケミカル 2006 年 12 月号 pp. 36-45 より改変して転載。

九一四年、ドイツのブロドマン（Brodmann）は、死後標本を詳細に調べ上げ、ヒト大脳を五二の領域（九つの欠番を含む）に分類し、ブロドマン脳地図を完成させた（図8−1）。種類の異なる神経細胞は、異なる機能を持つため、ブロドマン脳地図は、脳機能との対応が極めて良い。たとえば、ブロドマン四野は身体の運動を制御し、その後方に隣接しながらも明確に区別されている三野は身体の感覚を担っている。ブロドマン脳地図は作成後約一〇〇年を経ているにも関わらず、現在もなお、脳活動の場所を報告する際の「番地」として頻繁に活用されている。

機能局在という概念が生まれれば、当然、味を感じる機能を持つ脳領域は何処にあるのかという疑問が生じる。一九四〇年、ボーンシュタイン（Bornstein）とベール（Vale）は、銃創を負って味覚障害をおこした一二名の患者の損傷の位置から、味覚の中枢は頭頂弁蓋部という領域のブロドマン四三野にあるのではないかと提案した（Bornstein, 1940）（図8―1）。

損傷研究と並んで、黎明期の脳機能研究に重要な役割を果たしたのが、電気刺激法である。カナダの外科医、ペンフィールドは、てんかん治療の開頭手術中、局部麻酔をした患者の脳に電極を刺し、電気刺激を与えると、患者は様々な反応を示すことを見いだした。たとえば、ブロドマン四野のある部分を刺激すると手が動き、また、別の部分を刺激すると足が動く。一九五五年、ペンフィールドはこのような作業により、刺激すると味を感じる領域として、ボーンシュタインとベールが提案したブロドマン四三野の奥にある、島という領域の前側（島前部）を指摘した（Penfield & Faulk, 1955）（図8―1）。

味覚野探索の歴史には動物を使った研究も重要な役割を果たしている。時代が下って一九八五年、小川らは、サルの脳に電極を刺し、口腔内の味神経を刺激した際の大脳の神経活動を記録するという電気生理学の手法を用いて、サルの味覚野が脳の前頭弁蓋部から島前部にかけての領域に存在することを示唆した（Ogawa et al., 1985）。

（2）脳機能イメージング

二〇世紀の終わりには、脳を傷つけずに観察する種々の装置が相次いで実用化された。生きたヒトの脳を研究対象にできる時代の到来である。しかし、脳を傷つけないという制約の中での計測であり、計測の特性を理解して結果を解釈する必要がある。ことに、一定時間にどのくらい細かく脳活動を計測できるか（時間分解能）と空間をどのくらい細かく分割して計測できるか（空間分解能）は手法により大きく異なるので注意を要する。脳機能イメージングの主な方法である、fMRI（核磁気共鳴撮像法）、PET（陽電子放出断層撮像法）、MEG（脳磁気計測法）、EEG（脳波計測法）、fNIRS（近赤外分光分析法、光トポグラフィ）の計測特性を表8―1にまとめた。

これらを、計測原理を脳活動の機序に沿って概観してみよう。たとえば、今、味を味わったとする。このとき、味覚を処理する脳領域の神経活動が盛んになる。この神経活動をダイレクトに検出するのがEEGとMEGである。EEGは頭皮に置いた電極で、神経細胞の興奮によって発生した微弱な電流を検出する。一方、電流が発生すれば、そこには、磁場が生まれる。その磁場の変化を頭の回りに置かれた検出器で検出するのがMEGである。両者とも非侵襲で、時間分解能が極めて高く、ミリ秒単位の計測が可能である。ただし、MEGは空間分解能が高く、EEGは人体への拘束性が低いといった異なる長所を持つ。一方、神経活動がおこった脳領域では、神経活動に数秒遅れて、血管の拡張、酸素化ヘモグロビンの増加、および脱酸素化ヘモグロビンの減少が起こる。fMRIとfNIRSは、このヘモグロビン濃度変化を非侵襲的に計測する。fMRIは核磁気共鳴現象を利用しており、脳全体の計測を高空間分解能かつ構造も含めて計測できるという利点がある。fNIRSは光を用いるため、光が到達する脳の表面しか計測できないが、人体への拘束性が極めて低いという長所を持つ。PETは放射性同位元素でラベルされた分子の脳内における分布を検出することにより、神経活動に伴って起こる血流変化や、糖代謝変化を極めて正確に定量化する。使用される放射性マーカーは半減期が短く、生体への影響が少ないが、非侵襲ではない。

表 8—1　脳機能イメージング法の比較

手　法	生理的測定対象	物理的測定対象	時間分解能	空間分解能	長　所	短　所
EEG 脳波計測	神経の電気的活動	磁場	1 ms	10-15 mm，3D	低コスト，計測の柔軟性	低空間分解能
MEG 脳磁計測	神経の電気的活動	電流	1 ms	5 mm，3D	高時間分解能	計測困難な領域の存在
fMRI 機能的核磁気共鳴撮像法	血流反応	ラジオ波	0. 5-5 s	1-5 mm，3D	構造データの取得	高コスト，計測の柔軟性のなさ
fNIRS 機能的近赤外分光法	血流反応	近赤外光	0. 1-1 s	10-30 mm，2D	低コスト，計測の柔軟性	脳の外側のみの計測
PET 陽電子放出断層撮像法	血流反応，代謝反応	ガンマ線	10-45 s	4 mm，3D	定量性	高コスト，侵襲性

注）出典は図 8—1 に同じ。改変して転載。

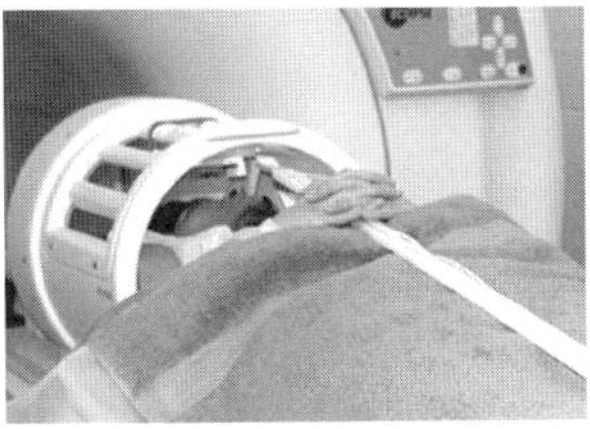

fMRIの計測では，狭いスキャナー内で横臥位で味刺激を提示される。

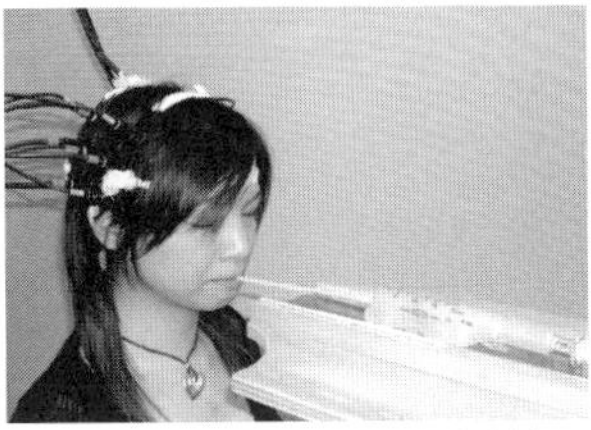

fNIRSの計測では，座位で味刺激を提示される。

図　fMRI と fNIRS による味覚実験環境

出典は図8−1に同じ。改変して転載。

コラム10　脳機能イメージングの計測原理

テレビなどで、活動した脳の領域が赤く光るという画像をご覧になったことがある方も多いのではないだろうか？　あの画像はどのような原理で得られるのか、テレビによく登場するｆＭＲＩとｆＮＩＲＳ（光トポグラフィ）について見てみよう。

ｆＭＲＩは、高磁場における水素原子の核磁気共鳴現象を利用する。常磁性体である脱酸素化ヘモグロビンは、水素原子の配置を乱し、核磁気共鳴信号を低下させるという働きがある。神経が活動すると、数秒後、脱酸素化ヘモグロビンの減少が引き起こされ、核磁気共鳴信号が増加する。したがって、脳を高磁場環境下に置き、核磁気共鳴信号の経時的な変化を調べることによって、脳の活動状態の変化を調べることができる。ちなみに、この原理は、一九九〇年、わが国の小川誠二（当時ベル研究所・米国）が発見した（S. Ogawa, et al., Magn. Reson. Med. 14: 68, 1990 エンドノート）。さらに、核磁気共鳴信号の空間的な分布からは、脳の形態情報が得られる。そのため、ｆＭＲＩでは脳活動と脳構造が同時に計測できる。脳機能と構造を対応付ける脳機能マッピング研究では、王道をいく技術である。

一方、ｆＮＩＲＳ（光トポグラフィ）は光を利用する。頭皮上から脳へ光を当てると、一部の光は脳組織を通った後、反射して頭皮上に戻ってくる。光はヘモグロビンにより吸収されるため、この反射光の減衰度合いの経時的な変化から、脳内ヘモグロビン濃度の変化が分かる。ｆＮＩＲＳの利点は、測定の簡便さと自由度の高さである（図）。脳機能イメージング法として一般化したのが一九九五年以降と遅いため（Maki et al., 1995）、他の脳機能イメージング法に比べて方法論の整備が遅れているが、多様な実験をサポートするという点で、計測法としてのポテンシャルは高く、赤ちゃんの研究や、教育現場での脳機能計測、医療応用などが進んでいる。

（３）一次味覚野の同定

脳機能イメージング法が実用化されると、患者やサルの研究で示唆されてきた知見を検証する研究が開始された。味覚に関わる脳機能研究において、まず研究の関心を集めたのは、一次味覚野の同定である。一次味覚野とは、最初に味覚信号が投射される大脳皮質である。第三章に述べられているように、味は、舌、咽頭、軟口蓋（口の奥の上側）の粘膜の味蕾にある味細胞で受容された後、神経パルスに変換され、味覚神経を通って、延髄の孤束核から視床に伝達される（山本、一九九六）。その後、視床から最初に味覚信号が投射される大脳の領域が一次味覚野である。ヒトの五感のうち、視覚、聴覚、触覚、嗅覚では一次領野の同定は既になされている。しかし、実は味覚ではいまだに、世界の研究者の間で明確なコンセンサスが得られていない。

前述のように、サルの電気生理学的研究から、味覚を司る領域として、脳の前頭弁蓋部から島前部の領域が指摘されていた。まずPETで、続いてfMRIで、一次味覚野は、やはり、前頭弁蓋部と島の移行部付近という報告がなされた（Zatorre et al., 2000）（図8―1）。しかし、PETの時間分解能は数十秒、fMRIも数秒であり、一次味覚野の同定に使える精度ではない。一次味覚野の反応に誘起された、二次、さらに高次の脳反応を捉えている可能性がある。原理的に、一次味覚野の同定に対して最もポテンシャルの高い手法は、高い時間・空間分解能を有するMEGである。一九九六年、まず、村山らが、さらに小早川らが相次いで、MEGによる一次味覚野の計測結果を発表した（Kobayakawa et al., 1996; Murayama et al., 1996）。ただし、この時点では、信号源が弁蓋部と島の移行部であることを示したものの、位置の詳細な検討は不十分であった。その後、一九九九年、小早川らが頭頂弁蓋部と島後部の移行部で、味提示後平均一五五ミリ秒（食塩）、味提示後平均二六七ミリ秒（サッカリン）に大脳内で最も早い味覚由来のシグナルが発生することを突き止め（Kobayakawa et al., 1999）、さらに、fMRIでもその傍証を得た（Ogawa et al., 2005）。同グループはさらに、濃さの違う食塩水を味わう際のMEG計測から、この領域の初期の活動の大きさが、味溶液の濃度と相関することを示している（Kobayakawa, et al., 2008）。ここが現在、一次味覚野の最有力候補となっており、サルの一次味覚野として同定されていた前頭弁蓋部から島前部にかけての領域は、ヒトでは、一次味覚野の直後に信号を受け取る領域である可能性がある（図8―1）。ただし、旧一次味覚野の定義を支持する研究者も存在し、統一見解は得られていない。

興味深いのは、これらの領域と、先述の患者を対象とした研究との符合である。ボーンシュタインとベールの損傷研究では、味覚野の候補として、新しく定義された一次味覚野に近い頭頂弁蓋部が提案されていた。一方、電気刺激を行なったペンフィールドは、刺激すると味を感じる領域として、旧一次味覚野に近い島前部を報告している。大脳内で真っ先に味の信号を受け取る頭頂弁蓋部付近は、味覚の処理には必須であるが、我々が味を味として感じるためには、その後信号を受け取る島前部の活動が必要なのかもしれない。

ところで、一次味覚野は、他の感覚の一次領野にはない特徴がある。他の感覚系の一次領野は入力のほとんどを、その感覚系から得るのに対し、一次味覚野は多感覚の入力を得ていることが分かっている。単一神経を対象としたサルの電気生理学的研究では、味覚のみならず嗅覚や触覚の入力に反応する神経の存在が報告されている（Ito & Ogawa, 1994）。しかも、味覚信号の一部は大脳一次味覚野に達する前にすでに口腔感覚情報と統合されている場合もあるという報告もある（Simon et al., 2006）。我々の生活を振り返ってみると、視覚は他の感覚なしに視覚情報だけ受け取ることが可能であるのに対し、味の場合、舌に食品が乗った時点で触覚や温度感覚など他の感覚が同時に刺激され、味覚情報のみ受け取る状況は不可能に近い。一次味覚野の構造には、このような味覚の特性が反映されているのかもしれない。

2 味わいの脳内表象

味わいに関与するのは狭義の味のみではない。味わいは、香りなどの他の感覚、空腹などの体内環境、そして、情報や経験や、記憶などの影響を受ける。本節では、これらの影響を含む味わいに関わる脳機能研究を紹介する。

(1) フレーバーの表象

我々が食品を味わうとき、味、香り、舌触りを分離して味わうことはしない。ことに、味と香りは密接に関係しており、試みに鼻をつまんで香りを感じないようにしてジュースを飲むと、ジュースのいつもの「あじ」も失われてしまう。このような多感覚の統合によるあじ、専門用語でいう「フレーバー」は脳の何処で生まれるのだろうか。

フレーバーの処理に関与するとされる領域のひとつが前頭眼窩野である(図8-1)。前頭眼窩野は、一次味覚野から次に信号が送られる領域として、二次味覚野とも呼ばれている。もっとも、前節で述べたとおり一次味覚野の定義に合意が得られていないため、二次味覚野の定義も困難である。混乱を避けるため、ここでは解剖名を用いる。

前頭眼窩野も、一次味覚野と同様、多感覚の投射を受けていることが知られている。ロールズとベイリスは、サルの前頭眼窩野において二〇〇〇個以上もの神経について、味、香り、視覚刺激に反応するかを電気生理学的に調べた（Rolls & Baylis, 1994）。その結果、一五八個のニューロンが、いずれかの刺激に反応し、うち四五個が二種類以上の感覚刺激に反応した。おもしろいことに、多感覚刺激に反応した神経は、日常経験する組み合わせに対してよく反応した。例えば、甘味に反応する神経は、フルーツの香りとバナナの視覚刺激にも反応したが、魚の香りや実験器具の視覚刺激にはあまり反応しなかった。また、味嗅覚の相互作用は、食経験により形成されることが提案されている（Stevenson et al., 1995）。サルで発見された神経は、このような経験依存的フレーバーの神経基盤といえよう。

このような経験依存の多感覚刺激への反応は、ｆＭＲＩを使用し、ヒトの脳でも研究されている。ｆＭＲＩの強みは、電気生理学的実験と違い、脳全体の活動を広く調べることができる点にある。スモール（Small）らは、甘味にバニラの香りをつけた刺激と、塩味にバニラの香りをつけた刺激に対する脳活動を比較し、前者でより高い活動を示す領域として、前頭眼窩野のほか、島前部、前部帯状回を見出し、これらの領域のネットワークがフレーバーの処理の中枢ではないかと指摘した（Small et al., 2004）。味わいと経験については、ＥＥＧを使った研究でも興味深い知見が得られている。この研究では、味か匂いを表す言葉の直後に食品か色を表す言葉を提示するという条件で、塩味↓バナナのように連続する言葉が一致しない条件と、甘味↓バナナのような一致条件を比較した。このような比較では一般に、刺激提示のおよそ四〇〇ミリ秒後に、意味的逸脱に対する認知処理を反映する脳活動が生じることが知られている。ところがこの研究では、四〇〇ミリ秒の信号に加え、一〇〇ミリ秒という早い段階の信号にも変化が認められた。ＥＥＧという手法の特性として、脳の何処の反応であったかは特定できないが、味わいへの経験の影響が、脳内処理の早い段階から生じている可能性を示唆している（Skrandies & Reuther, 2008）。

ところで、第四章に紹介されている通り、我々が「あじ」と感じる香りは、口腔内から喉を経て鼻に抜けて香る、レトロネイザル経路の香りである。一方、外界の香りは直接鼻から、オルトネイザル経路で香る。したがって、フレーバーの脳処理を追及するにはレトロネイザルとオルトネイザルの香りに対する脳反応の違いを調べればよいのではないか、と上述のスモールらは考えた。レトロネイザル処理とオルトネイザル処理の比較は技術的に困難である。スモールらは、味嗅覚障害専門の医師であり研究者でもあるハメル（Hummel）らとの共同研究により、喉から鼻へチューブを通して香りを提示するという方法をとって、この困難を克服した（Small et al., 2005）。その結果、チョコレートの香りをレトロネイザルに提示した際には、オルトネイザルな場合より、前頭眼窩野の内側と前部帯状回の活動が高まることが確認され、やはりこれらの領域がフレーバーの処理に関与していることが示唆された。

この研究では、もうひとつ示唆に富む結果が得られた。チョコレートの香りに限らず、ラベンダーなど食品以外の香りも提示した場合、レトロネイザル提示では、オルトネイザル提示より、口腔の触覚を司る口腔感覚野の活動が高まっていた。口腔内の香りは、鼻腔内で受容されるにもかかわらず、口腔内で味わっているように感じる。口腔感覚野の活動は、この現象に関係しているのかもしれない。

（2）空腹は最高のスパイス

食べ物ほど、その価値が短時間で変化するものも少ないのではないだろうか。空腹のときの食べ物、喉が渇いているときの水は、何ものにも替えがたい。デ・アラウジョ（de Araujo）らは、ｆＭＲＩを用いて、喉が渇いているときと、十分水を飲んだあとの水刺激に対する脳活動を比較し、喉が渇いているときに水刺激に対する前頭眼窩野の活動が高いこと、さらに水に対するおいしさ評価と前頭眼窩野の活動とが相関することを見出した（de Araujo et al., 2003）。この実験の食品版として、スモールらはチョコレート好きの実験参加者を対象としたＰＥＴ研究を行った（Small et al., 2001）。いやになるまでチョコレートを食べた後とその前とでチョコレートに対する脳活動とおいしさ評価を調べたところ、はじめおいしかったチョコレートが、後にはまずくなること、前頭眼窩野の外側で顕著だった脳活動が、満腹後は前頭眼窩野の内側にシフトすることが明らかになった。こうした研究から、前頭眼窩野は、多感覚の統合だけではなく、体内環境と食物刺激を統合し、食物の価値やおいしさを表象する場と考えられている。

このスモールらの研究には、感覚特異的満腹感という現象も関係しているのかもしれない。これは、同じ食品を食べ続けた場合、その食品に対するおいしさは減じるが、別のものならおいしく食べられる、という現象である。この現象に対応する神経細胞が、サルの前頭眼窩野において報告されている。この神経細胞は、ブドウ糖溶液に反応するが、与え続けるにしたがって活動が低下した。しかし、その後、好物のクロスグリジュースを与えると、この神経活動が再び高まった。まさに「デザートは別腹」の脳内表象である（Rolls et al., 1989）。

これらの研究以外にも、食品刺激に対する脳活動に対する空腹度の影響については多くの研究が行われており、空腹により前頭眼窩野のほか、島、線条体、海馬、前頭背外側部の活動が高まることが報告されている（Haase et al., 2009）。さらに最近、意識的に空腹を抑制しようと努力するときのPET研究も報告された。この研究では、一七－一九時間食事を摂っていない空腹の男女の実験参加者に、好物の温かい料理を見たり、匂いを嗅いだり、味わったりしてもらった。その際、気持ちのおもむくまま料理に反応してよい条件と、意識して空腹を抑制する条件の脳活動を比較した。その結果、空腹感を抑制しない条件では、食事の提示により、男女とも脳全体の代謝が増加した。ところが、空腹抑制条件では、男性のみ、前頭眼窩野や島、扁桃体など食物への欲求に関わる脳領域の代謝の低下が認められ、また自分で感じる食べ物への欲求の低下も著しかった。肥満や摂食障害には男女差があることが知られているが、その要因のひとつに脳活動の性差が関与しているのかもしれない。今後の追試が待たれるところである（Wang et al., 2009）。

（3）情報のおいしさ

第七章に紹介されているように、ひとくちに「おいしさ」といっても、そこには様々な要因の関与が知られている。ここ数年、注意や情報などの認知処理が味の感じ方に与える影響と、その脳機能を調べるfMRI研究が盛んになってきた。

味覚研究の牽引的存在であるロールズ（Rolls）らのグループは、基本味溶液からジュースまで様々な刺激を提示した際のfMRI計測データを再解析することにより、単に味やフレーバー刺激を受けるだけで、認知機能を担うとされる前頭前野の活動が認められることを報告した（Kringelbach et al., 2004）。この研究と前後して、味を想像するとき（Kobayashi et al., 2004）や、味のない溶液に注意を向ける（Veldhuizen et al., 2007）といった行為によって、前頭前野の活動と共に、一次味覚野周辺の活動が高まるというfMRI研究が立て続けに報告された。

これに関連して、情報がおいしさを変化させる際の脳活動も報告され始めた。ニチェックらは、苦味を呈するキニーネを用い、高濃度、低濃度の二種類の溶液を予告つきで提示している際のfMRI計測を行った（Nitschke et al., 2006）。その際、実験参加者にまずさの評定もしてもらった。その結果、予想通り、一次味覚野において溶液濃度に依存する活動が認められ、また高濃度でよりまずいと評価された。ところが、低濃度と詐称して高濃度の溶液を提示したところ、味のまずさが低減して感じられるだけでなく、味覚関連皮質の活動が低まった。濃度依存に活動するはずの一次味覚野の活動が、情報により操作されたのである。ただしここではfMRIを用いているため時間分解能が高くない。一次味覚野に初めて味覚信号が到着したときの早い活動が、情報により変化するのかは不明である。

この研究に続いてグラベンホスト（Grabenhorst）らが、「おいしい」とラベルされた味溶液で、試薬名がラベルされた味溶液よりも、快評価が高くなること、その際、前頭眼窩野およびその周辺領域の活動が高まることを示した。前頭眼窩野は、空腹など生理的要因によるおいしさとの関与が示されていたが、この研究により、情報という認知的要因によるおいしさにも関わることが示唆された（Grabenhorst et al., 2008）。

ただし、おいしさがすべて前頭眼窩野だけに表象されるわけではなさそうである。おいしそうに食べている様子はいかにもおいしい。ジャビー（Jabbi）らは、おいしい表情でジュースを飲む顔写真を使ってこの現象を検討した（Jabbi et al., 2006）。まず、別途、実験参加者自らが飲料を味わう際に活動する島周辺の領域を特定した。次に、写真を見る際のその領域の脳活動と、写真の表情にどれだけ感情移入したかの自己評定値を比較した。その結果、両者が正の相関を示すことが明らかになった。他人のおいしい表情に同感すると島の活動が高まったのである。

一方、マクルアーらはペプシとコカコーラという、成分的に良く似た飲料を用いて、ブランドがもたらすおいしさの脳機能に迫った（McClure et al., 2004）。彼らは、一般消費者にコカコーラとペプシをラベル無しで飲ませて、どちらが好きかを尋ねた。その結果、両者の選択性に差がなかった。しかし、ラベル無しのコカコーラとラベル有りのコカコーラを比べさせると、ラベル有りへの選択性が高まった。このときの脳活動をｆＭＲＩで調べてみると、海馬と前頭前野のネットワークが働いていることが分かった。これらの領域は記憶機能への関与が知られている。コカコーラのおいしさには、ブランドイメージの想起が関与しているのかもしれない（第九章も参照）。

(4) 違いの分かる舌

ワインの専門家など、素人には分からない違いを味わい分けて評価できるひとを見ると、思わず羨望の念を抱いてしまう。このような、あじの評価能力には、どのような脳の機能が関与しているのだろうか？

イタリアのカストリオータースカンダベグらは、ｆＭＲＩを用いて、ソムリエと一般人がワインを味わっているときの脳活動を比較した（Castriota-Scanderbeg et al., 2005）。両者とも一次味覚野のほか、前頭眼窩野や前頭前野の活動を認めたが、両者を比較すると、ソムリエでは一般より、島の活動が高く、逆に一般ではソムリエより、扁桃体など情動を司る領域の活動が高かった。さらに、前頭眼窩野と前頭前野については、一般とソムリエで活動する場所が異なっていた。この研究から、ソムリエのワイン評価における専門能力が、ワインを味わう際の脳活動に反映される可能性が示唆された。

カストリオータースカンダベグらの研究は、味嗅覚の専門家の能力に、初めて脳機能研究のメスを入れた先駆的研究である。しかしワインを味わう条件としては、ｆＭＲＩ計測上の制約があった。たとえば、この実験ではｆＭＲＩのスキャナに仰臥位で横たわり、口に保持したチューブを通して二ミリリットルのワインを味わっている。このような条件では味覚の感覚強度が落ちることが報告されており（Meiselman, 1971）、ワインをじっくり評価するのは困難である。一方、ｆＭＲＩに遅れて脳機能計測に使われるようになってきたｆＮＩＲＳ（コラム９）では、座位のまま、日常の一口分に相当する液量の飲料を味わう際の脳活動測定が可能である。ただし、計測原理上、脳の深い場所に位置する一次味覚野や前頭眼窩野の活動を計測することは出来ない。

そこで、我々の研究グループでは、カストリオータースカンダベグらの研究において、ソムリエと一般で脳活動パターンに違いが報告された前頭前野（図８－１）を対象として、ｆＮＩＲＳを用い、味の評価を行なう際の脳機能研究を行なっている。その結果、一般人の場合、味わうのに心地よい一口分として七－八ミリリットルの味溶液を座って味わう条件では、特に味を評価するような課題を課

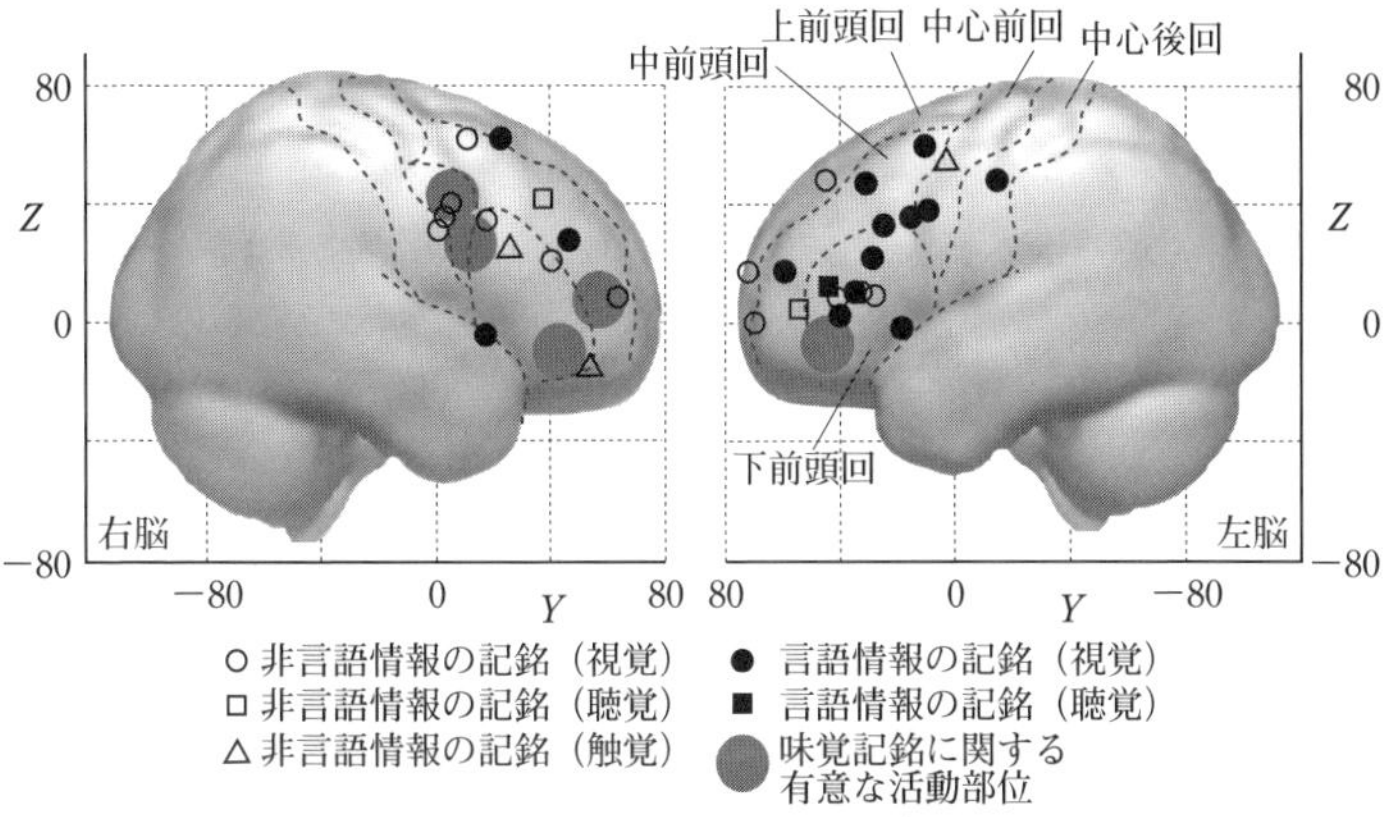

図8―2　標準脳座標系を利用した，記銘に関する過去の脳機能イメージング研究の結果と fNIRS による味の記銘研究結果の比較

出典は図8―1に同じ。改変して転載。

さなくとも前頭前野腹側の幅広い領域が活動すること（Okamoto et al., 2009）、その際、味を評価させると、その活動がいっそう高まることが明らかになってきた（Okamoto, Dan et al., 2006）。また、二つの溶液が同じかどうかを比べてもらう課題を用いることにより、味を覚える際の脳活動の計測にも成功した（Okamoto, Matsunami et al., 2006）。この課題では、二つ目の味と比べるために、最初の味を覚えなくてはならない。このように、意図して覚えることは、意図的記銘と呼ばれ、それまで視覚や聴覚、触覚刺激については前頭前野の関与が示されていたが、味覚については検討されていなかった。我々のfNIRSを用いた研究では、最初の味を味わう際の脳活動と、課題なしで単に味わう際の脳活動の比較により、味の意図的記銘の際に、左右両側の前頭前野が右優位気味に活動することを示した。これは、言語化しにくい情報の意図的記銘としては典型的なものであり、味を覚える際にも、視覚、聴覚、触覚の意図的記銘と同様の前頭前野領域が関与することを示している（図8―2）。

ワインのエキスパートは、味や香りに対する感度よりも、むしろワインの感覚特性の記憶など認知処理に優れていることが報告されている（Parr et al., 2002）。味わいの認知処理に関わる脳活動のどのような違いが「違いの分かる舌」を支えているのか、現在、コーヒー評価のエキスパートを対象としたｆＮＩＲＳ計測を行っている。

3　おわりに

二〇世紀の末、「味」そして「味わい」に関する脳機能研究は、脳科学に残された未開のフロンティアという趣きを呈していたが、今世紀初頭の一〇年間で、飛躍的な研究展開が成し遂げられた。一次味覚野、二次味覚野の基本的役割は大筋で解明され、研究の中心は高次の味覚脳機能へと移りつつある。この探求において浮上するであろう重要テーマは、味覚情報処理の特異性と感覚共通性である。

我々は、本書出版の直前、上記の意図的記銘の研究を発展させ、味を思い出す作業、すなわち再認の際の脳活動も検討した。一般的に、視覚、聴覚など感覚では、記銘は左前頭前野、再認は右前頭前野を使うという非対称性モデルが提唱されているが、味でもその傾向が確認された（Okamoto et al., 2010）。この点では、感覚共通の脳処理が働いていたと言える。ただし、非対称性は他の感覚ほど明確ではなかった。これはおそらく、味の情報処理はもともと右優位の傾向があるためであると考えられる。

このように、感覚共通の脳処理機構と味特有の脳処理の相互作用が、味覚の高次脳処理には反映されている。この探求は始まったばかりではあるが、味覚脳機能研究の急速な進展を鑑みれば、その答が得られるのは、意外と近い将来であるかもしれない。

関連書籍紹介

1　山本隆（一九九六）『脳と味覚――おいしく味わう脳のしくみ』共立出版

脳と味覚に関する総合的な解説書。斯界の第一人者による堅実な記述が特徴。特に、生理学的な記載が充実。ただし、脳機能イメージング研究には未対応。

2　リタ・カーター（著）、養老孟司（監）、藤井留美（訳）（一九九九）『ビジュアル版 脳と心の地形図――思考・感情・意識の深淵に向かって』原書房

脳科学というのは極めてとっつきにくい分野であるが、この分野の雰囲気を掴むためにまず一冊読むとすれば本書。著者は公平な科学ジャーナリストで、研究の魅力を伝えつつ、平易な記載がなされている。原著では参考文献リストが充実しているが、残念ながら訳書では削除。

3　フロイド・E・ブルーム（著）、久保田競（監）、中村克樹（訳）（二〇〇四）『新・脳の探検（上下）』講談社

脳神経科学を概観するための教科書としては、本書は非常に役立つ。神経科学、認知神経心理学などの幅広い視点から、脳の機能を学べる。コストパフォーマンスも高い。

コラム11　おいしさは測れるか？

脳を測ればおいしさは測れますか？　職業柄このような質問をよく受ける。食品企業にとっておいしさの計測は夢の技術であるらしい。「おいしさ」は心理的な特性であり、物理・化学的には計測できない。しかし、おいしさをヒトが感じている以上、それに対応する脳の活動パターンが存在するはずである。ならば、脳を測ればおいしさも測れるはずだ。多くの食品会社はこのような技術を期待して、筆者らに冒頭の質問を投げかけるわけである。

たしかに、脳活動から思考を推測することは夢物語ではなくなりつつある。二〇〇五年、神谷とトン（Tong）は視覚野のｆＭＲＩ信号から、被験者が四五度、もしくは一三五度傾いている直線のどちらを見ているかを判定することに成功し、デコーディング研究の幕開けを飾った（Kamitani & Tong, 2005）。この研究は、あらかじめコンピュータープログラムに学習させた情報に限定したものであったが、その後相次いで発表された研究には、新規な視覚情報をデコードするモデルも提案され（Kay et al., 2008）、また、記憶のなかに保持している視覚情報のデコーディングという、思考の推測に近い研究も発表されている（Harrison & Tong, 2009）。そして最近、味覚の研究でも有名なロールズ（Rolls）らが、前頭眼窩野の活動から快／不快の程度を予測する研究を発表した（Rolls et al., 2009）。これは、手に滴下した水の快さを対象としており、おいしさではないが、原理的には「食べ物の快さ」のデコーディングも可能なはずである。

では、食品会社の夢がかなうのも間近なのか？　筆者らはそれには、懐疑的である。本文にも紹介した通り、おいしさは生理的なものから文化的側面までが影響する多次元的なものである。そしてそのおいしさにどれだけの次元があるのかすら、まだ分かっていない。デコーディングの技術以前に、解読対象の情報の性質が分かっていないのである。おいしさを脳活動からデコーディングするためには、まず、おいしさの性質を調べる研究が必要である。そしてその過程に、脳機能研究が貢献すると考えている。

第九章　食と消費者行動

キーワード　消費者行動、光背効果、ステレオタイプ、食品情報、リスクコミュニケーション

皆さんは、食にまつわるこんな経験がないだろうか？

- 産地も値段もわからないワインの感想を言うのはドキドキする。
- デートに備えて雰囲気のよいレストランを入念にリサーチした。
- ラーメン屋に入りづらい（女性）／ケーキのおいしいカフェに入りづらい（男性）。
- 特売で買い込んだお菓子やインスタント食品を半透明なレジ袋に入れて持ち歩くのが恥ずかしかった。
- 生鮮食品を買うときにはまず原産地を確認する。

いくつかの項目について、経験ある読者も少なくないのではなかろうか。私たちにとってある食品

を選び・食べるということは、その食品の味が好きだからというナイーブな理由だけでは必ずしも説明できないようである。本章では、私たちの食行動や食品選択に影響を及ぼす外的要因について、消費者行動の観点から紹介する。

1　食品の評価は食品だけでは決まらない

人は食に関する意思決定を一日に平均二百回以上行っているという（Wansink & Sobal, 2007）。いつ、どこで、何を、どのぐらい、どうやって、誰と、食べるか。その意思決定は必ずしも空腹や特定栄養素の欠乏などの身体的要因だけでは決まらず、じつに様々な社会的要因が関与している。ここでは、消費者の食品選択・摂食行動に影響を及ぼすそれら外的（external; contextual）要因について、代表的なものを紹介する。

（1）食事における光背効果

光背効果（halo effect）とは、「ある対象を評価する際に、ある側面で望ましい特性をもっていると、事実の確認もなしに他の諸側面までが望ましいとみなされてしまう現象」とされる（古畑・岡、一九九四）。食品においても、食品に付随するメーカー名や店名、産地名、といった様々な周辺情報が光背効果となって食品評価に影響を及ぼす。その一例として、コーネル大学のワンシンクらがアメリカで行ったワイン産地と食行動に関する研究を紹介する（Wansink et al., 2007）。

この実験では、大学レストランに訪れた三九名の大学関係者が実験参加者となった。この大学レストランは当日のコースメニューが決まっているので、全員が同じメニューを同じ分量だけ提供される。そして、この日の実験参加者は料理を待つ間に「ワイナリーのプロモーション活動の一環」として、無料で一杯のグラスワインが振舞われた。ワインの中身はいずれも同じ赤ワインであったが、半分の参加者にはそのワインが「カリフォルニア産」であると説明され（口頭でそう伝えられるとともに、ワインラベルにもそう記載されていた）、もう半分の参加者には「ノースダコタ産」であると説明された。カリフォルニアは世界的に有名なワイン産地であり、ノースダコタは荒野とバッファローが連想されるような土地でワインが作れるような地域ではない。「カリフォルニア産」あるいは「ノースダコタ産」と説明された参加者はそれぞれ提供されたワインと料理を食べて店を出たが、その間の食事量（残飯量から算出）と食事時間が計測されていた。

これらの計測結果を両群で比較したところ、ワインを飲んだ量には群間で差がないにも関わらず、「カリフォルニア産」と説明された参加者群は「ノースダコタ」産と説明された群よりも食事量が十二パーセント多く、食事時間も十七パーセント長かったことが示された。ワンシンクらはこの結果について、ワインが高品質であるという予測が、一緒に提供された食事の品質についての期待を高めたと解釈している。すなわち、提供されたワインが「カリフォルニア産」と説明された場合には、「すばらしいワインだ。これはきっと食事もすばらしいに違いない」という強い期待が生まれ、全体として食事がより楽しいものとなり、結果として食事量と食事時間の増加につながったと推察される。このような光背効果に関する類似研究として、同じ内容の食事でも高級レストランで食べた方が大学食堂で食べるよりも食事の味についての評価が高かったという報告もある（Edwards et al., 2003；Meiselman et al, 2000）。食品の評価は、食べる前の構えによりある程度決まってしまうのである。

（2）ブランドは強し

食品評価にメーカー名などの商品ブランドが強い影響を及ぼすこと、いわゆるブランド効果（effect of brand）の存在は、ある程度想像もつくだろうし、実際、多数の研究蓄積がある。それらの中でも近年の脳機能計測研究で明らかになった興味深い知見をまず紹介する。プリンストン大学のマクルアーらの実験では、コーラを味わうときの脳活動を**機能的磁気共鳴画像**（functional magnetic resonance imaging, ｆＭＲＩ）により測定した（McClure et al., 2004）。実験はコカコーラまたはペプシコーラを味わってその嗜好性評価を行うものであったが、事前にブランド名を知らされる条件と知らされない条件を設定し、その脳活動を比較した。まず、ブランド名を知らされなかった場合には、前頭連合野腹内側部を含む辺縁系の活動が嗜好性評価と関連することが示された。これは純粋に味嗜好に関連する賦活であると考えられる。一方、事前に「コカコーラ」というブランド名を知らされた場合には、海馬と背外側前頭前野の活動が嗜好性評価と有意に相関した。さらに、事前にブランド名を知らされなかった場合にはペプシコーラの味の方をより好ましいと評価した実験参加者も、事前にコカコーラと知らされた場合には、そちらの方をより好ましく評価することが多かった。海馬は記憶と、背外側前頭前野は好みと関わる領域であるとされることから、「コカコーラ」というブランドの認知が味評価に影響を及ぼしたことが示唆される。一方、事前に「ペプシコーラ」というブランド名を知

表9―1　子どもによるおいしさ評価[1]

実験で用いた飲食物	よりおいしいと回答した参加者数（%） 無地容器	同じ味，あるいは無回答	マクドナルド容器	p 値[2]
ハンバーガー	22（36.7）	9（15.0）	29（48.3）	0.33
チキンナゲット	11（18.0）	14（23.0）	36（59.0）	<.001
フライドポテト	8（13.3）	6（10.0）	46（76.7）	<.001
ミルク[3]	13（21.0）	11（17.7）	38（61.3）	<.001
ベビーキャロット	14（23.0）	14（23.0）	33（54.1）	0.006

注1）Robinson et al.（2007）を改変。
注2）マクネマー検定。
注3）牛乳が飲めない1名の参加者には代わりにりんごジュースを用いた。

らされた場合には、ブランド効果による脳活動変化は小さく、コカコーラのブランドイメージの大きさが伺われる。

このような食品評価におけるブランドの影響は子どもの頃から受けていることを示す研究もある。アメリカで行われた研究では、低所得層の三歳から五歳の未就学児計六十三名を対象として、同じ食品をマクドナルドのロゴがプリントされた容器と無地の容器の両方に入れて提示し、どちらがおいしいか（あるいは同じ味か）を比較させた（Robinson et al., 2007）。この実験で用いられた食品には、ハンバーガーやチキンナゲット、フライドポテトといったマクドナルド商品、および牛乳やベビーキャロットといったマクドナルド商品ではない食品が含まれていた。実験の結果、ハンバーガー以外のすべての飲食物において、ロゴ容器に入った食品の方が有意においしいと評価された（表9―1）。なお、ロゴ容器入り食品の方をおいしいと評価する傾向と子どもの家庭環境との相関をみると、家庭でのテレビ設置台数やマクドナルド利用頻度との間に、それぞれ有意な正の相関がみられた（相関係数はそれぞれ〇・二七と〇・三〇で、ともに五パーセント水準で有意）。これらの研究結果から、ブランドや広告が私たちの食品評価にいかに強い影響を日々及ぼしているかが伺える。

(3) 何と比べておいしいか

われわれがある食品に対して抱く嗜好評価には、その食品そのものの嗜好のみならず、類似商品・関連商品に対する嗜好の影響も含まれているという。モントクレア州立大学のツェルナーの研究グループによる一連の実験研究はこのことを如実に示している。彼女らの研究 (Zellner et al., 2003) では、単独で味わった場合には普通かやや美味しいと評価されるジュース (中性刺激) が、より美味しいジュース (快刺激) の後に味わった場合にはその嗜好評価が著しく低下することが示された。中性刺激のジュースを単独で評価させた場合には、マイナス一〇〇点からプラス一〇〇点までの二〇一段階嗜好尺度での平均がプラス一五点程度とやや好ましく評価されたのに対し、快刺激評価後には、同じジュースが平均マイナス三〇点と、かなり好ましくないという評価になっているのである。これは強い快刺激によって後続する中性刺激の嗜好評価が対比的に低下するというもので、ツェルナーらはこの現象を**嗜好対比** (hedonic contrast) と呼んだ。この現象は飲料の他、鳥や花の写真などの視覚刺激でも確認されている。また、絵画をターゲットとした実験により、不快刺激の嗜好評価後に中性刺激の嗜好評価を行うと、中性刺激単独で評価するよりも評価が高くなるという逆対比も見出されている (Dolese et al., 2005)。

なお、この嗜好対比は、評価者が連続して提示される刺激群を同一カテゴリーのものと認知した場合に生じやすく、快刺激 (あるいは不快刺激) と中性刺激が異なるカテゴリーに属するものと認知された場合には効果が減少するという。ツェルナーらの他の研究では（Zellner et al., 2002）、コーヒーショップの客を対象としてコーヒーの嗜好性に関する質問紙調査が行われた。調査参加者をグルメコーヒー（gourmet coffee, コーヒーショップのコーヒー）と普通コーヒー（ordinary coffee, スーパーマーケットなどで販売されている缶コーヒー）を同じものと考えるか（S群）、異なるものと考えるか（D群）で群別けし、両群のグルメコーヒーと普通コーヒーに対する嗜好性を比較した。その結果、まずグルメコーヒーの評価は、二〇一段階嗜好尺度で両群とも平均約八〇点程度と差がみられなかった。一方で、普通コーヒーに対する評価は、S群ではマイナス一五点程度とどちらかというと好ましくないという評価であったのに対し、D群ではプラス一〇点程度とやや好ましく評価された。つまり、グルメコーヒーと普通コーヒーを異なる飲料と認知している場合には嗜好対比の効果が少なかったのである。また、花の写真を評価する課題の場合にも、花のサブカテゴリーに詳しいフラワーショップ店員などは対比効果が少なかったという（Rota & Zellner, 2007）。サブカテゴリー化により快刺激と中性刺激とが異なるカテゴリーと認知されれば、嗜好対比は軽減されるようである。

ここまで紹介した研究成果が示唆するものは、人々にとってのおいしさとは必ずしも食品の味覚的特性だけで決まるのではなく、私たちがその食品に付随する様々なサインをどのように認知しているかとも関係するということである。とくにブランドやサブカテゴリー化による嗜好対比の減少効果にみられるように、私たちは食品を様々なカテゴリーに分類し、そのカテゴリーのフィルターを通して食品を認知していることが伺える。次節ではこのカテゴリー化について、ステレオタイプという観点からみてみよう。

2　自己を映す鏡としての食行動――食のステレオタイプ

(1) 良い食品と悪い食品

ステレオタイプ（stereotype）は、「社会集団や社会的カテゴリーに対して、その成員がもつ属性についての誇張された信念」（唐沢、二〇〇一）などと定義されるが、食品に対しても様々なステレオタイプ的認知が存在する。たとえば、消費者は実際に食品を味わったり価格を確認していなくても、「機能性食品は健康にはよいが味はよくない」（Niva, 2007）、「地産食品は輸入品より品質はよいが高価」（Chambers et al., 2007）といったステレオタイプ的評価に基づく商品選択を行っているという。

食品に関するステレオタイプで代表的なものとしては、ヒトは食品を大雑把に「良い食品」と「悪い食品」にカテゴライズして認知するという**食品の善悪ステレオタイプ**（good/bad food stereotype）がある。このステレオタイプの存在は、はじめ摂食障害者の食品認知特徴の一つとして報告されたが（Garner et al., 1982）、その後、ロジン（Rozin, 1986）などの研究により健常者にもこのようなステレオタイプがひろく存在することが知られるようになった。では、人はどのような食品を「良い」と認知し、どのような食品を「悪い」と認知する傾向があるのだろうか。これに関しては、近年、スクラントン大学のオークスらの研究グループが精力的に研究を行っているので、それらの中から一部を紹介する。

オークスとスロッターバック（Oakes & Slotterback, 2001）は、一二〇名の大学生を対象とし、三三種の食品名、および各食品の標準的な栄養成分表示を別々に提示し、それらの食品名や栄養成分表示を見てその食品が自分にとってどの程度良いと思うかを「非常に悪い」から「非常に良い」の五段階で評定させた。ここで用いられた食品名は、たとえば「りんご一個」、「ポテトチップス約二八グラム」などである。栄養成分表示は、その食品に含まれるカロリー、脂質、食物繊維などの量がアメリカ科学アカデミーの専門委員会が定める推奨一日摂取量（Recommended Daily Allowance, ＲＤＡ）における割合で示され、たとえば、りんご一個に対応する情報としては、「カロリー四パーセント、脂質一パーセント、塩分〇パーセント、食物繊維一五パーセント、……」、ポテトチップス約二八グラムに対応する情報としては、「カロリー八パーセント、脂質一五パーセント、塩分七パーセント、食物繊維五パーセント、……」といった表示が提示された。その結果、多くの食品において、食品名を提示された場合と栄養成分表示を提示された場合とでは良さ評定に有意な差がみられた。実験で用いられた三三種の食品中、一六種の食品では、その食品名を評価する方がその栄養成分表示を評価するよりもより「良い」と評価されており、一一種の食品では、反対に食品名の方がより「悪い」と評価されていた（表9－2）。たとえば、りんご一個では、食品名で提示された場合の平均良さ評定点（最高四点から最低〇点）が三・六点であり、栄養成分表示で提示された場合の二・九点よりも有意に高く評価された。反対にポテトチップ約二八グラムは、食品名の平均評定点が〇・九点であり、栄養成分表示の二・一点よりも有意に良さが低く判断された。

では、このような食品の善悪ステレオタイプは食品のどのような特徴からなされるのだろうか？各食品の栄養成分を説明変数とし、良さ評定点を予測変数として回帰分析を行ったところ、とくに脂

表 9—2 「良い食品」と「悪い食品」

良い食品 (食品名＞栄養成分記述)	悪い食品 (食品名＜栄養成分記述)
チーリオス (シリアル) 1 カップ	グレーズドドーナツ 1 個
餅 1 個	約 350 cc のビール 1 杯
固ゆで卵 1 個	パスタ 1 カップ
ロメインレタス 1/2 カップ	フライドチキン 100 グラム
ピーナッツバター大さじ 2 杯	ポテトチップス 28 グラム
(中ぐらいの) りんご 1 個	スニッカーズ 1 本
プレッツェルズ約 28 グラム	りんごとシナモンのオートミール 1 パック
低脂肪ヨーグルト約 226 グラム	ビーフジャーキー 1 ピース
有塩クラッカー 5 枚	バターなしのポップコーン 3.5 カップ
(中ぐらいの) ニンジン 1 個	ジンジャースナップ 5 本
ぶどう 1 カップ	ベイクドポテト 1 個
バニラアイス 1/2 カップ	
ホットドッグ (牛肉) 1 個	
アップルパイ 1 ピース	
1% 脂肪分カッテージチーズ 1 カップ	
アップルソース 1/2 カップ	

注) Oakes & Slotterback (2001) を改変。

質が多い食品は悪い食品と評定されやすく、ビタミン・ミネラルが豊富な食品は良い食品と評定されやすいことが明らかとなった (Oakes & Slotterback, 2001)。このような食品の善悪ステレオタイプはわれわれの食品認知にも強い影響を及ぼしている。たとえば、ほぼ同じカロリーの食品であっても、「悪い食品」(たとえば、ポテトチップス約二八グラム (一五二カロリー)) は「良い食品」(グレープジュース約二三〇ミリリットル (一五四カロリー)) よりも体重増加に影響を及ぼしやすいと判断された (Oakes, 2005)。また、食品に含まれるビタミン・ミネラル量を推定させる課題においては、りんごよりもキャラメルがけりんごの方がビタミン・ミネラル量が低く推定された (Oakes, 2004)。実際はキャラメルの糖分が加わったところでビタミンの量に違いはないはずだが、砂糖という「健康に悪そうな」栄養成分が加わったことで、他の栄養成分量まで少なく見積もられてしまうのである。

（2）食は人となりを表す？

食に関するステレオタイプは食品のみならず、その食品を食べている人間にもついてまわる。ある物体の所有者に関するステレオタイプは、社会心理学では製品パーソナリティ（Wells et al., 1957）として古くから知られているが、とくに食品の摂食者に対するステレオタイプを紹介した研究としては、ネメロフとロジンの**食は人となり仮説**（"you are what you eat" hypothesis）が有名である（Nemeroff & Rozin, 1989）。

彼らは、未知の民族についての断片的な情報を提示し、その部族の典型的な男性像を評定させるという実験を行った。実験参加者となる大学生は二つのグループに分類されたが、両群には一部異なる情報が提示された。たとえば、猪と亀を狩って生活するチャンドランス族に関する記述が提示された場合に、一方のグループは「猪は食料として、亀は甲羅を得るため」と、もう一方のグループは「亀は食料として、猪は牙を得るため」と説明された。情報提示後にこの民族の典型的な男性像についての印象評定を行わせたところ、猪を食べると説明された群は「足が速い」、「寿命が短い」と、亀を食べると説明された群は「泳ぎがうまい」、「長生き」というように、食料と説明された動物の特徴を表すような印象が形成されやすいことが示された（Nemeroff & Rozin, 1989, Study 1）。これらの結果は、食行動がその人の印象形成に強い影響を及ぼしていることを示すものであり、私たちは食行動からその人のパーソナリティや社会的役割を少なからず推理してしまうようである。このことは、ひるがえせば食品選択は自分が他人からどのように見られたいかという**印象操作**（impression management）の手段としても用いられるということでもある。

（3）食と性役割意識

摂食者に関するステレオタイプの中でも、とくに印象操作との関連が深く、また日常生活でも多くの人が体験するステレオタイプの一つとして、**ジェンダー・ステレオタイプ**（gender stereotype；性役割意識に関するステレオタイプ）が挙げられる。たとえば、ラーメン屋さんや牛丼チェーンに入りづらいと感じている女性や、オシャレなカフェやスイーツのお店に一人では入りづらいと感じている男性は少なくないのではなかろうか。

では、女性的な食品、男性的な食品とはいったいどのようなものがあるのだろうか？　アメリカで行われた調査では（Moony & Lorenz, 1997）、たとえば女性的な夕飯のメニューはスパゲティ、男性的なメニューはサーロインステーキというように、女性的なメニューと男性的なメニューが二つの予備調査によりリストアップされた（表9－3）。そして、それらの食事を食べているという架空の人物について印象評定を行わせたところ、女性的メニューを食べていると描写された人物は、その性別に関わらず、男性的メニューを食べている人物よりも女性性が高く評定された。のみならず、女性的メニューを食べる人物は男性的メニューを食べる人物よりも人格が好ましく評価されたという。食べている物により、まさに「人となり」まで判断されてしまうのである。また、近年日本で行われた調

表 9—3　女性的メニューと男性的メニュー

女性的メニュー 約 1,900 kcal	男性的メニュー 約 2,500 kcal
朝	食
約 28 グラムのクリームチーズ付きベーグル，バナナ，オレンジジュース約 226 cc，コーヒー 1 杯（クリーム入り）	約 28 グラムシロップ付きパンケーキ，オレンジジュース約 226 cc，コーヒー 1 杯（クリーム入り）
昼	食
ツナとレタスをのせたパン，トマトスープ 1 カップ，水約 226 cc，チョコチップクッキー 1 枚	ツナとレタスのサブマリン・サンドウィッチ，トマトスープ 1 カップ，牛乳約 226 cc，チョコチップクッキー 1 枚
夕	食
トマトソースのスパゲティ約 170 グラム，ベーコンナッツと野菜のサラダ（イタリアンドレッシング），ロールパンとバター，水約 350 cc，小ぶりのアップルパイ	サーロインステーキ約 170 グラム，ベーコンナッツと野菜のサラダ（イタリアンドレッシング），ベイクドポテトとバター，ビール 1 本，小ぶりのアップルパイ
軽	食
ダイエットコーク 1 本，ポップコーン，にんじんスティック少量	コーラ 1 本，ポップコーン，トルティーリャ・チップス少量とサルサソース

注）Moony & Lorenz（1997）より転載。

査においては、女性的食品としてパスタ、サラダ、果物、ケーキなどが、男性的食品として牛丼、とんかつ、ステーキ、ラーメンなどが上位に挙がっている（Kimura et al., 2009）。このような特定の食品と性役割意識に関するステレオタイプは、食品の健康価やカロリー、脂質分、またはそれらの情報に由来する食品の善悪ステレオタイプと相関することが多い。たとえば、低脂肪食品は女性と、高脂肪食品は男性とそれぞれ連合されやすく（Barker et al., 1999）、「良い食品」を好む人物は「悪い食品」を好む人物よりも女性的であると評価されやすいという（Stein & Nemeroff, 1995）。また、カロリーと関連して、食べる量が少ない人物は概して女性性が高く評価されやすい（e.g. Basow & Kobrynowicz, 1993; Chaiken & Pliner, 1987; Vartanian et al., 2007）。

なお、これら食品と性役割意識との結びつきは、**意味プライミング課題**（semantic priming task）といった潜在的態度測定法においても頑健に見出されている。前述の日本人を対象とした研究では、食品名をプライムとして瞬間提示した直後に典型的な日本人名（「めぐみ」、「たろう」など）を提示してその性別判断を行わせたところ、意味的一致（たとえば、「女性的」食品提示後の「女性名」判断）により性別判断の反応時間が短縮された（Kimura et al., 2009）。食品と性役割意識の概念間連合はことのほか強く人々に根付いていることが伺える。

以上のように、食品に関しても様々なステレオタイプが存在し、それが摂食者の人物像にまで影響を及ぼすことが研究の蓄積により明らかにされてきた。これらの食関連ステレオタイプは、他のステレオタイプと同様に必ずしもすべてがネガティブな意味合いをもつものではない。しかし、たとえば性役割意識が「女性はあまり食べるべきではない」という脅迫観念的なものになってしまうと、過剰なダイエットや摂食障害などにつながる可能性もある。このような問題を防ぐ意味でも、食関連ステレオタイプの軽減・解消に関する取組みが今後必要となるのではないか。

3　情報を味わう——食品情報の消費者心理

（1）長文と短文、どちらが効果的？

スーパーマーケットなどで多数の類似商品の中からある商品を選ぶにあたっては、食品のパッケージに記載されている諸々の食品表示がその意思決定に大きく関わってくる。とくに、牛海綿状脳症（Bovine Spongiform Encephalopathy, ＢＳＥ）や鳥・豚インフルエンザ（bird/swine flu）といった食の危機や、健康志向などの影響もあり、消費者の食品ラベル情報に関する興味は近年一層高まっているという。生鮮食品における原産地表示や、加工食品における原材料名、内容量、賞味期限または消費期限、保存方法などの品質表示基準は農林水産省が定める「農林物資の規格化及び品質表示の適正化に関する法律」（ＪＡＳ法）により表示が義務付けられている。一方で、スーパーマーケットで販売されている商品をみると、それら表示義務があるものに加えて、さらに「国産原料使用」や「コラーゲン増量」であることなどを大々的にアピールするシールなどもよく見かける。近年では食品の原料産地や生産者、加工食品であればその製造過程などの**トレーサビリティ**（traceability；追跡可能性）に関する情報をＰＯＰなどで売り場に記載する試みも増えており、消費者は非常にたくさんの情報をもとに商品選択をできるようになった。

一方で、消費者行動研究の観点から考えると、食品について可能な限り詳細な情報を添付することが必ずしも消費者の助けになるとも限らない。参照可能な情報量の増加は、消費者の**情報オーバーロード**（information overload）を誘発する恐れがあるからである。すなわち、消費者は商品に関する最大限の情報を欲し、それらを商品選択の意思決定に用いようとするものの、実際に多量の情報が表示されると、消費者の情報に対する理解は低くなってしまうというジレンマがある。たとえば、食品の例ではないが、衣服洗剤のパッケージ・ブランド情報の消費者理解を検討した研究によると、パッケージに記載される情報量が増加すると、消費者の商品選択に対する満足感は高まることが示された。

しかし、それらの情報をもとに自分の求める製品特徴を有する商品を選択させたところ、その正答率は低かったという（Jacoby et al., 1974）。また、スキャモンは、二つのブランドのピーナッツバターについて、その栄養成分表を実験参加者に提示し、商品選択行動を検討した（Scammon, 1977）。この実験では、パッケージに記載される栄養成分表の項目数（四項目条件と八項目条件）、および表示フォーマット（推奨一日摂取量の何パーセントかを数値で記載する条件と、「非常によい」、「まあまあ」など形容詞で記述する条件）が操作された。実験参加者は二つのブランドのパッケージを見て、どちらの商品が栄養価がより高いかを判断したり、商品選択や情報に対する満足感を評定した。実験の結果、表示フォーマットが栄養価評定の正確さに影響を及ぼし、とくにシンプルな形容詞記述の方が正確な栄養価評定を行えた。一方で、自分の商品選択についての主観的な満足感は、情報量が長く、またパーセント表示で提示された条件の方が高かった。これには、消費者はパーセント表示に慣れていることや、数値のままで掲載されることでより「客観的な情報」（real data）であると推察され、自分が主体的に意思決定を行っているように感じられることが影響していると考察されている。消費者は多くの情報を欲しがるものの、残念ながら買物時には多くの情報をうまく処理できていないことが多いのである。

（2）買物中の情報処理プロセス

それでは、消費者は買物時に商品パッケージの情報をどのように理解しているのだろうか？　なぜ短文の方が正確な判断ができるのだろうか？　これに関して消費者の情報処理水準の観点から検討した研究を紹介する。ワンシンクら（Wansink et al., 2004）は、大豆製ハンバーガー（soy burger）のパッケージ前面に記載された栄養機能に関する文章を短文（「大豆タンパクは心臓疾患のリスクを減少させる」）と長文（「飽和脂肪とコレステロールの少ない食事を摂るなかで一日に二五グラムの大豆タンパクを摂取すると心臓疾患のリスクを減少させる」）の二条件を設定した。どちらの条件も裏側には長い文面（前面の長文条件と同じような内容に加えて、「この商品には二八グラムの大豆タンパクが含まれています」）が記載されていた。ワンシンクらはスーパーマーケットの客一一八名に新商品の評価と称してどちらかの商品パッケージを提示し、その商品についてのコメント、および製品についての印象を評定させた。実験の結果、長文条件の消費者は「これいいね」、「この商品を試そうと思う」といった全体的評価思考（general evaluative thought）に関わるコメントが多かった。一方、短文条件の消費者は「大豆は心臓疾患によいのですね」、「この商品には二〇グラムの大豆が含まれているんですね」などといった属性関連思考（attribute-related thought）に関わるコメントが多かった。全体的評価思考は、情報内容を無視したり正確に理解していない場合に生じやすく、属性関連思考は情報内容をよく読んで理解している場合に生じやすいことから（Wansink & Park, 2002）、短文の方が消費者が商品の栄養機能表示をよく読んで理解していた可能性が高い。また、商品の健康イメージや栄養に関する印象も短文条件の方が高く、ラベル前面の栄養機能表示は短く簡潔なものが消費者に受容されやすいことが示唆された。一般的に食品は個人の関与（involvement）が低いこともあり、複雑なメッセージ内容は消費者の情報理解へのモチベーションを低下させ、結果として理解や評価を得難いものと考えられる。

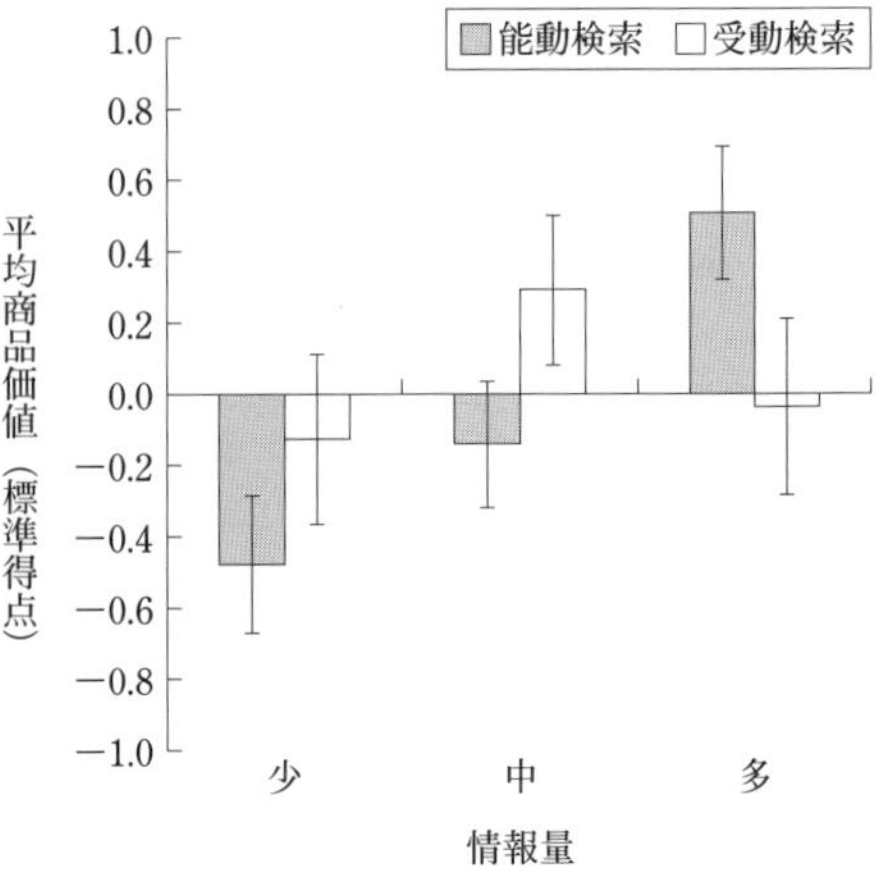

図9―1　情報検索法およびパッケージ情報量が消費者の食品価値に及ぼす効果

平均商品価値は最大支払意思（円単位）を食品ごとに標準得点化したもの。値が大きいほど商品価値が高いことを表す。なお，誤差範囲は標準偏差で示されている。Kimura et al.（2008）を改変。

その裏づけとして、消費者の情報関与が高い場合には、商品パッケージの長文情報に対する価値が高まることが示されている。木村ら（Kimura et al., 2008）は、ロースハムやジャムといった一般的な加工食品の品質表示や製法に関わる情報をモニタに表示してその商品価値を支払意思法（Willingness To Pay, WTP（その商品を購入する場合に最大いくらまで支払うかを回答させる））で判断させる課題を行うなかで、食品情報の総情報量および情報検索法を実験的に操作した。情報検索法として、実験参加者が画面のボタンをクリックすることで段階的に情報が表示される能動検索条件と、すべての情報がはじめから一様に表示される受動検索条件が設定された。実験の結果、商品価値には総情報量と情報検索法が交互作用的に影響を及ぼした。すなわち、受動的検索条件では総情報量が多いと商品価値が低く見積もられたが、能動検索条件では総情報量が多い場合にも商品価値が高く評価された（図9―1）。この結果は消費者の情報に対する関与という観点から解釈することができる。すなわち、ボタンクリックという消費者の**検索努力**（search effort）に対し、充分な情報が表示されれば消費者の情報検索に対する満足感は高まる。一方、自分のボタンクリックという行動に対して表示される情報が少なければ情報検索に対する満足感は低くなると考えられる（検索努力の返報性）。また、カーボンフットプリントのような、エコ商品の理解による価値観への影響もボタンクリックによる検索努力が影響を与えるようだ（Kimura et al., 2010）。このように、同じ内容の情報であっても消費者自身の情報に接する態度によっても情報価値はかわってくるのである。これらの研究成果が示すところは、食品に関する詳細情報を羅列しても消費者はそれらを正確にすくい上げて理解・評価するものではないということであり、消費者の認知特性を考慮した食の情報発信の重要性が示唆される。

コラム12　食品リスクの認知とリスクコミュニケーション

食品情報のなかでも、とくに消費者の認知特性を考慮した情報発信が不可欠なのが、**リスクコミュニケーション**（risk communication）の分野である。食品におけるリスクコミュニケーションとは、食品のハザードに関する情報を関係者間（行政、生産者、企業、消費者など。これらをステークホルダー（利害関係者）と呼ぶ）で共有したり意見交換することである。円滑なリスクコミュニケーションを阻害する要因として、とくに食品リスクに関する専門家と消費者のリスクに対する認知のズレが取り上げられ、消費者の**リスク認知**（risk perception）に関する心理学研究が多数行われてきた。

専門家と消費者のリスク認知のズレ、すなわち消費者のリスク認知バイアスに関しては、スロヴィックの研究が大きな契機となった（Slovic, 1987）。彼の研究では専門家はリスクの高さをリスクの客観的な生起確率に基づいて判断することに対し、消費者は被害の恐ろしさや未知性、被害の大きさといったより主観的なリスク認知に基づいて判断する傾向があることが定量的に明らかにされた。後続の研究により、食品リスクに関しても、消費者のリスク認知は実際のハザード生起確率との関連は強くないことが示されている（Miles & Frewer, 2001）。また、専門家は科学的不確実性に関する情報提供について、消費者の科学情報に対する不信感や混乱を生むだけと、否定的な態度を示す傾向がある。その一方で、消費者は不確実性に関する情報を好むというギャップもある（Frewer et al., 2002, 2003）。なお、不確実性を低減するために食品リスクに関する客観的で具体的な情報を実際に消費者に提供しても、その関心や適切な情報処理は得られにくいという（e. g. Verbeke et al., 2008 for review）。本章第三節第二項でも述べた通り、消費者の詳細情報に対する態度と処理パフォーマンスには乖離があるため、リスクコミュニケーションにおいては、情報提示の仕方にも工夫が必要なようである。

一方、このような専門家と消費者の（ステークホルダー間の）認知のギャップを埋めるための施策として、ゲームを用いた参加型リスコミツールなどが近年開発されている（e. g. 吉川ら、二〇〇九；矢守ら、二〇〇五）。このようなツールを効果的に用いて、参加者が楽しみながらステークホルダー相互の立場や認知・思考を理解できるような場の整備が期待される。

4 まとめ

本章では、消費者の食品選択に影響を及ぼす社会心理学的要因について概説した。まず第一節では、食品評価に影響を及ぼす外的要因として、ブランド効果や嗜好対比を紹介した。「おいしい」食品とは、必ずしもその味だけで決まるものではないのである。つづいて第二節では、食品やその摂食者に関する代表的なステレオタイプを紹介し、私たちの食品選択や食行動が社会的規範と密接に関わっていることを論じた。そして第三節では、食品に付随する情報を消費者がどのように理解するかについて、情報オーバーロードという観点を軸に概観した。私たちの食品選択や食品評価は、食品そのものだけでなく様々な外的要因も一緒に味わったうえでの総合的結論なのである。

関連書籍紹介

1 Wansink, B. (2006). Mindless Eating: Why We Eat More Than We Think. New York: Bantam-Dell.

本章でもいくつか研究を取り上げたワンシンク教授が、自らが行った研究を中心として、食の社会心理学をわかりやすく論じた著作。英文も平易なので原著をお薦めしたいが、翻訳版もある(B・ワンシンク

（著）中井京子（訳）（二〇〇七）『そのひとクチがブタのもと』集英社）。

2　マッテオ・モッテルリーニ（著）泉典子（訳）（二〇〇八）『経済は感情で動く——はじめての行動経済学』紀伊国屋書店

消費者行動について興味をもった方には、入門書として本書を薦めたい。行動経済学の醍醐味的な研究成果が一般読者向けに紹介されている。こちらは原著がイタリア語なので、得意な方以外は翻訳版をお薦めしておく。

第一〇章　食品産業と食認知研究のかかわり

キーワード　官能評価、品質機能展開法、官能設計工学

食品の作り手と消費者との関係を考えるとき、二つの食認知の視点がある。一方は、食品を消費者がどのようにとらえているかということである。食品そのものの品質上の問題とともに、パッケージやコマーシャルやブランドイメージなど、多様な認知の側面がある。他方は、作り手の認知上の問題である。消費者の嗜好をはじめとして食品がどのように受け止められているかなどを認識して、製品開発を行っており、実際の作り手としての職人の問題もある。

本章では、特に、消費者が食品と接したときに感じる気持ちの問題をどのように測定・評価すればよいかを考えてみる。おいしいと思ってもらえる食品を、どのメーカーも開発しているが、むしろ食べたいとか次も買いたいと思ってもらえる食品を開発していく必要がある。また、食品の開発では、職人技が大きな役割を果たしている。しかし、次世代へのこの伝承はなかなか難しい。食認知研究の視点から職人技の伝承の可能性を考えてみたい。

1　消費者を知る

（1）製品開発の流れ

食品に限らず、製品開発の際には、大きく分けて二つの方法がとられている。
一方は、市場調査の結果や売り上げのデータなどを分析して、その製品を消費者がどのように受け止めているかを明らかにして、次の製品を開発するための手がかりを得るやり方である。この場合には、消費者相談室に寄せられたクレームや、営業からの取引先などの情報などなど、多様な情報ものやり方には反映される。これらの情報を分析して、通常は製品開発が行われる。

このやり方は、様々なクレームなどの問題点にどのように対応してこれを解決し、次のものづくりにつなげていくかという「**解析的アプローチ**」である。

他方は、製品コンセプトのようなものづくりの目的に見合う方向を目指す「**設計的アプローチ**」である（赤尾、一九九〇）。このアプローチにとって、コンセプトをどのようにして設計品質化して品質構成として実現し、レシピにつなげていけばよいかが問題となる。

この具体的な方法として、「**品質機能展開法**」（Quality Functional Development：ＱＦＤ）がある。「このような食品を食べてみたい」というような消費者の要望を要求品質として、このような場面で食べて欲しいというような作り手の思いを企画品質として、品質要素を特定して設計品質を構成する手法である。例えば、既存のオレンジジュースとは異なる飲料を開発しようと思い、このＱＦＤ法を実施してみたとする。消費者の要望としての要求項目として、「さっぱり・疲れがとれる・飲みやすい・さらっとした」などが出たとする。作り手としてこのようなものを作りたいという企画項目としては、「ほっとする・うるおう・おいしい」などが出たとする。ここで、さっぱりしたという項目を満足するために、物理的属性への落とし込みをしていくと、品質として実現ができる。しかし、ほっとするなどの感情に関わる内容は、なかなか物理的属性に落とし込むことが難しく、要求品質や企画品質として実現することは不可能に近い。

このように、ＱＦＤ法では、物理的属性値に落とし込むことのできるものでなければ品質要素化することはできない。例えば、「ほっとするオレンジジュース」があればうれしいが、設計品質として「ほっとする」を品質化してレシピにつなげていくことは非常に難しい。

食品に対する人の受け止め方を正確に把握するための方法として、**官能評価**（sensory evaluation）がある。しかし、官能評価であっても、「ほっとするオレンジジュース」を実際に品質化することは難しい。

（2）食認知を調べる官能評価の役割

官能評価は、以前は官能検査（sensory test あるいは inspection）と呼ばれていた。品質管理（quality control）の一部であり、原材料の受け入れ検査と製品の出荷検査が主な役割であった。その後、単なる出荷検査ではなく、人がその製品をどのように受け止めているか、あるいは製品コンセプトに見合ったものになっているかどうか、など、市場調査やマーケッティングとの境目がだんだん

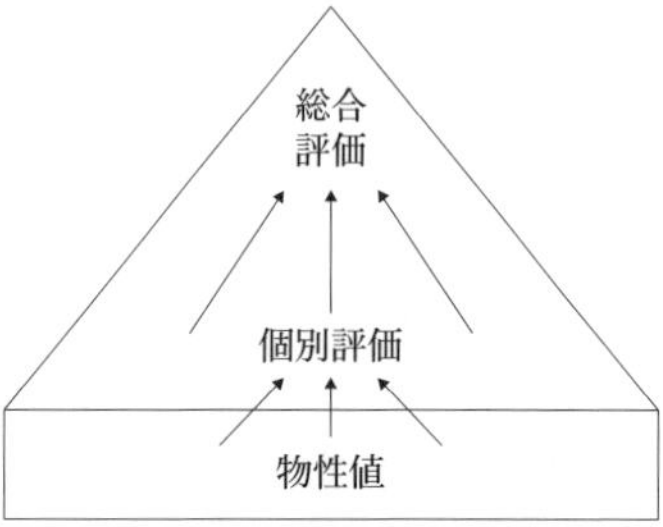

図10—1　評価の階層性

なくなってきた。評価者の単なる判断ではなく、過去経験や性格や社会の動向などの複雑な要因との絡み合いの下で、製品の評価がなされる事態が多くなってきたので、現在では官能評価と呼ばれるようになっている。

製品に対して官能評価を行なう場合、一般的には、図10―1のような**評価の階層性**を前提としている。製品を構成している量的な値を持つ物理的属性と、これらに直結する個別評価と、これらから規定されている総合評価とによって構成された階層である。例えば、オレンジジュースの甘さに対応する個別評価は、味の甘みとなる。なお、個別評価にも階層性が存在し、甘みに依存しているねっとり感は、単なる甘さよりも上位の個別評価となる。これらの個別評価によって、良し悪しや好き嫌いや飲みたくないなどの総合評価がもたらされるというのが、評価の階層性である。

このような階層を考えると、食品のレシピを構成するということを念頭におけば、どうしても甘味量などの物理的属性値（物性値）をまず考えてしまう。したがって、下から上への規定のもとで、この食品が好きなのはこれとこれの個別評価が原因で、これらの個別評価をもたらしているのはこれらの物理的属性であるという、階層の下から上への因果の連鎖を想定してしまうことになる。しかし、日常生活の中で、人と食品との関係を考えてみると、このような規定が存在する場合はまれである。例えば、オレンジジュースを飲んだときに、必ず甘味や香りを意識しておいしさや飲みたさを意識するわけではない。飲んだ瞬間においしいと思い、いい香りだからというように、日常の反応としてはむしろ上から下の方向性を経験することが多々ある。つまり、物理的属性やこれに直結した個別評価は、総合評価の理由付けに使われている。このような逆の方向性を考えると、従来とは異なった官能評価の扱い方が必要であり、これによって今までとは違った食品開発の可能性が出てくる。

従来の官能評価手法を使って、「ほっとする」というような気持ちに関する情意問題に焦点を当てた官能評価を行うことで、これを設計品質化できる可能性がある。

2　消費者の気持ちを測る試み

食品分野での最も重要な開発目標としては、食べたいと思ってもらえるものを作ることであろう。官能評価を使って、食べたくなる食品をどのようにして開発すればよいのであろうか。食べたさを規定する要因には、食品そのものが持つ味や食感などの特性があり、さらに、包装や機能性やブランドイメージなど、さまざまな側面がかかわっている。

食品そのものが持つ品質特性と食べたさとの関係に注目し、その中でも、食感の評価と食べたさとの関係を考えてみる。通常、食感は「テクスチャー」(texture) と呼ばれているが、食品を食べたときに感じる品質という意味で、「**食感品質**」(eating quality) として、本章では「食感」と呼ぶことにする。

図10―1の評価の階層性からは、食品が持つ様々な物理的属性に対して個別評価が対応している。

これら種々の個別評価が複雑に絡み合って、食感品質が構成され、食べたいという総合評価がもたらされる。したがって、食べたいという総合評価が得られるように、個別評価を設定することになる。これらの個別評価は、その食品を食べたときに感じた品質であり、それぞれを規定しているものが官能特性である。これらを設計して、ある内容の総合評価が得られるようにすることが官能特性の設計であり、これは「**官能設計工学**」(sensory design engineering) と呼ぶことができる（神宮、二〇〇六)。もちろん、総合評価は、食品であれば、好き・嫌いの嗜好や、おいしさや食べたさや、買いたいという気持ちであったりする。このように、総合評価は、感情・意思・意図など、情意面にかかわる内容も含んでいると考えた方がよいであろう。

官能特性を設計してレシピを構成し作り上げた食品が、食べたいというような目標とする総合評価に見合ったものとなっているかどうかを測定・評価する必要がある。感情・意思・意図などの情意面は、単純に、食べたいかどうかを評価してもらった結果で判断することはできない。評価者自身も気がつかない気持ちがある。したがって、この点を明らかにするための何らかの工夫が必要となる。

情意面、特に気持ちの評価用語としてのオノマトペの有効性について、神宮ほかの一連の研究がある（神宮ほか、一九九九；神宮、二〇〇〇a・b；妹尾ほか、一九九九；竹本ほか、一九九九・二〇〇〇)。例えば、「ザラザラ」や「コトコト」というような擬声語 (onomatopoeia) は、その状態から得られた聴覚印象を言語表現したものである。と同時に、ものが転がる様などのそれぞれの状態をも表現することがあるので、擬態語 (mimesis) としても使われることが多くある。そこで、擬声語と擬態語を合わせて、通常「オノマトペ」と呼んでいる。オノマトペは、個別評価としての感覚経験の直接的表現である。擬声語は聴覚印象の言語表現で、擬態語は五感それぞれの印象を言語音で表現したものである。また、総合評価としての感情が関わっているという意味で「擬情語」と呼ばれることもある。例えば、「サラサラ」は快な事態であるが、「ザラザラ」は不快な事態である。「スベスベ」と「ヌメヌメ」、「サクサク」と「ジャリジャリ」との対応も同様である。物理的特性の表現とともに、人とものとの関係から生起した感情の表現としても、オノマトペは可能性を持っている。

オノマトペを評価用語として食品の評価を行い、その食品と接したときの気持ちを推定する方法を紹介する（熊王・神宮、二〇〇四）。

試料として、油で揚げるだけの下ごしらえの済んだ冷凍コロッケを用いた。四社（A・B・C・D）から市販されている四種類のコロッケを使用した。成分の主なものとしては、牛肉と馬鈴薯である。評価者は一一名の大学生で、電気フライヤーで各試料に記載の時間で手順通りに調理を行い、食してもらった。なお、実験時は、そのたびごとに油を取り替えた。調理直後と、調理二時間後、四時間後の三条件を、各試料で設定した。二時間後と四時間後は、調理後にあら熱を取ってタッパで常温保存した。一一名の評価者は、毎週決まった曜日の午後三時ごろに、四個の試料を食した。これら四個は、一二の組み合わせの試料のいずれかであり、ランダムに呈示された。一人の評価者は、3週間続けて実験に参加した。

評価用語は、辞典（阿刀田・星野、一九九八）から選定されたオノマトペ二〇語を使用した。そして、「感じる（四）―感じない（〇）」の五段階評価を行なってもらった。これらは、ネバネバ・フニャフニャ・ザラザラ・ヌルヌル・クニャクニャ・パサパサ・ドロドロ・グシャグシャ・シャリシャリ・ベタベタ・ガリガリ・ホカホカ・バリバリ・ギトギト・ゴツゴツ・ホクホク・フワフワ・カリカリ・ブツブツ・サクサク、であった。なお最後に、「食べたさ」について、どの程度食べたいと思うかについての片側の五段階評価（食べたい（四）―食べたくない（〇））を行なってもらった。

次に、食べたさ調査を実施した。上記のオノマトペ二〇語に対して、二二〇名の参加者に以下の調査を行なった。二〇語それぞれで、例えば、「ネバネバしたコロッケは、どの程度食べたいですか？」という設問で、「食べたい（プラス二）―食べたくない（マイナス二）」の五段階評価を行なってもらった。これらの平均値を算出して、食べたさの重み係数とした。

食べたさの度合いについての評価平均値は図10―2である。いずれの製品も時間の経過とともに評価が悪くなっていた。なお、A社の製品の方が他社よりも良い評価を得ており、D社の製品の評価が最も悪かった。次に、各オノマトペに関して、食べたさの重み係数値と実際の評価値との積から「食べたさ指数」を求めた。例えば、ある試料のネバネバの評定値が「三」であれば、その重み係数値「マイナス一・五」をかけて求められる「マイナス四・五」が、その食べたさ指数である。その重みがプラスの値を示しているオノマトペは「食べたい」ということを表しており、マイナスのものは「食べたくない」ということを表している。そこで、プラスのオノマトペだけをまとめて、「食べたさ総合指数」を求めその平均値を図示した（図10―3）。マイナスのものをまとめて、「食べたくなさ総合指数」を求めてその平均値を図示した（図10―4）。食べたさ総合指数は図10―2の食べたさ度合いの結果とほぼ同じであった。しかし、食べたくなさ総合指数では、全体的にはD社の評価が良く、A・B社での四時間後の結果が良い方に上昇していた。

時間の経過によって、食べたさの評価が悪化していくのは、今回の食品の特性上、当然の結果である。ところが、食べたさの側面の違いによって、評価が悪化せずに、むしろ良くなっていくものもあった。D社の製品と他社との比較をおこなうことで、そのリニューアル・ポイントを明らかにしていくことができる。D社の製品は、評価が時間経過とともに悪化しており、この原因を主成分分析の結果などを総合して考えると、ドロドロとグシャグシャの側面であった。これらの内容は、揚げたコロッケの皮部分よりも中身の部分の水分量に関わっているものと考えられる。D社の製品を現行よりも食べたいと思ってもらえるようにするためのリニューアル・ポイントとしては、時間が経過した時に、中身の特にポテトの水分離れが良くなるように素材の変更を行なうということが考えられる。

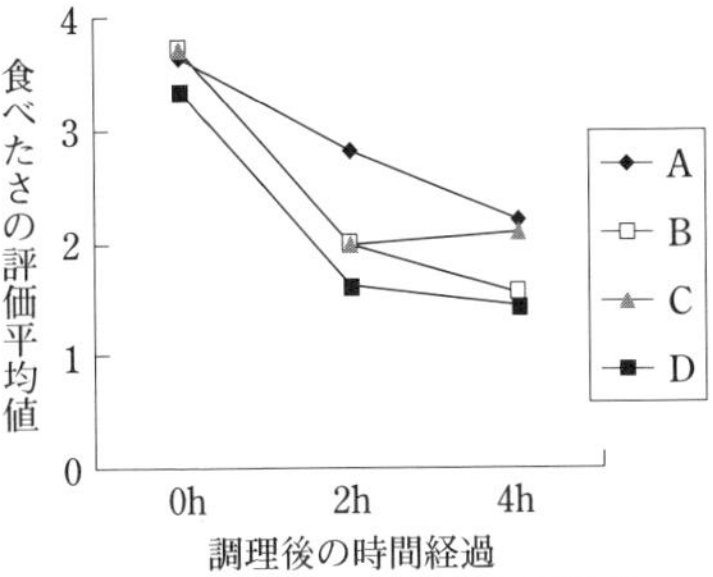

図 10—2　食べたさの評価平均値

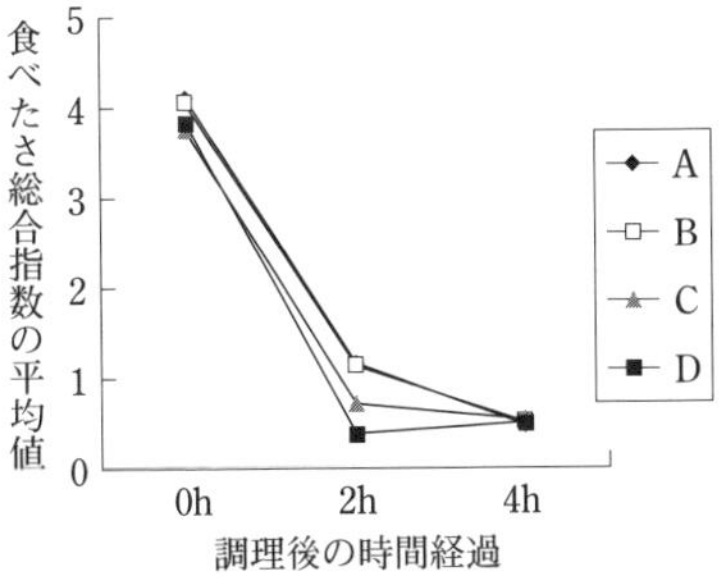

図 10—3　食べたさ総合指数の平均値

AとBはほぼ同じパターン。

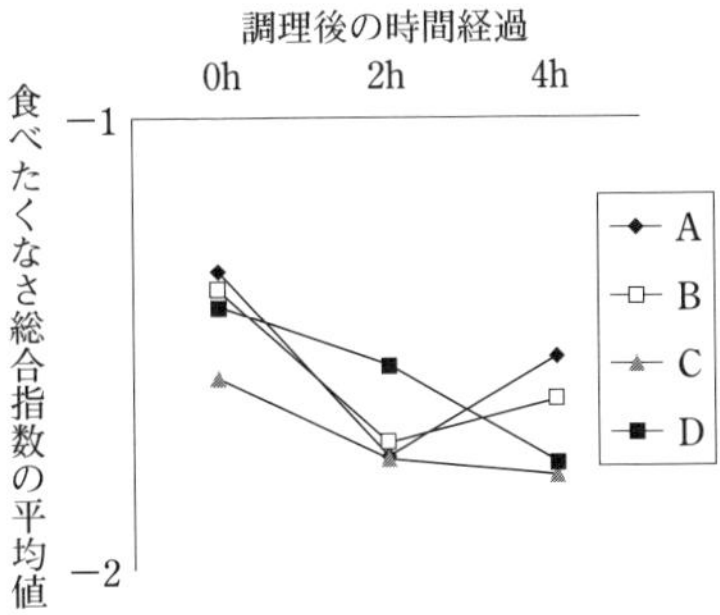

図 10—4　食べたくなさ総合指数の平均値

図はすべて熊王・神宮（2004）より転載。

競合他社品との比較研究を行なうことで、自社品のリニューアル・ポイントを明確化にすることができる。このような結果は、食べたいという総合評価に関して、単に、食べたいかどうかという評価を行なっただけでは得られないものである。物理的属性と気持ちとの両面を表すオノマトペを使うことによって得られた結果であり、オノマトペの有効性を表している。人とものとの関係を考える時、ものの物理的属性とともに、そのものに対して人が抱く感情や意思・意図などの情意問題が重要となってくる。これらの橋渡し役として、オノマトペが重要な役割を持っているであろう。

コラム13　職人技の解明

食関連企業には、当然のことながら製造工程に関わる職人が多数存在するが、技能の伝承は非常に困難である。技の内容を職人が言語化して表現することは難しい。技が発揮された製品を食べた消費者が、どのようにそれを認知しているかを調べることから、この技の解明に取り組んだ研究を紹介する（熊王・神宮、二〇〇六）。

職人技の一つである塩せき工程に関して、焼豚は、味や表面の焼成具合など、職人による技が強く求められる製品である。食肉加工に携わる職人たちは、湿塩法のみで仕上げた製品は、塩せき促進法に湿塩法を加えた製法（以下、二重製法）に比べておいしいという。

そこで、二重製法と湿塩法による製品の味・食感・おいしさに関して官能評価を実施した。消費者の官能評価の結果が、職人の意見と合致しているのかを明らかにする。このことから、職人技を解明する手がかりを得ようとした。

評価者は二〇代前半の大学生四〇名であり、評価用語は九項目である。職人による官能評価では、二重製法と湿塩法との試料を食べ比べた時に、湿塩法の製品に味の濃さを感じ、甘さが味の濃さを引き立たせており、表面の焦げ目と舌触りが特徴だと評価していた。甘さ、表面の焦げ目、舌触りがおいしさに関係しているといった職人の意見からも、職人は消費者が感じ得ない製品の官能特性を、階層構造的に把握している可能性がある。そこで、評価項目間の評価構造を把握するために、得られたデータをグラフィカルモデリングにより構造分析した（日本品質管理学会、一九九九）。図中の線は、偏相関係数の絶対値が〇・三五以上の結果である。この結果、おいしさに直接的に関係している評価は、舌触りの良さ、苦さ、味の濃さであった。苦さは舌触りの良さと、甘さは味の濃さと関係していた。偏相関係数の大きさから、おいしさに関係性が見られた評価は味の濃さと舌触りのよさであった。

このように、職人の意見と合致する評価が、階層構造として抽出された。中でも、おいしさに直接関係している評価項目は、官能特性として捉えることができ、職人がおいしさを構成する「こだわ

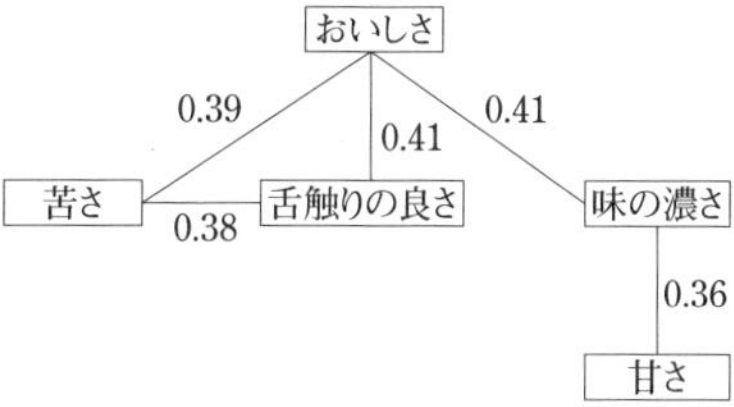

図　グラフィカルモデリングによる構造分析結果

熊王・神宮（2006）より転載。

り」の要因である可能性がある。この官能評価の構造分析の結果を製造工程における条件に照らし合わせることで、「職人仕込みのおいしさ」の元となる官能特性が、工程中のどの要因に由来し、職人の技能となっているのかを特定できる可能性がある。

3　パッケージのパワー

食品の品質そのものも重要であるが、そのパッケージから、その品質の特徴を把握し購買行動が生起すると考えられる。パッケージには、中身の保護、取り扱いの利便性の他に販売の促進機能の三つの機能が存在する（日本包装技術協会、一九七七）これらの機能の他に、消費者が感じる製品そのものの評価を変えたり、製品の魅力をさらに引き上げたりする効果が潜在的に存在している可能性がある。この潜在効果を明らかにするための研究を紹介する。パッケージを見た直後に製品の中身を食べて評価してもらう場合と、単に食べて評価してもらう場合という二つの条件を設定し、実験を行った（藤田ほか、二〇〇五）。本来、中身が同じものであることから、パッケージを視覚的に捉える・捉えないに関わらず、同一の結果が得られるはずであるが、二つの実験結果は異なっていた。この違いをパッケージの効果として捉え分析した結果、パッケージには製品の品質の受け止め方を変化させる効果が潜在していた。

さらに、どのような品質の側面がパッケージによって影響を受けるのかを明らかにするために、市販のハンバーグを評価対象として実験を行った（藤田ほか、二〇〇六）。この結果、パッケージを見た場合と見ない場合とで評価に若干の違いがあり、パッケージを見たことによって評価が悪くなっていた。この結果をメーカーのデザイナーに報告し、食品の品質そのものの改善ではなく、パッケージのリニューアルを行った。そして、リニューアル効果を明らかにするために実験を行った。この結果、パッケージの外観を変えたため、見た目の良さ、ソースと肉の相性の良さといった見た目に関する評価が改善され、香ばしさ、味の濃さ、コク、ふっくら感、ジューシー感、しっとり感、うまみという風味や食感に関する評価を含めた全般的なうまみ感の改善が得られた。

このように、パッケージには、消費者が感じる製品の中身の品質の評価に変化を与える効果が潜在していた。特に、食品にとって重要な品質要素である風味やテクスチャーに関係した評価が大きく影響を受けていた。今後、このようなパッケージの潜在効果を積極的に利用することで、新たな製品開発の可能性が広がるものと考えられる。

4　おいしいから食べたい・買いたいへ

消費者においしいと思ってもらえる食品を作ることは、食品業界にとっては重要な使命である。しかし、必ずしも、おいしいから食べたいや買いたいと思ってもらえるとは限らない。消費者が、自社の製品を何度も繰り返し買ってもらえるような食品の開発が必要であろう。

前述したように、ＱＦＤ法では、物理的な品質に落とし込める項目であれば対応できるが、落とし

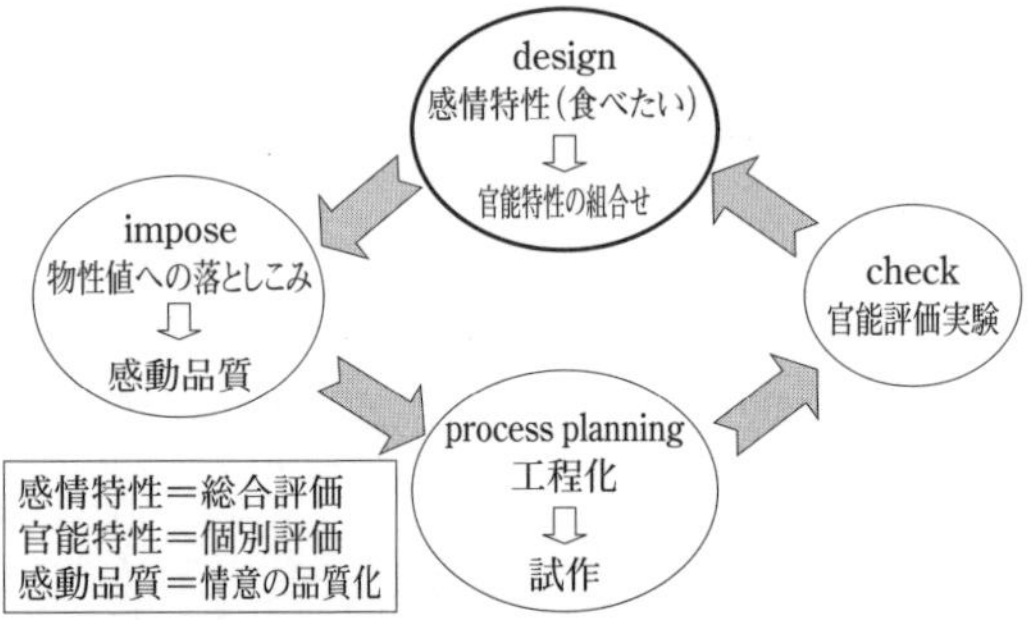

図10—5　DIPCサイクル

込むことが難しい、気持ちにかかわる側面は対応できない。食べたい・買いたいはまさにこのような気持ちにかかわる側面である。このことの測定・評価手法に関しては、第二節で提案を行った。

実際の製品開発のシステムとして、官能評価を工夫して、QFD法と組み合わせることで、消費者の「こころを動かすものづくり」を実現することが可能になる。このような考え方が、「官能設計工学」である。この一連の手法が、図10—5の「DIPCサイクル」である。食べたいなどの感情特性を五感情報としての官能特性の組み合わせで表現する。これらの官能特性を物理的属性値に落とし込み品質化していく。これをレシピとして試作品を作り、当初の感情特性を消費者が感じてくれたかどうかについて、官能評価実験を行う。不十分な場合には、この組み合わせを変更して、このサイクルをまわしていく。

この実際の成功例としては、ローストビーフの改善がある（神宮・熊王、二〇〇四）。メーカーが自信を持って発売した製品が、なかなか消費者に受け入れられず、売り上げが伸び悩んでいた。一体どこに原因があるのかを確かめるために、四つの同種の製品で官能評価実験を行い、対象製品の問題点を明らかにした。高級感をより感じてもらうためには、肉の硬さを抑えて肉臭さを下げ、そしてこんがり感を増す必要があった。このためには製造工程としては、焼成を変更する必要があった。この工程でリニューアル品を作成して、現行品との間での評価実験を行い、改善の効果を確認して、実際に発売して大きく売り上げを伸ばすことができた。

このＤＩＰＣサイクルによって、人が食品と接したときに感じる情意問題（ローストビーフの場合には高級感になる）をそのキー品質として、改善に役立てることがものづくりを行うためのひとつの提案である。このような気持ちに着目し、これを品質に落とし込むための官能評価が官能設計工学である。食の認知を一歩進めて、食にかかわる情意問題を品質設計の重要なポイントとして、今後取り組む必要がある。

関連書籍紹介

1　神宮英夫（一九九六）『印象測定の心理学——感性を考える』川島書店

まわりの環境に対して、ある特定の印象を意識させるこころの働きとして感性をとらえ、これを明らかにするための手立てとして印象の測定と分析をどのように行えばよいかを論じている。人と食とのかかわりを心理学的に考えるための視点を示唆している。

2　大越ひろ・神宮英夫（編著）（二〇〇九）『食の官能評価入門』光生館

食品の開発に必要な官能評価を、全般的に概説するとともに、実務でも使用できるように工夫して、教科書として構成してある。

あとがき

本書は分子生物学を専門とする日下部と実験心理学を専門とする和田によって編集された。構成メンバーとしては異色だが、食の認知の科学の両端、すなわち舌の先、と脳処理の結果であるヒトの行動を担う分野である。この両者が理解しあえるような知見を整理すれば、自ずと一般の方々にも理解しやすい本ができるのではないかと考えた。

食の味わいは私たちにとって身近な存在であるが、その科学的な研究の理解は一般の方々にとっては少しハードルが高い。ご執筆いただいたのは、心理学や認知科学、分子生物学研究、企業における商品開発の最前線でご研究されている先生方である。このような方々に本書のコンセプトにご対応いただき完成したのが本書である。本書を読み通すと食を軸とした認知・感性の科学のグランドツアーを体験できると自負している。

本書の出版は当初の予定よりも著しく遅れてしまったが、それは編者の仕切りが不十分であったためであり、著者の皆様にはご迷惑をかけてしまった。勁草書房の永田悠一氏には、われわれの不慣れな編集作業を根気強くサポートいただいた。本書の完成にご協力いただいた皆様には改めて、心より感謝申し上げたい。

今年、三月一一日には未曾有の大震災に見舞われ、それに伴う原発事故によって食についても多くの問題が派生している。本書でも社会心理学やリスクコミュニケーションの話題にも触れているが、味わいを科学的に網羅しようとすると人間社会そのもの、そして味わう人間一人一人の気持ちにまで対象が拡張してしまうことを改めて痛感している。本書はその全てを網羅できたわけではないが、読者の方々の食に対する知的好奇心の一端を満たすことができれば幸甚である。

二〇一一年六月　梅雨のつくばにて

日下部裕子・和田有史

著者略歴

日下部裕子（くさかべ ゆうこ，編者，序，第二章，あとがき）

1998年，東京大学大学院農学生命科学研究科修了（博士（農学））。現職は独立行政法人農業・食品産業技術総合研究機構食品総合研究所食品機能研究領域食認知科学ユニット長。専門は分子生理学。

著書：『食品技術総合事典』（分担執筆，食品総合研究所（編），朝倉書店，2008）

論文：日下部裕子・進藤洋一郎・日野明寛（2005）．新規味物質探索系の構築　化学と生物，**43**，11-12.，Shindo, Y., Miura, H., Carninci, P., Kawai, J., Hayashizaki, Y., Ninomiya, Y., Hino, A., Kanda, T., & Kusakabe, Y. (2008). Galpha 14 is a candidate mediator of sweet/umami signal transduction in the posterior region of the mouse tongue. *Biochemical and Biophysical Research Communications*, **376**, 504-508.

和田有史（わだ ゆうじ，編者，序，第六章，第九章，あとがき）

2002年，日本大学大学院文学研究科修了（博士（心理学））。現職は独立行政法人農業・食品産業技術総合研究機構食品総合研究所食品機能研究領域食認知科学ユニット主任研究員。専門は心理学，食品心理学。

著書：『食の官能評価入門』（分担執筆，大越ひろ・神宮英夫（編），光生館，2008），『新編　感覚・知覚心理学ハンドブック・Part 2』（分担執筆，大山 正・今井省吾・和氣典二・菊地正（編），誠信書房，2007）

論文：Wada, Y., Tsuzuki, D., Kobayashi, N., Hayakawa, F., & Kohyama, K. (2007). Visual illusion in mass estimation of cut food. *Appetite*, **49**, 183-190., Wada, Y., Shirai, N., Otsuka, Y., Midorikawa, A., Kanazawa, S., Dan, I., & Yamaguchi, M. K. (2009). Sound Enhances Detection of Visual Target in Infancy: A Study Using Illusory Contours. *Journal of Experimental Child Psychology*, **102**, 315-322.

斉藤幸子（さいとう さちこ，第一章，第二章）

東京教育大学（現筑波大学）心理学科卒業，1990年，筑波大学で博士号（学術）を取得。現職は斉藤幸子味覚嗅覚研究所所長。専門は心理学。

著書：『においの心理学』（共編，フレグランスジャーナル，2008）

河合崇行（かわい たかゆき，第二章）

2004年，京都大学大学院農学研究科博士後期課程修了（博士（農学））。現職は独立行政法人農業・食品産業技術総合研究機構食品総合研究所食品機能研究領域食認知科学ユニット主任研究員。専門は栄養生理学。

論文：Kawai, T., & Fushiki, T. (2003). Importance of lipolysis in oral cavity for orosensory detection of fat. American *Journal of Physiology-Regulatory, Integrative and Comparative Physiology*, **285**, R447-R454.

國枝里美（くにえだ さとみ，第三章）

1987年，日本大学理工学部工業化学科卒業。現職は高砂香料工業株式会社研究開発本部新事業開発研究所第二部専任研究員。専門は香料の官能評価。

著書：『香りの総合事典』（分担執筆，日本香料協会（編），朝倉書店，1998）

藤木文乃（ふじき あやの，第四章）

1998年，日本大学農獣医学部応用生物科学科卒業。現職は長谷川香料株式会社総合研究所研究企画室副主任技術員。専門は香料の機能性研究。

論文：藤木文乃・齋藤佳奈・松本知奈・中村明朗・井手純一・石川雅司・森憲作（2009）．大脳前頭外側部の甘味応答に対するにおいの効果——オプティカルイメージングを用いた香料の開発(7)　日本味と匂学会誌，**16**，671-672.

中村明朗（なかむら あきお，第四章）

1999 年，東京大学大学院工学系研究科化学生命工学専攻修士課程修了。2010 年，東京大学で博士号（農学）を取得。現職は長谷川香料株式会社総合研究所技術研究所第 4 部主任研究員。専門は香料の機能性研究。

著書：『ストレスの科学と健康』（分担執筆，二木鋭雄（編著），共立出版，2008）

神山かおる（こうやま かおる，第五章）

1985 年，お茶の水女子大学理学部化学科卒業，1994 年，京都大学博士（農学），2005 年，新潟大学博士（歯学）。現職は独立行政法人農業・食品産業技術総合研究機構食品総合研究所食品機能研究領域上席研究員。専門は食品物理学。

著書：『食感創造ハンドブック』（共編，分担執筆，サイエンスフォーラム，2005）

増田知尋（ますだ ともひろ，第六章）

2005 年，日本大学大学院文学研究科修了（博士（心理学））。現職は独立行政法人農業・食品産業技術総合研究機構食品総合研究所食品機能研究領域食認知科学ユニット特別研究員。専門は心理学。

論文：Masuda, T., Kimura, A., Goto, S., & Wada, Y. (2010). Hardness perception on visual motion: An experimental investigation in penetrating motion. *Japanese Journal of Psychonomic Science*, **29**(**1**), 77-78.

木村　敦（きむら あつし，第六章，第九章）

2007 年，日本大学大学院文学研究科修了（博士（心理学））。現職は東京電機大学情報環境学部情報環境学科助教。専門は心理学。

論文：Kimura, A., Wada, Y., Tsuzuki, D., Goto, S., Cai, D., & Dan, I. (2008). Consumer valuation of packaged foods: Interactive effects of amount and accessibility of information. *Appetite*, **51**,

628-634.

坂井信之（さかい のぶゆき，第七章）

1998年，大阪大学大学院人間科学研究科修了（博士（人間科学））。現職は東北大学大学院文学研究科准教授。専門は応用心理学，認知神経科学。

著書：『食べることの心理学』（分担執筆，今田純雄（編），有斐閣，2005）

檀一平太（だん いっぺいた，第八章）

東京大学大学院総合文化研究科退学。現職は自治医科大学医学部先端医療技術開発センター脳機能研究部門准教授。専門は脳科学，食品科学。

論文：Singh, A., Okamoto, M., Dan, H., Jurcak, V., & Dan, I. (2005). Spatial registration of multichannel multi-subject fNIRS data to MNI space without MRI. *NeuroImage*, **27**, 842-851.

岡本雅子（おかもと まさこ，第八章）

京都大学大学院農学研究科修士課程修了，同大学院論文博士取得（農学）。現職は帯広畜産大学動物・食品衛生研究センター AGH 准教授。専門は食品科学，脳科学。

論文：Okamoto, M., Wada, Y., Yamaguchi, Y., Kyutoku, Y., Clowney, L., Singh, A., & Dan, I. (2011). Process-specific prefrontal contributions to episodic encoding and retrieval of tastes: a functional NIRS study. *NeuroImage*, **54**, 1578-1588.

神宮英夫（じんぐう ひでお，第一〇章）

1977年，東京都立大学大学院人文科学研究科心理学専攻修士課程修了（文学博士）。現職は金沢工業大学情報学部心理情報学科教授，金沢工業大学感動デザイン工学研究所所長。専門は応用実験心理学。

著書：『食の官能評価入門』（共編，光生館，2008）

索　引

サ　行

タ　行

ナ　行

ハ　行

マ　行

ヤ　行

ラ　行

アルファベット

引用・参考文献

第一章

Brand, J. G. (2000). Receptor and transduction processes for umami taste. *The Journal of Nutrition*, **130 (4S Suppl)**, 942S-945S.

Bufe, B., Breslin, P. A., Kuhn, C., Reed, D. R., Tharp, C. D., Slack, J. P., Kim, U. K., Drayna, D., & Meyerhof, W. (2005). The molecular basis of individual differences in phenylthiocarbamide and propylthiouracil bitterness perception. *Current biology*, **15**, 322-327.

Chandrashekar, J., Hoon, M. A., Ryba, N. J., & Zuker, C. S. (2006). The receptors and cells for mammalian taste. *Nature*, **444**, 288-294.

Chaudhari, N., Pereira, E., & Roper, S. D. (2009). Taste receptors for umami: the case for multiple receptors, *The American Journal of Clinical Nutrition*, **90**, 738S-742S. Epub 2009 Jul 1.

Chen, Q. Y., Alarcon, S., Tharp, A., Ahmed, O. M., Estrella, N. L., Greene, T. A., Rucker, J., & Breslin, P. A. (2009). Perceptual variation in umami taste and polymorphisms in TAS1R taste receptor genes. *The American Journal of Clinical Nutrition*, **90**, 770S-779S. Epub 2009 Jul 8.

Dingledine, R., & Conn, P. J. (2000). Peripheral glutamate receptors: molecular biology and role in taste sensation. *Journal of Nutrition*, **130 (4S Suppl)**, 1039 S-1042 S.

Dotson, C. D., Shaw, H. L., Mitchell, B. D., Munger, S. D., & Steinle, N. I. (2009). Variation in the gene TAS2R38 is associated with the eating behavior disinhibition in Old Order Amish women. *Appetite*, **54**, 93-99. Epub 2009 Sep 25.

Erickson, R. P. (1977). The role of primaries in taste research. In J. Le Magnen & P. MacLeod (Eds.), *Olfaction and Taste VI*. London: Information Retrieval. pp. 369-376.

Faurion, A. (1982). Etude des mécanismes de la chimioréception du goût sucré. Doctorat d'Etat ès Sciences, Université Pierre et Marie Curie-Paris, 6, 289.

Faurion, A., Saito, S., & MacLeod, P. (1980). Sweet taste involves several distinct receptor mechanism. *Chemical Senses*, **5**, 107-121.

Garcia-Bailo, B., Toguri, C., Eny, K. M., & El-Sohemy, A. (2009). Genetic

variation in taste and its influence on food selection. *OMICS: A Journal of Integrative Biology*, **13**, 69-80.

Henning, H. (1916). Quallitanreihe des Geschmacks. *Xeitschrift fur Psychologie und Physiologie der Sinnesorgane*, **74**, 203-219.

Hirata, S., Nakamura, T., Ifuku, H., & Ogawa, H. (2005). Gustatory coding in the precentral extension of area 3 in Japanese macaque monkeys; comparison with area G. *Experimental brain research*, **165**, 435-446.

池田菊苗（1909）．新調味料に就て　東京化学会誌，**30**，820-836.

Kaneda, H., Goto, N., Kobayakawa, T., Takashio, M., & Saito, S. (2004). Measurement of human brain activity evoked by stimulation of beer bitterness using magnetoencephalography. *Journal of Food Science*, **69**, 156-160.

Kobayakawa, T., Endo, H., Ayabe-Kanamura, S., Kumagai, T., Yamaguchi, Y., Kikuchi, Y., Takeda, T., Saito, S., & Ogawa, H. (1996). The primary gustatory area in human cerebral cortex studied by magnetoencephalography. *Neuroscience Letters*, **212**, 155-158.

Kobayakawa, T., Ogawa, H., Kaneda, H., Ayabe-Kanamura, S., Endo, H., & Saito, S. (1999). Spatio-temporal analysis of cortical activity evoked by gustatory stimulation in humans. *Chemical Senses*, **24**, 201-209.

Kobayakawa, T., Saito, S., Gotow, N., & Ogawa, H. (2008). Representation of salty taste stimulus concentrations in the primary gustatory area in humans. *Chemosensory Perseption*, **1**, 227-234.

Komiyama, A., Kobayakawa, T., Toda, H., Gotow, N., Ikeda, M., & Saito, S. (2007). A high-concentration NaCl solution does not stimulate the human trigeminal nerve at the tip of the tongue. *Acta Oto-Laryngologica*, **127**, 754-759.

日下部裕子（2009）．味の現象を分子でどこまで説明できるようになったか　ソフト・ドリンク技術資料，**158**，63-78.

日下部裕子（2010）．マウスの口腔内部位による味覚感受性および味覚関連遺伝子発現様式の差　日本味と匂学会誌，**17**，5-11.

McBurney, D. H. (1974). Are there primary tastes for man? *Chemical Senses and Flavor*, **1**, 17-28.

二ノ宮裕三（2009）．食調節に関わる味覚受容・神経情報伝達機構の分子遺伝学的，神経生理学的研究　日本味と匂学会第43回大会プログラム・予稿集，**39**.

Ohkuri, T., Yasumatsu, K., Horio, N., Jyotaki, M., Margolskee, R. F., & Ninomiya, Y. (2009). Multiple sweet receptors and transduction pathways revealed in knockout mice by temperature dependence and gurmarin sensitivity. *American Journal of Physiology-Regulatory, Integrative and Comparative Physiology*, **296**, R960-971. Epub 2009 Feb 11.

Raliou, M., Boucher, Y., Wiencis, A., Bézirard, V., Pernollet, J. C., Trotier, D., Faurion, A., & Montmayeur, J. P. (2009a). Tas1R1-Tas1R3 taste receptor variants in human fungiform papillae. *Neuroscience Letters*, **451**, 217-221. Epub 2009 Jan 6.

Raliou, M., Wiencis, A., Pillias, A. M., Planchais, A., Eloit, C., Boucher, Y., Trotier, D., Montmayeur, J. P., & Faurion. A. (2009b). Nonsynonymous single nucleotide polymorphisms in human tas1r1, tas1r3, and mGluR1 and individual taste sensitivity to glutamate. *The American Journal of Clinical Nutrition*, **90**, 789S-799S. Epub 2009 Jul 1.

斉藤幸子 (2008). 味覚の体系/味の種類　内川惠二・近江正雄(編)　感覚・知覚の科学 味覚・嗅覚　朝倉書店. pp. 72-87.

斉藤幸子・綾部早穂 (2002). 環境臭気におけるにおいの質の評価のための記述語の選定　臭気の研究, 33, 1-12.

Saito, S., Endo, H., Kobayakawa, T., Ayabe-Kanamura, S., Kikuchi, Y., Takeda, T., & Ogawa, H. (1998). Temporal process from receptors to higher brain in taste detection studied by gustatory-evoked magnetic fields and reaction times. Annals of the New York Academy of Sciences, 855, 493-497.

斉藤幸子・遠藤博史・小早川達・金田弘挙・綾部早穂・武田常広・小川尚 (1997). 味覚誘発磁場と反応時間から得られる味受容の時間経過　日本味と匂学会誌 4, 539-542.

斉藤幸子・Furion, A.・MacLeod, P. (1991). 心理物理的手法による甘味物質の受容様式の検討　第25回味と匂のシンポジウム論文集, 25, 249-252.

斉藤幸子・Hubener, F.・小早川達・後藤なおみ (2002). うま味の感覚, 知覚, 反応時間, 脳活動に関する国際比較研究：イノシン酸ナトリウムによる第一次味覚野の賦活　日本味と匂学会誌, 9, 389-392.

Saito, S., Kobayakawa, T., Ayabe-Kanamura, S., Endo, H., Yamaguchi, Y., Kikuchi, Y., Ogawa, H., & Takeda, T. (2000). The relation between gustatory-evoked magnetic fields and reaction times to different taste qualities. In C. J. Aine, Y. Okada, G. Stroink, S. J. Swithenby, & C. C. Wood (Eds.), *Biomag 96* (*Proceeding of the Tenth International Conference on Biomagnetism*) *2*, Springer, New York, pp. 860-863. (図はSpringer Science＋Business Mediaの許可を得て転載)

Saito, S., Kobayakawa, T., Kaneda, H., Goto, N., Ayabe-Kanamura, S., & Ogawa, H. (1999). The responses of area G evoked by different taste qualities and concentrations. In T. Yoshimoto, M. Kotani, S. Kuriki, H. Karibe, & N. Nakasato (Eds.), Recent Advances in Biomagnetism (Proceedings of the 11th International Conference on Biomagnetism). Tohoku University Press, Sendai, 607-608.

Schiffman, S. S., & DackiS, C. (1975). Taste of nutrients: Amino acids, vitamins, and fatty acids. *Perception and Psychophysics*, **17**, 140-146.

Schiffman, S. S., & Erickson, R. P. (1971). A theoretical review: a psychological model for gustatory quality. *Physiology and Behavior*, **7**, 613-633.

Scott, T. R., & Giza, B. K. (2000). Issues of neural coding in taste: Where they stand. *Physiology & Behavior*, **69**, 65-76.

Shigemura, N., Shirosaki, S., Ohkuri, T., Sanematsu, K., Islam, A. A., Ogiwara, Y., Kawai, M., Yoshida, R., & Ninomiya, Y. (2009). Variation in umami perception and in candidate genes for the umami receptor in mice and humans. *The American Journal of Clinical Nutrition*, **90**, 764S-769S. Epub 2009 Jul 22.

城崎慎也・川東由利子・中島清人・重村憲徳・安松啓子・吉田竜介・Margolskee, R. F. ・二ノ宮裕三（2007）. T1R3-KO マウスにおけるうま味物質に対する条件付け味覚嫌悪学習　日本味と匂学会誌, **14**, 379-382.

Tomchik, S. M., Berg, S., Kim, J. W., Chaudhari, N., & Roper, S. D. (2007). Breadth of tuning and taste coding in mammalian taste buds. *The Journal of Neuroscience*, **27**, 10840-10848.

安松啓子（2010）. 一次味覚神経における味覚情報伝達　日本味と匂学会誌, 17, 29-36.

Yasumatsu, K., Horio, N., Murata, Y., Shirosaki, S., Ohkuri, T., Yoshida, R., & Ninomiya, Y. (2009). Multiple receptors underlie glutamate taste responses in mice. The American Journal of Clinical Nutrition, 90, 747S-752 S. Epub 2009 Jul 1.

Yasuo, T., Kusuhara, Y., Yasumatsu, K., & Ninomiya, Y. (2008). Multiple receptor systems for glutamate detection in the taste organ. *Biological & Pharmaceutical Bulletin*, **31**, 1833-1837.

吉田正昭（1969）. 味覚　和田陽平・大山正・今井省吾（編）感覚・知覚心理学ハンドブック　誠信書房 pp. 897-939.

吉田竜介（2010）. マウス味細胞の生理機能解析　日本味と匂学会　第 44 回大会プログラム・予稿集, 39.

Yoshida, R., Yasumatsu, K., Shigemura, N., & Ninomiya, Y. (2006). Coding channels for taste perception: information transmission from taste cells to gustatory nerve fibers. *Archives of Histology and Cytology*, **69**, 233-242.

Yoshida, R., Yasumatsu, K., Shirosaki, S., Jyotaki, M., Horio, N., Murata, Y., Shigemura, N., Nakashima, K., & Ninomiya, Y. (2009). Multiple receptor systems for umami taste in mice. *Annals of the New York Academy of Sciences*, **1170**, 51-54.

第二章

Brillat-Savarin, J. A. (1825). *Physiologie du goût* (関根秀雄・戸部松実訳 1967 美味礼讃 岩波書店)

Faurion, A. (1982). Etude des mécanismes de la chimioréception du goût sucré. Doctorat d'Etat ès Sciences, Université Pierre et Marie Curie-Paris, 6, 289p.

Faurion, A., Saito, S., & MacLeod, P. (1980). Sweet taste involves several distinct receptor mechanism. *Chemical Senses*, **5**, 107-121.

Fuller, J. L. (1974). Single-locus control of saccharin preference in mice. *The Journal of heredity*, **65**, 33-36.

Hall, M. J., Bartoshuk, L. M., & Cain, W. S. (1975). PTC taste blindness and the taste of caffeine. *Nature*, **253**, 442-443.

Harris, H., & Kalmus, H. (1949). The measurement of taste sensitivity to phenylthiurea (P. T. C.). *Annals of Eugenics*, **15**, 24-31.

Hellekant, G., Ninomiya, Y., & Danilova, V. (1998). Taste in chimpanzees. III: Labeled-line coding in sweet taste. *Physiology & Behavior*, **65**, 191-200.

Hiji, Y. (1975). Selective elimination of taste response to sugars by proteolytic enzymes. *Nature*, **256**, 427-429.

Kaneda, H., Goto, N., Kobayakawa, T., Takashio, M., & Saito, S. (2004). Measurement of human brain activity evoked by stimulation of beer bitterness using magnetoencephalography. *Journal of Food Science*, **69**, 156-160.

Kobayakawa, T., Endo, H., Ayabe-Kanamura, S., Kumagai, T., Yamaguchi, Y., Kikuchi, Y., Takeda, T., Saito, S., & Ogawa, H. (1996). The primary gustatory area in human cerebral cortex studied by magnetoencephalography. *Neuroscience Letters*, **212**, 155-158.

Kobayakawa, T., Ogawa, H., Kaneda, H., Ayabe-Kanamura, S., Endo, H., & Saito, S. (1999). Spatio-temporal analysis of cortical activity evoked by gustatory stimulation in humans. *Chemical Senses*, **24**, 201-209.

Kobayakawa, T., Saito, S., Gotow, N., & Ogawa, H. (2008). Representation of salty taste stimulus concentrations in the primary gustatory area in humans. *Chemosensory Perseption*, **1**, 227-234.

Komiyama, A., Kobayakawa, T., Toda, H., Gotow, N., Ikeda, M., & Saito, S. (2007). A high-concentration NaCl solution does not stimulate the human trigeminal nerve at the tip of the tongue. *Acta Oto-Laryngologica*, **127**, 754-759.

日下部裕子 (2009). 味の現象を分子でどこまで説明できるようになったか ソフ

ト・ドリンク技術資料, **158**, 63-78.

Mizoguchi, C., Kobayakawa, T., Saito, S., & Ogawa, H. (2002). Gustatory evoked cortical activity in humans studied by simultaneous EEG and MEG recording. *Chemical Senses*, **27**, 629-634.

McBurney, D. H., Smith, D. V., & Shick, T. R. (1972). Gustatory Cross Adaptation: Sourness and Bitterness. *Perception & Psychophysics*, **11**, 228-232.

Murayama, N., Nakasato, N., Hatanaka, K., Fujita, S., Igasaki, T., Kanno, A., & Yoshimoto, T. (1996). Gustatory evoked magnetic fields in humans. *Neuroscience Letters*, **210**, 121-123.

Ogawa, H., Wakita, M., Hasegawa, K., Kobayakawa, T., Sakai, N., Hirai, T., Yamashita, Y., & Saito, S. (2005). Functional MRI detection of activation in the primary gustatory cortices in humans. *Chemical Senses*, **30**, 583-592.

小野田恵子・小早川達・池田稔・斉藤幸子・木田亮紀 (2003). 一側鼓索神経切断例を用いた味覚一次野の側性の検討：脳磁場計測 (MEG) による検討. 日本生体磁気学会論文誌, **16**, 43-51.

Onoda, K., Kobayakawa, T., Ikeda, M., Saito, S., & Kida, A. (2005). Laterality of human primary gustatory cortex studied by MEG. *Chemical Senses*, **30**, 657-666.

Reed, D., Nanthakumar, E., North, M., Bell, C., Bartoshuk, L., & Price, R. A. (1999). Localization of a gene for bitter taster perception to human chromosome 5p15. *The American Journal of Human Genetics*, **64**, 1478-1480.

Roper, S. D. (2007). Signal transduction and information processing in mammalian taste buds. *Pflügers Archiv*, **454**, 759-776.

斉藤幸子 (2008). 味覚の心理物理学 味覚の体系/味の種類　内川恵二・近江政雄 (編), 味覚・嗅覚. 朝倉書店　pp. 72-87.

Saito, S., Endo, H., Kobayakawa, T., Ayabe-Kanamura, S., Kikuchi, Y., Takeda, T., & Ogawa, H. (1998). Temporal process from receptors to higher brain in taste detection studied by gustatory-evoked magnetic fields and reaction times. *Annals of the New York Academy of Sciences*, **855**, 493-497.

斉藤幸子・遠藤博史・小早川達・金田弘挙・綾部早穂・武田常広・小川尚 (1997). 味覚誘発磁場と反応時間から得られる味受容の時間経過. 日本味と匂学会誌, **4**, 539-542.

斉藤幸子・Furion, A.・Macleod, P. (1991). 心理物理的手法による甘味物質の受容様式の検討. 第25回味と匂のシンポジウム論文集, **25**, 249-252.

Saito, S., Kobayakawa, T., Ayabe-Kanamura, S., Endo, H., Yamaguchi, Y., Kikuchi, Y., Ogawa, H., & Takeda, T. (2000a). The Relation between gustatory-evoked magnetic fields and reaction times in different taste quali-

ties. *Biomag* 96, 2, 860-863.

Saito, S., Kobayakawa, T., Ayabe-Kanamura, S., Gotow, N., & Ogawa, H. (2000b). Megnetoencephalographic imaging of gustatory brain area: Magnetic response of primary gustatory area (area G) in human cortex evoked by various concentrations of NaCl, Internationl Symposium on Olfaction and Taste Meeting (ISOT XIII), ISOT 2000 and ECRO 2000 Abstract, p. 100.

Saito, S., Kobayakawa, T., Kaneda, H., Goto, N., Ayabe-Kanamura, S., & Ogawa, H. (1999). The responses of the primary gustatory area (area G) evoked by different concentrations of taste. *NeuroImage*, **9**, 808.

斉藤幸子・宮本真美（1987）．交叉順応にみられる糖の甘味受容．第21回味と匂のシンポジウム論文集，**21**，27-30.

Smith, D. V., John, S. J., & Boughter, J. D. (2000). Neuronal cell types and taste quality coding. *Physiology & Behavior*, **69**, 77-85.

Spector, A. C., & Travers, S. P. (2005). The representation of taste quality in the mammalian nervous system. *Behavioral and Cognitive Neuroscience Reviews*, **4**, 143-191.

Wakita, M., Kobayakawa, T., Saito, S., Sakai, N., Hiai, Y., Hirai, T., Yamashita, Y., Hasegawa, K., Matsunaga, K., & Ogawa, H. (2009). Handedness-Dependent asymmetrical location of the human primary gustatory area, area G. *NeuroReport*, **20**, 450-455.

脇田真仁・小川尚・長谷川佳代子・小早川達・坂井信之・肥合康弘・山下康行・斉藤幸子（2006）．左利き被験者の area G の位置――利き手と area G の位置の関係．日本味と匂学会誌，**13**，461-462.

脇田真仁・小川尚・長谷川佳代子・小早川達・坂井信之・平井俊範・山下康行・斉藤幸子（2005），fMRI によるヒト大脳皮質第一次味覚野の同定．日本味と匂学会誌，**12**，475-476.

Yoshida, R., Yasumatsu, K., Shigemura, N., & Ninomiya, Y. (2006). Coding channels for taste perception: information transmission fromtaste cells to gustatory nerve fibers. *Archives of histology and cytology, December*, **69**, 233-242.

第三章

Gilbert, A. (2008). *What the nose knows: the science of scent in everyday life.* New York: Crown Publishers.（勅使河原まゆみ訳　2009　匂いの人類学――鼻は知っている　ランダムハウス講談社　pp. 149-150）

Gray, H. (1918). *Anatomy of the Human Body*. Philadelphia: Lea & Febiger. (Bartleby. com 2000 www. bartleby. com/107/.)

Jingu, H. (2001). Time series judgments in Kansei evaluation. *Kansei Engi-*

neering International, **2**, 1-4.

Kawai, F., Kurahashi, T., & Kaneko, A. (1999). Adrenaline Enhances Odorant Contrast by Modulating Signal Encoding in Olfactory Receptor Cells. *Nature Neuroscience*, **2**, 133-138.

Key, B. (1999). Anatomy of the peripheral chemosensory systems: How they grow and age in humans. In G. A. Bell & A. J. Watson (Eds.), *Tastes & Aromas: The Chemical Senses in Science and Industry*. Oxford: Blackwell Science. pp. 138-148. (川口健夫訳 2002 末梢化学感覚システムの解剖学——ヒトにおける発達と老化 味とにおい フレグランスジャーナル社 pp. 156-167)

國枝里美 (1997). フレーバーが味嗅覚感度に及ぼす影響, 食品工業, **40**, 57-66.

國枝里美 (2008). 消費者パネルに対する調査における課題 食品と技術, 4月, pp. 11-19.

國枝里美 (2009). フレーバーの役割——食品の香りと他感覚情報の相互作用について アロマリサーチ, **10**, 8-13.

國枝里美 (2009). 香りと他感覚の相互作用について アロマリサーチ, 37.

國枝里美・石井愛子・高橋芳梨・日下寛之・川上幸宏 (2007). フレーバーに対する印象評定の国際比較 日本清涼飲料研究会第17回研究発表会講演集.

國枝里美・神宮英夫 (2003). 感性教育玩具の開発とその効果に関する研究——賦香玩具について, 児童研究, **82**, 55-61.

國枝里美・神宮英夫 (2004). 香りの行動改善効果の時系列官能評価 日本官能評価学会2004年大会講演要旨集 pp. 68-69.

國枝里美・神宮英夫・所一彦 (2005). ことばの習得訓練における香りの効果 日本味と匂学会誌, **12**, 541-544.

國枝里美・沢野清仁 (2002). においに対する感受性と年齢及び食嗜好との関係 日本官能評価学会誌, **6**, 28-35.

Kunieda, S., Sawano, K., & Jingu, H. (2004). The effect of fragrance to the behavioral improvement of the elderly. 14 th International Symposium on Olfaction and Taste/38 th Japanese Association for Taste and Smell, P-078.

倉橋隆 (2005). 嗅覚生理学——鼻から脳へ 香りを感じるしくみ フレグランスジャーナル社 pp. 120-128.

倉橋隆 (2008). 嗅覚ナノテクの夜明け アロマリサーチ, **34**, 134-137.

Mennella, J. A., & Beauchamp, G. K. (1993). The effects of repeated exposure to garlic-flavored milk on the nursling's behavior. Pediatric research, 34, 805-808.

峰平香緒吏・久米村恵・國枝里美・正木恭介 (1999). 高齢者の嗅覚機能に関する調査研究 日本味と匂学会誌, **6**, 211-216.

外池光雄 (編) (2007). におい・香りの情報通信 Information and Communication

Technology of Olfaction フレグランスジャーナル社.

上野吉一（1994）．ボリビアおよびモンゴルの人々の生活と匂い：食べ物の匂いに関する異文化間比較　京都大学ヒマラヤ研究会 pp. 121-147.

和田昌士・山崎邦朗（2004）．においと行動遺伝学　和田昌士・山崎邦朗（編著），アロマサイエンスシリーズ21 No. 5 においと医学・行動遺伝，フレグランスジャーナル社 pp. 250-270.

第四章

de Araujo, I. E., Rolls, E. T., Kringelbach, M. L., McGlone, F., & Phillips, N., (2003). Taste-olfactory convergence, and the representation of the pleasantness of flavour, in the human brain. *European journal of Neuroscience*, **18**, 2059-2068.

綾部早穂・齋藤幸子（2008）．アロマサイエンスシリーズ21 No. 3 においの心理学　フレグランスジャーナル社

白文忠・山本隆（2001）．味覚と嗅覚の連合学習に関する行動学的研究　日本味と匂学会誌，**8**，547-550.

Clark, C. C., & Lawless, H. T. (1994). Limiting response alternatives in time-intensity scaling: an examination of the halo-dumping effect. *Chemical Senses*, **19**, 583-594.

Dalton, P., Doolittle, N., Nagata, H., & Breslin, P. A. S. (2000). The merging of the senses: integration of subthreshold taste and smell. *Nature Neuroscience*, **3**, 431-432.

Diamond, J., Breslin, P. A. S., Doolittle, N., Nagata, H., & Dalton, P. (2005). Flavor processing: perceptual and cognitive factors in multi-modal integration. *Chemical Senses*, **30**, 232-233.

Djordjevic, J., Zattore, R. J., & Jones-Gotman, M. (2004). Effects of perceived and imaged odors on taste detection. *Chemical Senses*, **29**, 199-208.

Frank, R. A. (2002). Response context affects judgments of flavor components in foods and beverages. *Food Quality and Preference*, **14**, 139-145.

Frank, R. A., & Byram, J., (1988). Taste-smell interactions are tastant and odorant dependent. *Chemical Senses*, **13**, 445-455.

Frank, R. A., Ducheny, K., & Mise, S. J. S. (1989). Strawberry odor, but not red color, enhances the sweetness of sucrose solutions. *Chemical Senses*, **14**, 371-377.

Frank, R. A., van der Klaauw, N. J., & Schifferstein, H. N. (1993). Both perceptual and conceptual factors influence taste-odor and taste-taste interactions. *Perception & Psychophysics*, **54**, 343-354.

石川雅司（2003）．官能評価の観点からみた香気成分の捕集方法および合成に関する

研究 東京大学博士論文（未公刊）
國枝里美（1997）．フレーバーが味嗅覚感度に及ぼす影響 食品工業，**6**，57-66.
國枝里美（2006）．香りのある世界——嗅覚と他感覚との相互作用について *Japanese Journal of Sensory Evaluation*，**10**，19-24.
國枝里美（2009）．フレーバーの役割——食品の香りと他感覚情報の相互作用について *AROMA RESEARCH*，**37**，8-13.
小川尚（2006）．味に及ぼすニオイの影響とそのメカニズム 食の科学，**338**，12-20.
Rolls, E. T., & Baylis, L. L. (1994). Gustatory, olfactory, and visual convergence within the primate orbitofrontal cortex. *Journal of Neuroscience*, **14**, 5437-5452.
坂井信之（2009）．学習性共感覚——風味知覚の形成 *AROMA RESEARCH*，**37**，2-7.
Sakai, N., Kobayakawa, T., Gotow, N., Saito, S., & Imada, S. (2001). Enhancement of sweetness ratings of aspartame by a vanilla odor presented either by orthonasal or retronasal routes. *Perceptual and Motor Skills*, **92**, 1002-1008.
Schifferstein, C. C., & Verlegh, P. W. J. (1996). The role of congruency and pleasantness in odor-induced taste enhancement. *Acta Psychologica*, **94**, 87-105.
Shaffer, G., & Frank, R. A. (1990). An investigation of taste-smell interactions across four tastants and six odorants. *Chemical Senses*, **15**, 638.
Small, D. M., & Prescott, J. (2005). Odor/taste integration and perception of flavor. *Experimental brain research*, **166**, 343-357.
Small, D. M., Voss, J., Mak, Y. E., Simmons, K. B., Parrish, T. B., & Gitelman, D. R. (2004). Experience-dependent neural integration of taste and smell in the human brain. *Journal of Neurophysiology*, **92**, 1892-1903.
Stevenson, R. J., Prescott, J., & Boakes, R. A., (1999). Confusing tastes and smells: how odors influence the perception of sweet and sour tastes. *Chemical Senses*, **24**, 627-635.
内川惠治・近江政雄（2008）．感覚・知覚の科学 味覚・嗅覚 朝倉書店
Verhagen, J. V., & Engelen, L. (2006). The neurocognitive bases of human multimodal food perception: sensory integration. *Neuroscience and Biobehavioral Reviews*, **30**, 613-650.
山本隆・山本千珠子（2005）．おいしさにおける味とにおいの相互作用 *AROMA RESEARCH*，**21**，76-81.

第五章

Blancher, G., Le, S., Sieffermann, J. -M., & Chollet, S. (2008). Comparison of

visual appearance and texture profiles of jellies in France and Vietnam and validation of attribute transfer between the two countries. *Food Quality and Preference*, **19**, 185-196.

Chen, J. (2009). Food oral processing-A review. *Food Hydrocolloids*, **23**, 1-25.

檀はるか・神山かおる (2004). 多点シートセンサを用いた咀嚼解析 FFI ジャーナル, **212**, 583-594.

Dijksterhuis, G. B., & Piggott, J. R. (2001). Dynamic methods of sensory analysis. *Trends in Food Science and Technology*, **11**, 284-290.

早川文代 (2008). 官能評価のためのテクスチャー用語の収集と分析 食品工業 **51**, 46-55.

Hiiemae, K. (2004). Mechanisms of food reduction, transport and deglutition: how texture of food affects feeding behavior. *Journal of Texture Studies*, **35**, 171-200.

Hutchings, J. B., & Lillford, P. J. (1988). The perception of food texture-the philosophy on the breakdown path. *Journal of Texture Studies*, **19**, 103-115.

International Standards Organization (1994). ISO 11036: Sensory analysis-Methodology-Texture Profile.

Jack, F. R., Piggott, J. R., & Paterson, A. (1994). Analysis of textural changes in hard cheese during masticaiton by progressive profiling. *Journal of Food Science*, **59**, 539-543.

神山かおる (2003). テクスチャーの官能評価, テクスチャー研究の今後の展望と課題 川端晶子 (編) 食品とテクスチャー 光琳 pp. 149-184.

神山かおる (2005). テクスチャー特性 西成勝好・大越ひろ・神山かおる・山本隆 (編) 食感創造ハンドブック サイエンスフォーラム pp. 185-191.

神山かおる (2008a). 食品の物質科学と人の食べ方の感性科学の融合 テクノイノベーション, **69**, 37-42.

神山かおる (2008b). 食品の切り方と咀嚼特性 日本調理科学会誌, **41**, 363-369.

神山かおる (2009). テクスチャー解析によるおいしさの評価 化学と生物, **47**, 133-137.

Kohyama, K., Nakayama, Y., Yamaguchi, I., Yamaguchi, M., Hayakawa, F., & Sasaki, T. (2007). Mastication efforts on block and finely cut foods studied by electromyography. *Food Quality and Preference*, **18**, 313-320.

Labbe, D., Schlich, P., Pineau, N., Gilbert, F., & Martin, N. (2009). Temporal dominance of sensations and sensory profiling: A comparative study. *Food Quality and Preference*, **20**, 216-221.

Lenfant, F., Loret, C., Pineau, N., Hartmann, C., & Martin, N. (2009). Perception of oral food breakdown. The concept of sensory trajectory. *Appetite*, **52**, 659-667.

日本咀嚼学会（編）（2006）. 咀嚼の本――噛んで食べることの大切さ 口腔保健協会.

Nishinari, K., Hayakawa, F., Xia, C. -F., Huang, L., Meullenet, J. -F., & Sieffermann, J. -M. (2008) Comparative study of texture terms: English, French, Japanese and Chinese. *Journal of Texture Studies*, **39**, 530-568.

Mars, M., Hogenkamp, P. S., Gosses, A. M., Stafleu, A., & de Graaf, C. (2009). Effect of viscosity on learned satiation. *Physiology & Behavior*, **98**, 60-66.

中山裕子・神山かおる（2004）. かたさの異なる米飯の咀嚼筋筋電図　日本咀嚼学会雑誌, **14**, 43-49.

小竹佐知子（2009）. 食品咀嚼中の香気フレーバーリリースの測定　化学と生物, **47**, 624-629.

Peleg, M. (2006). On fundamental issues in texture evaluation and texturization-A view. *Food Hydrocolloids*, **20**, 405-414.

Rolls, E. T. (2004). Smell, taste, texture, and temperature multimodal representations in the brain, and their relevance to the control of appetite. *Nutrion Reviews*, **62**, S193-204.

相良泰行（2009）. 食感性モデルによる「おいしさ」の評価法　日本食品科学工学会誌, **56**, 317-325.

Wilkinson, C., Dijksterhuis, G. B., & Minekus, M. (2000). From food structure to texture. *Trends in Food Science and Technology*, **11**, 442-450.（図は Elsevier の許可を得て転載）

Yagi, K., Matsuyama, J., Mitomi, T., Taguchi, Y., & Noda, T. (1996). Changes in the mouthful weights of familiar foods with age of five years, eight years and adults. *Pediatric Dental Journal*, **16**, 17-22.

Zijlstra, N., Mars, M., de Wijk, R. A., Westerterp-Plantenga, M. S., & de Graaf, C. (2008). The effect of viscosity on *ad libitum* food intake International. *Journal of Obesity*, **32**, 676-683.

Zijlstra, N., de Wijk, R. A., Mars, M., Stafleu, A., & de Graaf, C. (2009). Effect of bite size and oral processing time of a semisolid food. *American Journal of Clinical Nutrition*, **90**, 269-275.

Zimoch, J., & Findlay, C. J. (1998). Effective discrimination of meat tenderness using dual attribute time intensity. *Journal of Food Science*, **63**, 940-944.

第六章

Anastasi, A. (1936). The estimation of area. *journal of general psychology*, **14**, 201-225.

青木宏光・稲田徳彦（2002）. 食用色素の生体調節機能――食品の色と健康　月刊フ

ードケミカル, **2002-4**, 50-56.

Blackwell, L. (1995). Visual cues and their effects on odour assessment. Nutrition & *Foof Science*, **95**, 24-28.

Bodrogi, P., & Tarczali, T. (2001). Colour memory for various sky, skin, and plant colours: effect of the image context. *Color Research and Application*, **26**, 278-289.

DuBose, C. N., Cardello, A. V., & Maller, O. (1980). Effects of colorants and flavorants on identification, perceived flavor intensity and hedonic quality of fruit-flavored beverages and cake. *Journal of Food Science*, **45**, 1393-1415.

Green, B. G. (1977). Localization of thermal sensation: An illusion and synthetic heat. *Perception & Psychophysics*, **22**, 331-337.

Hansen, T., Olkkonen, M., Walter, S., & Gegenfurtner, K. R. (2006). Memory modulates color appearance. *Nature Neuroscience*, **9**, 1367-1368.

Hering, E. (1964). *Outlines of a theory of the light sense.* (Trs., by L. M. Hurvich, and D. Jameson) Cambridge, MA: Harvard University Press. (Zur Lehre vom Lichtsinne: Sechs Mittheilungen an die kaiserl. Bd. 1878 Wine: Akademie der Wissenschaften.)

Ho, H.-N., Watanabe, J., Ando, H., & Kashino, M. (2007). Discrimination of referred thermal sensation with uncrossed and crossed fingers. *Proceedings of 12th Annual Conference of Virtual Reality Society of Japan.*

Hsee, C. K. (1998). Less is better: When low-value options are valued more highly than high-value options. *Journal of Behavioral Decision Making*, **11**, 107-121.

Ichikawa, M., Seki, J., Wang, S., & Higgins, M. (2006). Visual volume and height of food affect our appetite. *Kansei Engineering International*, **6**, 13-20.

片山 脩・田島 眞 (2003). 食品の色とその変化　食品と色　光琳, pp. 71-117.

北川智利・和田有史・加藤正晴・市原茂 (2007). 感覚間相互作用. 大山正・今井省吾・和気典二・菊池正 (編) 新編感覚・知覚心理学ハンドブック Part 2, 誠信書房, pp. 3-20.

Krider, R. E., Raghubir, P., Krishna, A. (2001). Pizzas: π or square? Psychophysical biases in area comparisons. *Marketing Science*, **20**, 405-425.

Lelièvre, H., Chollet, S., Adbi, H., & Valentin, D. (2009). Beer-Trained and Untrained Assessors Rely More on Vision than on Taste When They Categorize Beers. *Chemosensory perception*, **2**, 143-153.

Maga, J. A. (1974). Influence of colour on taste thresholds. *Chemical Senses & Flavour*, **1**, 115-119.

Marshall, D., Stuart, M., & Bell, R. (2006). Examining the relationship be-

tween product package colour and product selection in preschoolers. *Food quality and Preference*, **17**, 615-621.

Morrot, G., Brochet, F., & Dubourdieu, D. (2001). The color of odors. *Brain and Language*, **79**, 309-320.

Motoyoshi, I., Nishida, S., Sharan, L., & Adelson, E. H. (2007). Image statistics and the perception of surface qualities. *Nature*, **447**, 206-209.

Ninio, J. (2001). *The science of illusions*. Cornell University Press, p. 138.

Ostergaard, A. L., & Davidoff, J. (1985). Some effects of color on naming and recognition of objects. *Journal of Experimental Psychology: Learning, Memory and Cognition*, **11**, 579-587.

Pangborn, R. M. (1960). Influence of color on the discrimination of sweetness. *American Journal of Psychology*, **73**, 229-238.

Pangborn, R. M., Berg, H. W., & Hansen, B. (1963). The influence of color on discrimination of sweetness in dry table-wine. *American Journal of Psychology*, **76**, 492-495.

Rousset, S., Schlich, P., Chatonnier, A., Barthomeuf, L., & Droit-Volet, S. (2008). Is desire to eat familiar and unfamiliar meat products influenced by the emotions expressed on eaters' face? *Appetite*, **50**, 110-119.

齋藤進 (1997). 食品の色とつや　齋藤進 (編著)　食品色彩の科学, 幸書房, pp. 1-16.

Sakai, N., Imada, S., Saito, S., Kobayakawa, T., & Deguchi, Y. (2005). The Effect of Visual Images on Perception of Odors. *Chemical Senses*, **30**, i244-i245.

坂井信之・森川直 (2006). 食物のおいしさ評定における視覚イメージの役割　日本味と匂学会誌, **13**, 463-466.

Shankar, M. U., Levitan, C. A., Prescott, J., & Spence, C. (2009). The influence of color and label information on flavor. *Chemosensory Perception*, **2**, 53-58.

Stevenson, R. J., & Oaten, M. (2008). The effect of appropriate and inappropriate stimuli color on odor discrimination. *Perception & Psychophysics*, **70**, 640-646.

Tanaka, J. W., & Presnell, L. M. (1999). Color diagnosticity in object recognition. *Perception & Psychophysics*, **61**, 1140-1153.

津志田藤二郎 (2002). 農産物・食品の色と生理機能　農林水産技術ジャーナル, **25**, 10-16.

和田有史 (2009). 食品認知における視覚の役割　食品と容器, **50**, 174-179.

和田有史 (2011). 第11章多感覚相互作用：五感による世界の認識　北岡明佳 (編)　いちばんはじめに読む心理学の本⑤　知覚心理学ー心の入り口を科学するー　ミネルヴァ書房, pp. 179-200.

Wada, Y., Arce-Lopera, C., Masuda, T., Kimura, A., Dan, I., Goto, S., Tsuzuki, D., & Okajima, K. (2010). Influence of luminance distribution on the appetizingly fresh appearance of cabbage. *Appetite*, **54**, 363-368. (図はElsevierの許可を得て転載)

Wada, Y., Tsuzuki, D., Kobayashi, N., Hayakawa, F., & Kohyama, K. (2007). Visual illusion in mass estimation of cut food. *Appetite*, **49**, 183-190. (図はElsevierの許可を得て転載)

Wada, Y., Tsuzuki, D., Kohyama, K., & Dan, I. (2008). Illusory thermal sensation effect on hardness perception. *Japanese Journal of Psychonomic Science*, **27**, 117-118.

Wansink, B. (1996). Can package size accelerate usage volume? *Journal of Marketing*, **60**, 1-14.

Wansink, B., & van Ittersum, K. (2005). Shape of glass and amount of alcohol poured: comparative study of effect of practice and concentration, *BMJ-British Medical Journal*, **331**, 1512-1514.

Wansink, B., van Ittersum, K., & Painter, J. E. (2006). Ice cream illusions: bowls, spoons, and self-served portion sizes. *American Journal of Preventive Medicine*, **31**, 240-243.

Zampini, M., & Spence, C. (2004). The role of auditory cues in modulating the perceived crispness and staleness of potato chips. *Journal of Sensory Studies*, **19**, 347-363.

Zampini, M., & Spence, C. (2005). Modifying the multisensory perception of a carbonated beverage using auditory cues. *Food Quality and Preference*, **16**, 632-641.

Zellner, D. A., & Kautz, M. A. (1990). Color affects perceived odor intensity. *Journal of Experimental Psychology: Human perception and performance*, **16**, 391-397.

第七章

Baeyens, F., Vansteenwegen, D., de Houwer, J., & Crombez, G. (1996). Observational conditioning of food valence in humans. *Appetite*, **27**, 235-250.

Birch, L. L. (1980). Effects of peer models' food choices and eating behaviors on preschoolers' food preferences. *Child Development*, **51**, 489-496.

Cabanac, M. (1971). Physiological role of pleasure. *Science*, **173**, 1103-1107.

Cardello, A. V., & Sawyer, F. M. (1992). Effects of disconfirmed consumer expectations on food acceptability. *Journal of Sensory Studies*, **7**, 253-277.

de Castro, J. M., & Brewer, E. M. (1991). The amount eaten in meals by humans is a power function of the number of people present. *Physiology &*

Behavior, **51**, 121-125.

de Garine, I. (1997). Food preferences and taste in an African perspective: A world of caution. In H. Macbeth (Ed.), *Food Preferences and Taste: Continuity and Change*. Providence, Oxford: Berghahn Books. pp. 187-207.

Hetherington, M., Rolls, B. J., & Burley, V. J. (1989). The time course of sensory-specific satiety. *Appetite*, **12**, 57-68.

堀尾強 (2002). 果汁・青汁の嗜好性と運動の関係 人間工学, 38, 324-325.

Horio, T., & Kawamura, Y. (1998). Influence of physical exercise on human preferences for various taste solutions. *Chemical Senses*, **23**, 417-421.

今田純雄・坂井信之 (2003). 味の心理学 伏木亨（編著）食品と味 光琳 pp. 117-153.

河合房夫・宮地栄一 (2006). 自律神経系におよぼすコーヒーの香りの効果の生理工学的研究 Aroma Research, 7, 164-167.

川染節江 (1994). 年齢・性別・民族による色彩嗜好の相違 山野善正・山口静子編（編）おいしさの科学 朝倉書店 pp. 255-263.

King, S. C., Meiselman, H. L., Hottenstein, A. W., Work, T. M., & Cronk, V. (2007). The effects of contextual variables on food acceptability: A confirmatory study. *Food Quality and Preference*, **28**, 58-65.

Komatsu, S. (2008). Rice and sushi cravings: A preliminary study of food craving among Japanese females. *Appetite*, **50**, 353-358.

Koob, G. F., Everitt, B. J., & Robbins, T. W. (2008). Reward, motivation, and addiction. In L. R. Squire, D. Berg, F. E. Bloom, S. du Lac, A. Ghosh, & N. C. Spitzer (Eds.), *Fundamental Neuroscience*. 3rd ed. Burlington: Academic Press, pp. 987-1016.

Kramer, F. M., Lesher, L. L., & Meiselman, H. L. (2001). Monotony and choice: repeated serving of the same item to soldiers under field conditions. *Appetite*, **36**, 239-240.

Levy, C. M., MacRae, A., & Koster, E. P. (2006). Perceived stimulus complexity and food preference development. *Acta Psychologica*, **123**, 394-413.

Martin, C. K., O'Neil, P. M., Tollefson, G., Greenway, F. L., & White, M. A. (2008) The association between food cravings and consumption of specific foods in a laboratory taste test. *Appetite*, **51**, 324-326.

松井千笑・坂井信之 (2010). 社会的文脈が味覚評定に及ぼす影響についての探索的研究 日本味と匂学会誌, **17**, 293-296.

宮本聡介・太田信夫（編著）(2008). 単純接触効果の最前線 北大路書房

Nakagawa, M., Mizuma, K., & Inui, T. (1996). Changes in taste perception following mental or physical stress. *Chemical Senses*, **21**, 195-200.

Pelchat, M. L., Johnson, A., Chan, R., Valdez, J., & Ragland, J. D. (2004) Images of desire: food-craving activation during fMRI. *NeuroImage*, **23**,

1486-1493.

Pelchat, M. L., & Rozin, P. (1982). The special role of nausea in the acquisition of food dislikes by humans. *Appetite: Journal for Intake Research*, **3**, 341-351

Pliner, P. (1982). The effects of mere exposure on liking for edible substances. *Appetite: Journal for Intake Research*, **3**, 283-290.

Pliner, P., & Hobden, K. (1992) Development of a scale to measure the trait of food neophobia in humans. *Appetite*, **19**, 105-120.

Raudenbush, B., Meyer, B., Eppich, W., Corley, N., & Petterson, S. (2002). Ratings of pleasantness and intensity for beverages served in containers congruent and incongruent with expectancy. *Perceptual and Motor Skills*, **94**, 671-674.

Raynor, H. A., Niemeier, H. M., & Wing, R. R. (2006). Effect of limiting snack food variety on long-term sensory-specific satiety and monotony during obesity treatment. *Eating Behaviors*, **7**, 1-14.

Rolls, B. J. (1986) Sensory-specific satiety, *Nutritional Reviews*, **44**, 93-101.

Rolls, E. T. (2009) From reward value to decision-making: neuronal and computational principles. In J. -C. Dreher, & L. Tremblay (Eds.), *Handbook of Reward and Decision Making*. Burlington: Academic Press, pp. 97-133.

坂井信之 (2000). 味覚嫌悪学習とその脳メカニズム 動物心理学研究, **50**, 151-160.

坂井信之 (2005). 日常生活に関連した味覚研究 *Foods & Food Ingredients Journal of Japan* (FFI ジャーナル), **210**, 825-833.

坂井信之 (2006). 五感で感じるおいしさ－おいしさの心理学－ 月刊フードケミカル 2006(12), 33-37.

坂井信之 (2007). 食品の美味しさと心理学 *Foods & Food Ingredients Journal of Japan* (FFI ジャーナル), **212**, 911-918.

Sakai, N. (2009). Cognitive and contextual factors affecting olfactory and gustatory perception and palatability of beverages. ChemoSense, 11(3), 1-2, 4-6.

坂井信之 (2009). 女子大学生におけるストレスの緩和における化学感覚刺激の効果 感情心理学研究, **17**, 112-119.

坂井信之 (2010). 食べ物の味と見た目の相互作用について 日本色彩学会誌, **34**, 343-347.

坂井信之・グラハム A ベル (2005). 見ることと味わうこと *Foods & Food Ingredients Journal of Japan* (FFI ジャーナル), **210**, 65-74.

坂井信之・今田純雄 (2001). ニオイの反復提示による快不快感情の変化 *Aroma Reseach*, **2**, 309-313.

Sakai, N., Imada, S., Saito, S., Kobayakawa, T., & Deguchi, Y. (2005). The

effect of visual images on perception of odors. Chemical Senses, 30, i244-i245.

Sakai, N., Kataoka, F., & Imada, S. (2001). Contrast effect in evaluating palatability of beverages. *Perceptual and Motor Skills*, **93**, 829-842.

Sakai, N., Kobayakawa, T., Gotow, N., Saito, S., & Imada, S. (2001) Enhancement of sweetness ratings of aspartame by a vanilla odor presented by orthonasal and retronasal routes. *Perceptual and Motor Skills*, **92**, 1002-1008.

Sakai, N., Sako, Y., & Wakabayashi, T. (2009). Mere exposure effect on long-term preferences of beverages. *8th Pangborn Sensory Science Symposium Delegate Manual*, P2. 1. 142.

Salvy, S. -J., Jarrin, D., Paulch, R., Irfan, N., & Pliner P. (2007). Effects of social influence on eating in couples, friends and strangers. *Appetite*, **49**, 92-99.

Siegel, P. S. (1957). The repetitive elements in the diet. *American Journal of Clinical Nutrition*, **5**, 162-164.

Stroebele, N., & De Castro, J. M. (2004). Effect of ambience on food intake and food choice. *Nutrition*, **20**, 821-838.

津田和加子 (2008). 女子短大生のストレス解消としての飲食嗜好 桜の聖母短期大学紀要, 32, 35-42.

Wansink, B., Cheney, M. M., & Chan, N. (2003). Exploring comfort food preferences across age and gender. *Physiology & Behavior*, **79**, 739-747.

Waters, A., Hill, A., & Waller, G. (2001). Bulimics' responses to food cravings: Is binge-eating a product of hunger or emotional state? *Behaviour Research and Therapy*, **39**, 877-886.

Weingarten, H. P. (2002). Are food cravings in humans determined by physiological processes? In H. Anderson, J. Blundell, & M. Chiva (Eds.), *Food Selection From Genes to Culture*. Levallois-Perret: Danone Institute, pp. 41-55.

Yamamoto, T. (2006). Neural substrates for the processing of cognitive and affective aspects of taste in the brain. *Archives of Histology and Cytology*, **69**, 243-255.

大和孝子・青峰正裕・太田英明 (2008a). コーヒーによるストレス緩和に関する研究ー女子大学生におけるアンケート調査編ー 食品と科学, 2008年2月号, 73-76.

大和孝子・青峰正裕・太田英明 (2008b). コーヒーによるストレス緩和に関する研究ー女子大学生における官能検査編ー 食品と科学, 2008年3月号, 39-43.

吉松宏苑・坂井信之 (2010). 精神的ストレス負荷が味覚に及ぼす影響 日本味と匂学会誌, **17**, 301-304.

Zampini, M., Sanabria, D., Phillips, N., & Spence, C. (2007). The multisensory perception of flavor: Assessing the influence of color cues on flavor discrimination responses. *Food Quality and Preferences*, **18**, 975-984.

Zellner, D. A., Loaiza, S., Gonzalez, Z., Pita, J., Morales, J., Pecora, D., & Wolf, A. (2006). Food selection changes under stress. *Physiology & Behavior*, **87**, 789-793.

Zellner, D. A., Rozin, P., Aron, M., & Kulish, C. (1983). Conditioned enhancement of human's liking for flavor by pairing with sweetness. *Learning and Motivation*, **14**, 338-350.

Zellner, D. A., Saito, S., & Gonzalez, J. (2007). The effect of stress on men's food selection. *Appetite*, **49**, 696-699.

Zellner, D. A., Strickhouser, D., & Reed, D. (2002). More evidence that hedonic contrast is real and assimilation is artififactual. In E. Sommerfeld, R. Kompass, & T. Lachmann (Eds.), *Fechner Day 2001. Proceedings of the Seventeenth Annual Meeting of the International Society of Psychophysics*. Lengerich ; Berlin ; Riga ; Rom ; Viernheim ; Wien ; Zagreb: Pabst Science Publishers, pp. 677-682.

Zimmerer, J. L., Leon, J. B., Covinsky, K. E., Desai, U., & Sehgal, A. R. (2003). Diet monotony as a correlate of poor nutritional intake among hemodialysis patients. *Journal of Renal Nutrition*, **13**, 72-77.

第八章

de Araujo, I. E., Kringelbach, M. L., Rolls, E. T., & McGlone, F. (2003). Human cortical responses to water in the mouth, and the effects of thirst. *Journal of Neurophysiology*, **90**, 1865-1876.

Bornstein, W. S. (1940). Cortical representation of taste in man and monkey. II. The localization of the cortical taste area in man and a method of measuring impairment of taste in man. *Yale Journal of Biology and Medicine*, **13**, 133-156.

Castriota-Scanderbeg, A., Hagberg, G. E., Cerasa, A., Committeri, G., Galati, G., Patria, F., Pitzalis, S., Caltagirone, C., & Frackowiak, R. (2005). The appreciation of wine by sommeliers: a functional magnetic resonance study of sensory integration. *Neuroimage*, **25**, 570-578.

Grabenhorst, F., Rolls, E. T., & Bilderbeck, A. (2008). How cognition modulates affective responses to taste and flavor: top-down influences on the orbitofrontal and pregenual cingulate cortices. *Cerebral Cortex*, **18**, 1549-1559.

Haase, L., Cerf-Ducastel, B., & Murphy, C. (2009). Cortical activation in re-

sponse to pure taste stimuli during the physiological states of hunger and satiety. *Neuroimage*, **44**, 1008-1021.

Harrison, S. A., & Tong, F. (2009). Decoding reveals the contents of visual working memory in early visual areas. *Nature*, **458**, 632-635.

Ito, S., & Ogawa, H. (1994). Neural activities in the fronto-opercular cortex of macaque monkeys during tasting and mastication. *Japanese Journal of Physiology*, **44**, 141-156.

Jabbi, M., Swart, M., & Keysers, C. (2006). Empathy for positive and negative emotions in the gustatory cortex. *Neuroimage*, **34**, 1744-1753.

Kamitani, Y., & Tong, F. (2005). Decoding the visual and subjective contents of the human brain. *Nature Neuroscience*, **8**, 679-685.

Kay, K. N., Naselaris, T., Prenger, R. J., & Gallant, J. L. (2008). Identifying natural images from human brain activity. *Nature*, **452**, 352-355.

Kobayakawa, T., Endo, H., Ayabe-Kanamura, S., Kumagai, T., Yamaguchi, Y., Kikuchi, Y., Takeda, T., Saito, S., & Ogawa, H. (1996). The primary gustatory area in human cerebral cortex studied by magnetoencephalography. *Neuroscience Letters*, **212**, 155-158.

Kobayakawa, T., Ogawa, H., Kaneda, H., Ayabe-Kanamura, S., Endo, H., & Saito, S. (1999). Spatio-temporal analysis of cortical activity evoked by gustatory stimulation in humans. *Chemical Senses*, **24**, 201-209.

Kobayakawa, T., Saito, S., Gotow, N., & Ogawa, H. (2008). Representation of salty taste stimulus concentrations in the primary gustatory area in humans. *Chemosensory Perception*, **1**, 227-234.

Kobayashi, M., Takeda, M., Hattori, N., Fukunaga, M., Sasabe, T., Inoue, N., Nagai, Y., Sawada, T., Sadato, N., & Watanabe, Y. (2004). Functional imaging of gustatory perception and imagery: "top-down" processing of gustatory signals. *Neuroimage*, **23**, 1271-1282.

Kringelbach, M. L., de Araujo, I. E., & Rolls, E. T. (2004). Taste-related activity in the human dorsolateral prefrontal cortex. *Neuroimage*, **21**, 781-788.

Maki, A., Yamashita, Y., Ito, Y., Watanabe, E., Mayanagi, Y., & Koizumi, H. (1995). Spatial and temporal analysis of human motor activity using noninvasive NIR topography. *Medical Physics*, **22**, 1997-2005.

McClure, S. M., Li, J., Tomlin, D., Cypert, K. S., Montague, L. M., & Montague, P. R. (2004). Neural correlates of behavioral preference for culturally familiar drinks. *Neuron*, **44**, 379-387.

Meiselman, H. L. (1971). Effect of presentation procedure on taste intensity. *Perception & Psychophysics*, ***10***, 15-18.

Murayama, N., Nakasato, N., Hatanaka, K., Fujita, S., Igasaki, T., Kanno, A., & Yoshimoto, T. (1996). Gustatory evoked magnetic fields in humans.

Neuroscience Letters, **210**, 121-123.

Nitschke, J. B., Dixon, G. E., Sarinopoulos, I., Short, S. J., Cohen, J. D., Smith, E. E., Kosslyn, S. M., Rose, R. M., & Davidson R. J. (2006). Altering expectancy dampens neural response to aversive taste in primary taste cortex. *Nature Neuroscience*, **9**, 435-442.

Ogawa, H., Ito, S., & Nomura, T. (1985). Two distinct projection areas from tongue nerves in the frontal operculum of macaque monkeys as revealed with evoked potential mapping. *Neuroscience Research*, **2**, 447-459.

Ogawa, H., Wakita, M., Hasegawa, K., Kobayakawa, T., Sakai, N., Hirai, T., Yamashita, Y., & Saito, S. (2005). Functional MRI detection of activation in the primary gustatory cortices in humans. *Chemical Senses*, **30**, 583-592.

Ogawa, S., Lee, T. M., Nayak, A. S., Glynn, P. (1990). Oxygenation-sensitive contrast in magnetic resonance image of rodent brain at high magnetic fields. *Magnetic resonance in medicine*, **14**, 68-78.

Okamoto, M., Dan, H., Clowney, L., Yamaguchi, Y., & Dan, I. (2009). Activation in ventro-lateral prefrontal cortex during the act of tasting: an fNIRS study. *Neuroscience Letters*, **451**, 129-133.

Okamoto, M., Dan, H., Singh, A. K., Hayakawa, F., Jurcak, V., Suzuki, T., Kohyama, K., & Dan, I. (2006). Prefrontal activity during flavor difference test: Application of functional near-infrared spectroscopy to sensory evaluation studies. *Appetite*, **47**, 220-232.

Okamoto, M., Matsunami, M., Dan, H., Kohata, T., Kohyama, K., & Dan, I. (2006). Prefrontal activity during taste encoding: an fNIRS study. *Neuroimage*, **31**, 796-806.

Okamoto, M., Wada, Y., Yamaguchi, Y., Kyutoku, Y., Clowney, L., Singh, A. K., & Dan, I. (2010). Process-specific prefrontal contributions to episodic encoding and retrieval of tastes: a functional NIRS study. *NeuroImage*, **54**, 1578-1588.

Parr, W. V., Heatherbell, D., & White, K. G. (2002). Demystifying wine expertise: olfactory threshold, perceptual skill and semantic memory in expert and novice wine judges. *Chemical Senses*, **27**, 747-755.

Penfield, W., & Faulk, M. E. (1955). The insula: Further observations on its function. *Brain*, **78**, 445-470.

Rolls, E. T., & Baylis, L. L. (1994). Gustatory, olfactory, and visual convergence within the primate orbitofrontal cortex. *The Journal of Neuroscience*, **14**, 5437-5452.

Rolls, E. T., Grabenhorst, F., & Franco, L. (2009). Prediction of Subjective Affective State from Brain Activations. *Journal of Neurophysiology*, **101**,

1294-1308.

Rolls, E. T., Sienkiewicz, Z. J., & Yaxley, S. (1989). Hunger Modulates the Responses to Gustatory Stimuli of Single Neurons in the Caudolateral Orbitofrontal Cortex of the Macaque Monkey. *European Journal of Neuroscience*, **1**, 53-60.

Simon, S. A., de Araujo, I. E., Gutierrez, R., & Nicolelis, M. A. (2006). The neural mechanisms of gustation: a distributed processing code. *Nature Reviews Neuroscience*, **7**, 890-901.

Skrandies, W., & Reuther, N. (2008). Match and mismatch of taste, odor, and color is reflected by electrical activity in the human brain. *Journal of Psychophysiology*, **22**, 175-184.

Small, D. M., Gerber, J. C., Mak, Y. E., & Hummel, T. (2005). Differential neural responses evoked by orthonasal versus retronasal odorant perception in humans. *Neuron*, **47**, 593-605.

Small, D. M., Voss, J., Mak, Y. E., Simmons, K. B., Parrish, T., & Gitelman, D. (2004). Experience-dependent neural integration of taste and smell in the human brain. *Journal of Neurophysiology*, **92**, 1892-1903.

Small, D. M., Zatorre, R. J., Dagher, A., Evans, A. C., & Jones-Gotman, M. (2001). Changes in brain activity related to eating chocolate: from pleasure to aversion. *Brain*, **124**, 1720-1733.

Stevenson, R. J., Prescott, J., & Boakes, R. A. (1995). The acquisition of taste properties by odors. *Learning and Motivation*, **26**, 433-455.

Veldhuizen, M. G., Bender, G., Constable, R. T., & Small, D. M. (2007). Trying to Detect Taste in a Tasteless Solution: Modulation of Early Gustatory Cortex by Attention to Taste. *Chemical Senses*, **32**, 569-581.

Wang, G. J., Volkow, N. D., Telang, F., Jayne, M., Ma, Y., Pradhan, K., Zhu, W., Wong, C. T., Thanos, P. K., Geliebter, A., Biegon, A., & Fowler, J. S. (2009). Evidence of gender differences in the ability to inhibit brain activation elicited by food stimulation. *Proceedings of the National Academy of Sciences of the United States of America*, **106**, 1249-1254.

山本隆. (1996) 脳と味覚——おいしく味わう脳のしくみ 共立出版.

Zatorre, R. J., & Jones-Gotman, M. (2000). Functional Imaging of the Chemical Senses. In A. W. Toga, & J. C. Mazzoiotta (Eds.), *Brain mapping: The systems*. San Diego: Academic Press. pp. 403-424.

第九章

Barker, M. E., Tandy, M., & Stookey, J. D. (1999). How are consumers of low-fat and high-fat diets perceived by those with lower and higher fat intake?

Appetite, **33**, 309-317.

Basow, S. A., & Kobrynowicz, D. (1993). What is she eating? The effects of meal size on impressions of a female eater. *Sex Roles*, **28**, 335-344.

Chaiken, S., & Pliner, P. (1987). Women, but not men, are what they eat: The effect of meal size and gender on perceived femininity and masculinity. *Personality and Social Psychology Bulletin*, **13**, 166-176.

Chambers, S., Lobb, A., Butler, L., Harvey, K., & Traill, W. B. (2007). Local, national and imported foods: A qualitative study. *Appetite*, **49**, 208-213.

Dolese, M., Zellner, D. A., Vasserman, M., & Parker, S. (2005). Categorization affects hedonic contrast in the visual arts. *Bulletin of Psychology & the Arts*, **5**, 21-25.

Edwards, J. S. A., Meiselman, H. L., Edwards, A., & Lesher, L. (2003). The influence of eating location on the acceptability of identically prepared foods. *Food Quality and Preference*, *14*, 647-652.

Frewer, L. J., Hunt, S., Brennan, M., Kuznesof, S., Ness, M., & Ritson, C. (2003). The views of scientific experts on how the public conceptualize uncertainty. *Journal of Risk Research*, *6*, 75-85.

Frewer, L. J., Miles, S., Brennan, M., Kuznesof, S., Ness, M., & Ritson, C. (2002). Public perceptions for informed choice under conditions of risk uncertainty. *Public Understanding of Science*, *11*, 363-372.

古畑和孝・岡隆（編）(1994). 社会心理学小辞典 増補版　有斐閣

Garner, D. M., Garfinkel, P. E., & Bemis, K. M. (1982). A multidimensional psychotherapy for anorexia nervosa. *International Journal of Eating Disorders*, *1*, 3-46.

Jacoby, J., Speller, D. E., & Kohn, C. A. (1974). Brand choice behavior as a function of information load. *Journal of Marketing Research*, **11**, 63-69.

唐沢穣 (2001). ステレオタイプ　山本眞理子・外山みどり・池上知子・遠藤由美・北村英哉・宮本聡介（編）社会的認知ハンドブック 北大路書房　pp. 108-111.

吉川肇子・矢守克也・杉浦淳吉 (2009). クロスロード・ネクスト――続：防災ゲームで学ぶリスク・コミュニケーション　ナカニシヤ出版

Kimura, A., Wada, Y., Goto, S., Tsuzuki, D., Cai, D., Oka, T., & Dan, I. (2009). Implicit gender-based food stereotypes: Semantic priming experiments on young Japanese. *Appetite*, *52*, 51-54.

Kimura, A., Wada, Y., Kamada, A., Masuda, T., Okamoto, M., Goto, S., Tsuzuki, D., Cai, D., Oka, T., & Dan, I. (2010). Interactive effects of carbon footprint information and its accessibility on value and subjective qualities of food products. *Appetite*, **55**, 271-278.

Kimura, A., Wada, Y., Tsuzuki, D., Goto, S., Cai, D., & Dan, I. (2008). Consumer valuation of packaged foods: Interactive effects of amount and ac-

cessibility of information. *Appetite*, ***51***, 628-634.（図は Elsevier の許可を得て転載）

小島正美（2008）．誤解だらけの「危ない話」――食品添加物・遺伝子組み替え・BSE から電磁波まで　エネルギーフォーラム

McClure, S. M., Li, J., Tomlin, D., Cypert, K. S., Montague, L. M., & Montague, P. R. (2004). Neural correlates of behavioral preference for culturally familiar drinks. *Neuron*, ***44***, 379-387.

Meiselman, H. L., Johnson, J. L., Reeve, W., & Crouch, J. E. (2000). Demonstrations of the influence of the eating environment on food acceptance. *Appetite*, ***35***, 231-237.

Miles, S., & Frewer, L. J. (2001). Investigating specific concerns about different food hazards. *Food Quality and Preference*, ***12***, 47-61.

Mooney, K. M., & Lorenz, E. (1997). The effects of food and gender on interpersonal perceptions. *Sex Roles*, ***36***, 639-653.

Nemeroff, C., & Rozin, P. (1989). "You are what you eat": Applying the demand-free "impressions" technique to an unacknowledged belief. *Ethos*, ***17***, 50-69.

Niva, M. (2007). 'All food affect health': Understandings of functional foods and healthy eating among health-oriented Finns. *Appetite*, ***48***, 384-393.

Oakes, M. E. (2004). Good foods gone bad: "infamous" nutrients diminish perceived vitamin and mineral content of food. *Appetite*, ***42***, 273-278.

Oakes, M. E. (2005). Stereotypical thinking about foods and perceived capacity to promote weight gain. *Appetite*, **44**, 317-324.

Oakes, M. E. & Slotterback, C. S. (2001). What's in a name? A comparison of men's and women's judgments about food names and their nutrient contents. *Appetite*, ***36***, 29-40.

Robinson, T. N., Borzekowski, D. L. G., Matheson, D. M., & Kraemer, H. C. (2007). Effects of fast food branding on young children's taste preference. *Archives of Pediatrics & Adolescent Medicine*, ***161***, 792-797.

Rota, L. M., & Zellner, D. A. (2007). The categorization effect in hednic contrast: Experts differ from novices. *Psychonomic Bulletin & Review*, ***14***, 179-183.

Rozin, P. (1986). Sweetness, sensuality, sin, safety, and socialization: some speculations. In J. Dobbing (Ed.), *Sweetness*. New York: Springer-Verlag. pp. 99-110.

Scammon, D. L. (1977). Information load and consumers. *Journal of Consumer Research*, ***4***, 148-155.

Slovic, P. (1987). Perception of risk. *Science*, ***236***, 280-285.

Stein, R. I., & Nemeroff, C. J. (1995). Moral overtones of food: Judgments of

others based on what they eat. *Personality and Social Psychology Bulletin*, ***21***, 480-490.

Vartanian, L. R., Herman, C. P., & Polivy, J. (2007). Consumption stereotypes and impression management: How you are what to eat. *Appetite*, ***48***, 265-277.

Verbeke, W., Frewer, L. J., Scholderer, J., & De Brabander, H. F. (2007). Why consumers behave as they do with respect to food safety and risk information. *Analytica Chimica Acta*, ***586***, 2-7.

Wansink, B., & Park, S. B. (2002). Sensory suggestiveness and labeling: Do soy labels bias taste? *Journal of Sensory Studies*, ***17***, 483-491.

Wansink, B., Payne, C. R., & North, J. (2007). Fine as North Dakota wine: Sensory expectations and intake of consumption food. *Physiology & Behavior*, ***90***, 712-716.

Wansink, B., & Sobal, J. (2007). Mindless eating: The 200 daily food decisions we overlook. *Environment and Behavior*, ***39***, 106-123.

Wansink, B., Sonka, S. T., & Hasler, C. M. (2004). Front-label health claims: When less is more. *Food Policy*, ***29***, 659-667.

Wells, W. D., Andriuli, F. J., Goi, F. J., & Seader, S. (1957). An adjective check list for the study of "product personality." *Journal of Applied Psychology*, ***41***, 317-319.

矢守克也・吉川肇子・網代剛（2005）．防災ゲームで学ぶリスク・コミュニケーション――クロスロードへの招待　ナカニシヤ出版

Zellner, D. A., Kern, B. B., & Parker, S. (2002). Protection for the good: subcategorization reduces hednic contrast. *Appetite*, ***38***, 175-180.

Zellner, D. A., Rohm, E. A., Bassetti, T. L., & Parker, S. (2003). Compared to what? Effects of categorization on hedonic contrast. *Psychonomic Bulletin & Review*, ***10***, 468-473.

第一〇章

赤尾洋二（1990）．品質展開入門　日科技連

阿刀田稔子・星野和子（1998）．擬音語・擬態語――使い方辞典　創拓社

藤田佳典・熊王康弘・神宮英夫（2005）．感性評価によるパッケージの潜在能力に関する研究　第7回日本感性工学会大会予稿集，p. 353

藤田佳典・熊王康弘・神宮英夫（2006）．食品のパッケージデザインが品質の評価に及ぼす影響　人間生活工学，**7**，34-39.

神宮英夫・妹尾正巳・竹本裕子（1999）．評価用語としてのオノマトペの役割(1)　第1回日本感性工学会大会予稿集　p. 173.

神宮英夫（2000a）．感情を活かしたものづくり――オノマトペの役割　日本人間工

学会第 41 回大会講演集　pp. 536-537.
神宮英夫（2000b）．感情を活かしたものづくり――オノマトペによるⅢ型官能評価の可能性　日本官能評価学会誌，**4**，pp. 43-47.
神宮英夫（2006）．感性に訴えるものづくり――官能設計工学のすすめ　商品開発・管理学会第 6 回全国大会講演論文集 pp. 1-4.
神宮英夫・熊王康弘（2004）．心理評価の方法　人間生活工学研究センター（編）ワークショップ人間生活工学 4　快適な生活環境設計　丸善　pp. 137-165.
熊王康弘・神宮英夫（2004）．官能設計を用いた食感品質の改善に関する研究――オノマトペによる冷凍食品の食感評価　日本官能評価学会 2004 年度大会講演要旨集　pp. 32-33.
熊王康弘・神宮英夫（2006）．焼き豚の製法が官能評価に及ぼす影響――職人パネルと一般パネルの比較　日本官能評価学会誌，**10**，pp. 37-42.
日本品質管理学会テクノメトリックス研究会（1999）．グラフィカルモデリングの実際　日科技連出版社　pp. 17-35.
日本包装技術協会（編）（1977）．包装技術便覧　日刊工業新聞社　pp. 27-35.
妹尾正巳・竹本裕子・神宮英夫（(1999）．評価用語としてのオノマトペの役割(3)　第 1 回日本感性工学会大会予稿集　p. 175.
竹本裕子・妹尾正巳（2000）．スキンケア化粧品とオノマトペ評価　第 30 回日本科学技術連盟官能評価シンポジウム発表報文集　pp. 35-40.
竹本裕子・妹尾正巳・神宮英夫（1999）．評価用語としてのオノマトペの役割(2)　第 1 回日本感性工学会大会予稿集　p. 174.

味わいの認知科学
舌の先から脳の向こうまで　シリーズ認知と文化 8

2011年10月25日　第1版第1刷発行

編者　日下部裕子
　　　和田有史
発行者　井村寿人

発行所　株式会社　勁《けい》草《そう》書房
112-0005 東京都文京区水道 2-1-1　振替 00150-2-175253
（編集）電話 03-3815-5277／FAX 03-3814-6968
（営業）電話 03-3814-6861／FAX 03-3814-6854
大日本法令印刷・ベル製本

ISBN 978-4-326-19944-0　Printed in Japan

＊落丁本・乱丁本はお取替いたします。

http://www.keisoshobo.co.jp